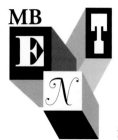

編集企画にあたって……

　医学はmedicineと英訳されますが，薬の訳もmedicineで，手術を行わない医療すなわち薬を中心とした治療を行う内科学もmedicineですね．医学の進歩は薬とともにあったことを彷彿させる言葉です．その語源はイタリアの有名なメディチ家に・・・などと言うのはただの俗説で，もともとはラテン語から派生した言葉だとされているようです．一方，漢字の「薬」は草冠がついていることから，やはり薬草がもとになっているようです．

　さて，この号が発刊される頃は，東日本ではまだまだスギ花粉の飛散中でしょうか．西日本ではスギ花粉の飛散は終息しヒノキ花粉が猛威をふるっている頃でしょうか．読者の方の中にも，花粉症に対して抗ヒスタミン薬の内服薬や，点鼻・点眼薬などの外用薬をお使いになった方が少なくないと思います．あるいは貼付薬をお使いの方もいらっしゃるかもしれません．ある調査によると，花粉症における種々の薬剤の処方の割合は，耳鼻咽喉科医でも一般の内科医でも，内服の抗ヒスタミン薬ではほとんど差が見られなかったのに対して，鼻噴霧用ステロイドでは耳鼻咽喉科医が内科医よりもかなり高率であったそうです．アレルギー性鼻炎に限らず，耳鼻咽喉科ではその診療科の名前が示すとおりに，耳や喉の疾患を対象にしているので内服薬だけでなく点耳薬や吸入薬，あるいは軟膏やうがい薬といった色々な外用薬の活躍の場が多い診療科です．疾患の病態にあわせて内服薬と外用薬を組み合わせて治療するのは，ある意味で医者の腕の見せ所かもしれません．

　しかし，内服薬だけでも数が多いのに，外用薬の種類もあまりにも多いために，これらの薬の特性を理解して使いこなすのはなかなか骨の折れるものです．本書の編集企画はこの苦労を少しでも軽くするために，耳・鼻・口・喉の種々の疾患に対して，「内服・外用薬」の「選び方・使い方」を第一線で活躍中の一流の先生方に執筆して頂きました．また，一般の外来診療だけでなく，がん治療を行っている基幹病院の先生方のお役に立つような企画として「がん治療の支持療法」や，なかなか聞く機会が少ない他科専門医から耳鼻咽喉科医へのアドバイスも盛り込んだ多彩な内容になっています．

　外来治療でちょっと迷った時や，がん治療での支持療法やペインコントロールで悩んだ時に，本書を手にとって参考にして頂ければ・・・そんな思いが込められています．少しでも日常診療のお役に立つことが出来れば幸いです．

2019年2月

松原　篤

WRITERS FILE ライターズファイル（50音順）

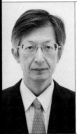

大島　猛史
（おおしま　たけし）

1986年	東北大学卒業 同大学耳鼻咽喉科入局
1992年	同大学大学院修了 同大学耳鼻咽喉科，助手
2001年	米国ミシガン大学留学
2004年	東北大学耳鼻咽喉・頭頸部外科，講師
2005年	同，助教授
2007年	同，准教授
2014年	日本大学耳鼻咽喉・頭頸部外科，教授

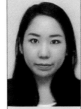

木村　文美
（きむら　あやみ）

2016年	藤田保健衛生大学（現，藤田医科大学）卒業
2018年	同大学ばんたね病院耳鼻咽喉科，助手

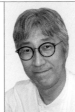

佐藤　哲観
（さとう　てつみ）

1989年	弘前大学卒業 同大学医学部麻酔科学教室入門
1993年	同大学大学院医学研究科修了
1994年	米国イリノイ大学シカゴ校医学部麻酔科学教室 Post-doctoral fellow
1996年	弘前大学医学部附属病院麻酔科，助手
2004年	同大学附属病院麻酔科，講師
2007年	同大学医学部附属病院腫瘍センター緩和ケア診療室，副室長（兼任）
2010年	同病院麻酔科，診療准教授
2012年	同科，診療教授
2016年	静岡県立静岡がんセンター緩和医療科，医長
2018年	同，部長

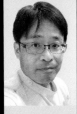

小川　洋
（おがわ　ひろし）

1987年	福島県立医科大学卒業
1994年	同大学耳鼻咽喉科，助手
1998年	同，講師
2005年	同大学附属病院耳鼻咽喉・頭頸部外科，副部長
2006年	同病院治験センター次長（兼務） 同大学耳鼻咽喉科，助教授
2007年	同，准教授
2011年	同大学医学部会津医療センター準備室教授
2013年	同大学会津医療センター耳鼻咽喉科学講座，教授

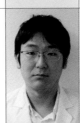

木村　拓也
（きむら　たくや）

2014年	愛媛大学卒業
2016年	同大学耳鼻咽喉科・頭頸部外科入局
2017年	同大学医学部大学院入学

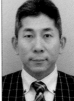

志賀　英明
（しが　ひであき）

1995年	金沢大学卒業 同大学附属病院研修医（耳鼻咽喉科）
1997年	米国ジョージタウン大学研究員
1999年	金沢大学大学院医学研究科修了
2000年	舞鶴共済病院，医長（耳鼻咽喉科）
2003年	米国 NIH 研究員
2007年	金沢大学附属病院，助教（耳鼻咽喉科・頭頸部外科）
2009年	金沢医科大学，講師（耳鼻咽喉科）
2013年	同，准教授

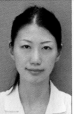

尾野　里奈
（おの　りな）

2004年	広島大学卒業
2006年	同大学病院感覚器・頭頸部診療科
2012年	庄原赤十字病院耳鼻咽喉科，部長

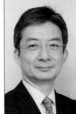

後藤　穣
（ごとう　みのる）

1991年	日本医科大学卒業
1993年	静岡済生会総合病院耳鼻咽喉科派遣
1994年	日本医科大学附属病院
2004年	同大学耳鼻咽喉科学，講師
2011年	同，准教授

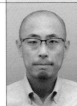

鈴木　真輔
（すずき　しんすけ）

1999年	秋田大学卒業 同大学耳鼻咽喉科入局
2004年	同大学医学部大学院修了 同大学耳鼻咽喉科，助手
2006〜08年	米国ピッツバーグ大学耳鼻咽喉科，客員研究員
2008年	秋田大学耳鼻咽喉科，助教
2011年	同，講師
2017年	同，准教授

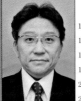

片田　彰博
（かただ　あきひろ）

1992年	旭川医科大学卒業 同大学耳鼻咽喉科入局
1996年	同大学大学院医学研究科修了
1997年	旭川厚生病院耳鼻咽喉科
1999年	旭川医科大学耳鼻咽喉科・頭頸部外科，助教
2003〜05年	米国ヴァンダービルト大学留学
2005年	旭川医科大学耳鼻咽喉科・頭頸部外科，助教
2008年	同，講師
2016年	同，准教授

斎藤　純平
（さいとう　じゅんぺい）

1996年	福島県立医科大学卒業 同大学医学部第一内科入局
1997年	公立岩瀬病院循環器内科
1998年	福島県立喜多方病院内科
1999年	福島県立医科大学医学部呼吸器内科，診療医
2000年	同，助手
2005年	同，学内講師
2010年	英国インペリアルカレッジ留学
2013年	福島県立医科大学医学部呼吸器内科，講師

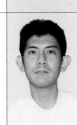

鈴木　祐輔
（すずき　ゆうすけ）

2003年	山形大学卒業 同大学耳鼻咽喉科入局
2004年	山形県立日本海病院耳鼻咽喉科
2005年	公立置賜総合病院耳鼻咽喉科
2009年	山形大学医学部耳鼻咽喉科，助教
2011年	同大学大学院医学研究科医学専攻修了
2013年	山形市立病院済生館耳鼻いんこう科，医長
2015年	山形大学医学部耳鼻咽喉科，助教

前付 2

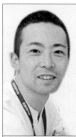

高野　賢一
（たかの　けんいち）

2001年	札幌医科大学卒業 同大学耳鼻咽喉科
2006年	同大学大学院修了 帯広厚生病院耳鼻咽喉科
2007年	帯広協会病院耳鼻咽喉科
2008年	札幌医科大学耳鼻咽喉科，助教
2011年	米国イェール大学留学
2013年	札幌医科大学耳鼻咽喉科，講師
2016年	同，准教授
2018年	同，教授

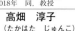

中丸　裕爾
（なかまる　ゆうじ）

1990年	北海道大学卒業 同大学医学部附属病院等に勤務
1993年	同大学大学院医学研究科外科系専攻博士課程入学
1997年	同上修了 倶知安厚生病院，市立札幌病院，北海道大学医員
2002年	北海道大学医学部附属病院，助手
2004～05年	英国 imperial collage national heart and lung institute に留学
2007年	北海道大学病院，講師
2010年	同，診療准教授
2018年	同大学大学院医学研究院，准教授

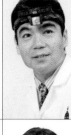

三輪　正人
（みわ　まさと）

1981年	藤田保健衛生大学卒業
1985年	同大学大学院医学研究科（機能系神経化学専攻）修了
1991年	大阪バイオサイエンス研究所・酵素化学部門，客員研究員 藤田保健衛生大学医学部耳鼻咽喉科
1993年	同大学医学部耳鼻咽喉科
2000年	米国国立海軍医学研究所蘇生医学部門，客員研究員
2010年	獨協医科大学越谷病院耳鼻咽喉科，准教授
2012年	順天堂大学医学部耳鼻咽喉科，臨床教授
2016年	同医科大学付属病院耳鼻咽喉科，臨床教授
2017年	順天堂大学大学院医学研究科アトピー疾患研究センター，客員教授 埼玉医科大学保健医療福祉学部，非常勤講師
2018年	同，非常勤講師
2019年	はりまざかクリニック（東京都文京区），院長

高畑　淳子
（たかはた　じゅんこ）

1998年	弘前大学卒業 同大学耳鼻咽喉科入局
2002年	同大学大学院修了
2011年	同大学耳鼻咽喉科，助教
2015年	同，講師

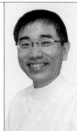

白馬　伸洋
（はくば　のぶひろ）

1991年	愛媛大学卒業 神戸市立中央市民病院研修
1998年	愛媛大学大学院修了
1998～99年	英国グラスゴー大学留学
2005年	大阪赤十字病院，副部長
2009年	愛媛大学耳鼻咽喉科，講師
2014年	同，准教授
2015年	帝京大学医学部附属溝口病院，教授

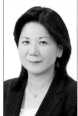

矢上　晶子
（やがみ　あきこ）

1996年	藤田保健衛生大学卒業
2002年	同大学大学院修了 同大学皮膚科，助手
2004年	同，講師
2007～09年	国立成育医療センター免疫アレルギー研究部（現，国立成育医療研究センター），研究員
2011年	藤田保健衛生大学皮膚科，准教授
2016年	同，臨床教授
2017年	同大学坂文種報德會病院（現，藤田医科大学ばんたね病院）総合アレルギー科，教授

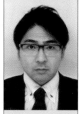

高村　悦子
（たかむら　えつこ）

1979年	東京女子医科大学卒業 同大学眼科入局
1981年	同，助手
1988年	同，講師 同，助教授（准教授）
2010年	同，臨床教授
2018年	同，教授

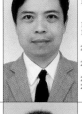

兵　行義
（ひょう　ゆきよし）

2003年	川崎医科大学卒業 同大学耳鼻咽喉科入局・研修医
2005年	同科，臨床助手
2006年	同大学大学院内耳形態免疫系入学
2010年	同大学耳鼻咽喉科，臨床助手
2014年	同，講師

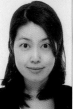

山﨑　知子
（やまざき　ともこ）

2002年	岩手医科大学歯学部卒業
2006年	同大学医学部卒業
2006～09年	岩手県立中央病院初期研修医・消化器内科
2009～12年	国立がん研究センター東病院消化器内科レジデント
2012～14年	同病院頭頸部内科がん修練専門医
2014～16年	同病院頭頸部内科/先端医療科，医員
2016年	順天堂大学大学院修了
2016年	宮城県立がんセンター頭頸部内科，科長

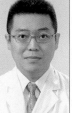

仲江川　雄太
（なかえがわ　ゆうた）

2008年	福島県立医科大学卒業
2010年	同大学耳鼻咽喉科学講座入局
2013年	同大学医療人育成支援センター，助手
2014年	耳鼻咽喉科専門医取得
2016年	福島県立医科大学大学院修了
2016年	同，助教

松原　篤
（まつばら　あつし）

1987年	弘前大学卒業 同大学耳鼻咽喉科入局
1993年	同大学大学院修了 同大学耳鼻咽喉科，助手
1995～96年	ノルウェー王国，オスロ大学基礎医学研究所留学
1998年	弘前大学耳鼻咽喉科，講師
2001年	同，助教授
2007年	同，准教授
2014年	同，教授

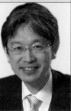

吉田　尚弘
（よしだ　なおひろ）

1989年	東北大学卒業
1994年	同大学大学院修了
1997年	同大学耳鼻咽喉科，助手
1997～99年	米国ハーバード大学留学（聴覚生理）
2002年	東北大学病院耳鼻咽喉科，院内講師
2007年	東北公済病院耳鼻咽喉科，部長
2010年	自治医科大学附属さいたま医療センター，准教授
2015年	同，教授

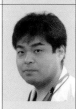

渡邊　毅
（わたなべ　たけし）

2005年	北里大学卒業 国立病院長崎医療センター初期研修医
2007年	長崎大学耳鼻咽喉科
2008年	佐世保総合病院耳鼻科
2009年	国立病院長崎医療センター耳鼻咽喉科
2012年	長崎大学耳鼻咽喉科
2013年	同，助教
2015年	同大学大学院修了
2016年	同大学医療教育開発センター，助教（兼任）
2017年	同，耳鼻科・医育センター，講師（兼任）

WRITERS FILE ライターズファイル（50音順）

和　文

あ行

悪性外耳道炎　6
アトピー性皮膚炎　144
アレルギー性結膜炎　152
アレルギー性鼻炎　41,47,69
胃食道逆流症　97
A群β溶連菌　90
オピオイド　123

か行

加圧噴霧式定量吸入器　133
外耳道　6
外耳道炎　6
外耳道真菌症　6
ガイドライン　33,52,90
外用薬　52
化学療法　109
花粉症　41
加味帰脾湯　26
カンジダ症　79
がん疼痛　123
漢方薬　85
偽アルドステロン症　26
気管支喘息　97,133
気導性嗅覚障害　63
吸入ステロイド薬　133
局所治療　74
局所療法　1,6
抗アレルギー点眼薬　152
抗菌薬　90
口腔・咽頭真菌症　79
口腔カンジダ症　79
口腔乾燥症　85
口腔ケア　109
口腔粘膜　74
口腔粘膜炎　109
口腔保湿剤　85
好酸球性中耳炎　14
好酸球性副鼻腔炎　52
喉頭アレルギー　97

喉頭肉芽腫症　103
口内炎　74,109
抗ヒスタミン薬　47,144
後鼻漏症候群　97
抗ヘルペスウイルス薬　21
高齢者　79
コリン作動薬　85

さ行

シクロスポリン　144
支持療法　115
自声強聴　26
重症度スコア　90
小柴胡湯　103
小児　47
上皮バリア機能　69
初期療法　152
耳漏　1
真菌症　79
人工唾液　85
ステロイド　63
ステロイド外用薬　144
ステロイド吸入薬　103
ステロイド点眼薬　152
生物学的製剤　144
咳喘息　97
セツキシマブ　115
洗眼　152

た行

第2世代抗ヒスタミン薬　33
帯状疱疹　21
帯状疱疹後神経痛　21
タクロリムス軟膏　144
WHO方式がん疼痛治療法　123
中枢性嗅覚障害　63
長時間作用性β2刺激薬　133
長時間作用性抗コリン薬　133
鎮痛補助薬　123
点鼻薬　41
当帰芍薬散　63

頭頸部がん　115
兎眼　21
ドライノーズ　69
ドライパウダー定量吸入器　133

な行

内服薬　52
難聴　14
妊婦　41
ネブライザー療法　58

は行

鼻すすり癖　26
鼻茸を伴う慢性副鼻腔炎　52
ピオクタニン　1
非オピオイド鎮痛薬　123
鼻前庭炎　69
非鎮静性　33
鼻副鼻腔炎　58
皮膚障害　115
鼻噴霧用ステロイド　47
鼻噴霧用ステロイド薬　33
日和見感染症　79
副腎皮質ステロイド　14
プロアクティブ療法　144
ブロー液　1
プロトンポンプ阻害薬　103
扁桃炎　90
放射線治療　109
保湿剤　144
補中益気湯　26

ま・や行

マクロライド療法　58
末梢神経性嗅覚障害　63
薬剤耐性菌　1
薬物療法　41

ら行

Ramsay Hunt症候群　21
六君子湯　103
ロイコトリエン受容体拮抗薬
　　　　　　　　47

欧　文

A・B
adjuvant drugs *123*
allergic conjunctivitis *152*
allergic rhinitis *41,47,69*
anti-herpes virus drug *21*
anti-histamine *47*
anti histamines *144*
antiallergic eye drops *152*
antibiotic *90*
artificial saliva *85*
asthma *133*
atopic dermatitis *144*
autophony *26*
biological product *144*
bronchial asthma *97*
Burow's solution *1*

C
cancer pain *123*
candidiasis *79*
central olfactory dysfunction *63*
Cetuximab *115*
chemotherapy *109*
child *47*
cholinergic drug *85*
chronic rhinosinusitis with nasal polyp *52*
clinical score *90*
conductive olfactory dysfunction *63*
corticosteroid *14*
cough variant asthma *97*
cyclosporin *144*

D
drug resistant strains *1*
dry mouth *85*
dry nose *69*
dry-powder inhalers *133*

E
elderly *79*
eosinophilic otitis media *14*
eosinophilic rhinosinusitis *52*
epithelial barrier function *69*
external auditory canal *6*
eye wash *152*

F・G
fungal otitis externa *6*

GABHS *90*
gastro esophageal reflux disease *97*
GERD *97*
group A βhemolytic streptococcus *90*
guideline *33,52,90*

H
head and neck cancer *115*
hearing loss *14*
herbal medicine *85*
herpes zoster *21*
Hochu-ekki-to *26*

I・K
inflammation of the nasal vestibule *69*
inhaled corticosteroids *133*
Kami-kihi-to *26*

L
lagophthalmos *21*
laryngeal allergy *97*
laryngeal granuloma *103*
leukotriene receptor antagonist *47*
local medical treatment *1*
local medication *74*
long acting muscarinic antagonists *133*
long acting β_2 agonists *133*

M
macrolide *58*
malignant otitis externa *6*
medical therapy *41*
moisturizer *144*
mycosis *79*

N
nasal corticosteroid spray *33*
nasal drops *41*
neblizar therpy *58*
non-opioid analgesics *123*
non-sedative *33*

O
opioids *123*
opportunistic infection *79*
oral candidiasis *79*
oral care *109*
oral drug *52*

oral moisturizer *85*
oral mucosa *74*
oral mucositis *109*
oropharyngeal mycosis *79*
otitis externa *6*
otorrhea *1*

P
pollinosis *41*
post nasal drip syndrome *97*
post-herpetic neuralgia *21*
pregnant women *41*
pre-seasonal treatment *152*
pressurized metered-dose inhaler *133*
proactive treatment *144*
proton pump inhibitor *103*
pseudoaldosteronism *26*
Pyoktanin *1*

R
radiotherapy *109*
Ramsay Hunt syndrome *21*
rhinosinusitis *58*
Rikkunshito *103*

S
2nd generation anti-histamine *33*
sensorineural olfactory dysfunction *63*
skin disorders *115*
steroid *63*
steroid injection *103*
steroid nasal spray *47*
steroid ointment *144*
steroids eye drops *152*
stomatitis *74,109*
suniffing habit *26*
supportive care *115*
Syosaikoto *103*

T・W・X
tacrolims ointoment *144*
Tokishakuyakusan *63*
tonsilitis *90*
topical drug *52*
topical therapy *6*
WHO cancer pain relief *123*
xerostomia *85*

前付 5

CONTENTS

Monthly Book ENTONI　No. 231/2019. 4.増刊　目次

編集主幹／本庄　巌　　市川銀一郎　　小林俊光

耳鼻咽喉科医が頻用する内服・外用薬
―選び方・上手な使い方―

編集企画／松原　篤　　弘前大学教授

Ⅰ. 耳疾患

1. 慢性中耳炎に対する内服・点耳液の使い方……………………白馬　伸洋　　**1**

慢性中耳炎では，手術を行う場合の入院までの期間や，手術が行えない保存的治療において，外来における頻回の耳洗浄と適切な耳処置薬を併用した局所処置が重要となる．

2. 外耳炎・外耳道湿疹に対する内服・点耳液の使い方………………小川　　洋　　**6**

外耳道炎，外耳道湿疹は軟骨部外耳道，骨部外耳道で病態が異なる．いずれにしても病変が局所に限局しているか，周囲に波及しているかを判断し，治療方法を選択することになるが，局所処置が治療の中心となる．

3. 好酸球性中耳炎に対する内服・外用薬の使い方………………吉田　尚弘ほか　　**14**

好酸球性中耳炎の重症度，病型別の内服・外用薬の使い方，局所治療について述べる．

4. Hunt 症候群による疱疹と眼症状に対する内服・外用薬の使い方…木村　拓也ほか　　**21**

Ramsay Hunt 症候群に伴う，耳帯状疱疹，兎眼に対する治療は，患者 QOL を損なわないために非常に重要である．内服薬の注意点，外用薬の使い方について概説した．

5. 耳管開放症に対する内服・外用薬の使い方………………………大島　猛史　　**26**

加味帰脾湯などの漢方薬が最も頻繁に処方され，その効果も報告されている．しかし，漫然とした投与は避けるべきであり，効果がなければ他の治療法も検討する．

Ⅱ. 鼻疾患

1. アレルギー性鼻炎における内服・点鼻薬の選び方………………後藤　　穣　　**33**

抗ヒスタミン薬や点鼻薬の選び方がアレルギー性鼻炎治療の重要なポイントになるといっても過言ではない．薬剤の特徴を理解し適正に選択すべきである．

2. 妊婦のアレルギー性鼻炎患者に対する内服・点鼻薬の使い方……尾野　里奈ほか　　**41**

鼻アレルギー症状に悩む妊婦は多い．薬物療法の正しい知識と科学的根拠をもとに，妊娠中でも QOL を保てるよう治療を行いたい．

3. 小児アレルギー性鼻炎治療における内服・点鼻薬の使用時の
   留意点 ……………………………………………………………… 鈴木　祐輔ほか　47

　小児アレルギー性鼻炎治療に最も用いられるべきは非鎮静性の第2世代抗ヒスタ
　ミン薬である．患児の生活スタイルや希望する治療方法などを考慮した薬剤選択
　が重要である．

4. 好酸球性副鼻腔炎に対する内服・外用薬の使い方 ………………… 中丸　裕爾　52

　好酸球性副鼻腔炎に対する薬物療法のエビデンスとしては，全身および局所ステ
　ロイドの有効性が確認され使用が推奨されている．他の薬剤は有効性が確認でき
　ず分子標的薬の適応追加が望まれる．

5. 慢性鼻副鼻腔炎に対する内服・外用薬の使い方
   （ネブライザー療法も含めて） ………………………………………… 兵　　行義　58

　慢性鼻副鼻腔炎は内視鏡下副鼻腔手術で代表される手術が確立されている．しか
　し，その前後には必ず保存的治療として内服・局所療法が遂行される場合が多い．
　今回はその慢性鼻副鼻腔炎の保存的治療について概説する．

6. 嗅覚障害に対する内服・点鼻薬の使い方 ………………………… 志賀　英明ほか　63

　嗅覚障害に対する治療薬とその適応について，現状を踏まえて解説した．特にス
　テロイド薬の適正な使用と，当帰芍薬散の効果が期待できる症例選択について紹
　介した．

7. 鼻前庭炎，ドライノーズに対する内服・外用薬の使い方 ………… 三輪　正人　69

　鼻前庭は，その組織学的構造から，繊毛上皮を持つ他の鼻粘膜とは大きく異なる．
　鼻前庭炎およびその上流にあるドライノーズについて概説する．

Ⅲ．口腔咽喉頭疾患

1. 口内炎に対する内服・外用薬の使い方 ……………………………… 渡邊　　毅ほか　74

　口内炎は局所刺激，二次感染により重症化し，また全身疾患・皮膚疾患を反映し
　生じることもある．本稿では，口内炎についての定義と原因，臨床分類，一般的
　な外用薬を用いた口内炎局所治療から，内服薬などを用いた口内炎の治療につい
　て概説する．

2. 口腔・咽頭真菌症に対する内服・外用薬の使い方 ……………… 鈴木　真輔　79

　口腔咽頭真菌症は日和見感染的に発症し，近年は高齢者の増加に伴い増加傾向に
　ある．口腔カンジダ症は多彩な臨床像を呈し，治療では局所に対する外用薬が主
　体となる．

3. 口腔乾燥症に対する内服・外用薬の使い方 ………………………… 高野　賢一　85

　増加傾向にある口腔乾燥症に対しては，多様な背景因子・疾患を見極め，適切な
　薬剤（コリン作動薬，漢方薬，人工唾液など）を選択し投与する．

4. 扁桃炎に対する内服・外用薬の使い方 ……………………………… 木村　文美ほか　90

　扁桃炎について，扁桃炎研究会が提唱しているガイドラインを参考とし，病態か
　ら症状，診断，治療について概説した．

5. 喉頭アレルギーに対する内服・外用薬の使い方 ………………… 片田　彰博　97

　喉頭アレルギーの診断基準を提示し，遷延性もしくは慢性の乾性咳嗽と咽喉頭異
　常感を呈する他疾患との鑑別の要点と治療のポイントについて解説した．

前付 7

6. 喉頭肉芽腫症に対する内服・吸入薬の使い方 ……………………… 高畑　淳子　103

多くの喉頭肉芽腫は PPI，ステロイド吸入薬や漢方薬による保存的治療で軽快する．これらの投薬方法について述べた．

Ⅳ. がん治療の支持療法

1. 化学放射線療法による口内炎への内服・外用薬の使い方 …………… 仲江川雄太　109

化学放射線療法による口内炎への対応は治療完遂に重要である．口腔ケアを実践し，口腔内の状況に応じて適宜内服・外用薬剤を使用することが治療遂行に繋がる．

2. セツキシマブによる皮膚障害に対する内服・外用薬の使い方 …… 山﨑　知子ほか　115

セツキシマブは頭頸部がん領域唯一の分子標的薬であり，副作用に重度の皮膚症状がある．患者の QOL を良好に維持しつつ，治療を継続するためにも，皮膚症状の適切なマネジメントを行うことが重要である．

Ⅴ. 他科専門医から耳鼻咽喉科医へ

1. 耳鼻咽喉科医が知っておくべきがん疼痛に対する
内服・貼付薬 ………………………………………………………… 佐藤　哲観　123

がん疼痛治療は薬物療法が主軸であり，非オピオイド，オピオイド，鎮痛補助薬を患者ごとに適切に組み合わせて適量で投与し，副作用にも適切に対応する必要がある．

2. 耳鼻咽喉科医が知っておくべき気管支喘息の
吸入・内服・貼付薬 ………………………………………………… 斎藤　純平　133

喘息治療の主体は吸入療法であり，吸入ステロイド薬が第一選択薬となる．適切な吸入器の選択と長期管理薬の組み合わせが，良好な喘息コントロールを得るために重要である．

3. 耳鼻咽喉科医が知っておくべきアトピー皮膚炎の内服・外用薬 …… 矢上　晶子　144

アトピー性皮膚炎では，重症の場合は内服薬や生物学的製剤が用いられるが，治療の中心は外用療法であり，現在はプロアクティブ療法が推奨されている．

4. 耳鼻咽喉科医が知っておくべきアレルギー性結膜炎に対する
内服・点眼薬の使い方 ……………………………………………… 高村　悦子　152

アレルギー性結膜炎には抗アレルギー点眼薬の治療が有効であり，重症例へのステロイド点眼薬の併用は，眼圧上昇という副作用を考慮し，眼科での診察が必要となる．

Writers File ……………………… 前付 2・3
Key Words Index ……………………… 前付 4・5
FAX 専用注文書 ……………………… 161
FAX 住所変更届け ……………………… 162
バックナンバー在庫一覧 ……………………… 163
Monthly Book ENTONI 次号予告 ……………… 164

【ENTONI®（エントーニ）】
ENTONI とは「ENT」（英語の ear, nose and throat：耳鼻咽喉科）にイタリア語の接尾辞 ONE の複数形を表す ONI をつけ，耳鼻咽喉科領域を専門とする人々を示す造語.

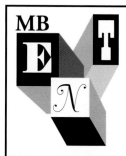

◆特集・耳鼻咽喉科医が頻用する内服・外用薬―選び方・上手な使い方―

Ⅰ．耳疾患
1．慢性中耳炎に対する内服・点耳液の使い方

白馬伸洋*

Key words：ブロー液（Burow's solution），ピオクタニン（Pyoktanin），耳漏（otorrhea），薬剤耐性菌（drug resistant strains），局所療法（local medical treatment）

Abstract 慢性中耳炎における耳漏に対して，漫然と耳漏が出現する度に抗菌薬の多用を続けていると，耐性菌が出現して保存的治療では耳漏が止まらない難治性の中耳炎となる．そのため，重篤な合併症がなければ耳漏のコントロールと聴力改善を目的とした，手術（鼓膜形成術・鼓室形成術）が望まれる．いったん，手術を行うことが決まれば手術成績を向上させるために，入院までの間の外来での耳処置や家での内服・点耳液による自己処置も重要となる．一方，様々な理由により手術が行えない慢性中耳炎に対しても，できる限り抗菌薬を使用しないためには，外来における頻回の耳洗浄と適切な耳処置薬を併用した局所処置が重要となる．

はじめに

慢性中耳炎は，細菌感染による急性中耳炎，外傷による鼓膜穿孔，滲出性中耳炎に対する鼓膜切開術や中耳換気チューブ留置後に鼓膜穿孔が持続するものである[1]．中耳腔内に肉芽が充満する中耳肉芽腫症や，耳小骨周囲に石灰が沈着する鼓室硬化症を合併することもある．自覚症状では難聴，炎症が持続すると耳漏を呈する．耳漏に対しては細菌検査を実施し，原因菌の同定と抗菌薬感受性を調べることが重要であるが，抗菌薬の多用を続けていると，耐性菌が出現して難治性の中耳炎となるため，重篤な合併症がなければ将来的な耳漏のコントロールと聴力改善のために，病巣の清掃および鼓膜穿孔の閉鎖を目的とした手術（鼓膜形成術・鼓室形成術）が望まれる．一方，様々な理由により手術が行えない慢性中耳炎に対しては抗菌薬を多用せず，頻回の耳洗浄と適切な耳処置薬を併用した局所処置が重要である[2]．

今回，鼓膜穿孔を伴った慢性中耳炎に対して，① 手術治療を前提とした症例に対する手術までの内服・点耳液の使い方と，② 手術治療が行えない慢性中耳炎に対する保存的治療としての内服・点耳液の使い方のポイントについて述べる．

手術治療を前提とした慢性中耳炎に対する手術までの内服・点耳液の使い方

1．慢性中耳炎の手術適応

鼓膜穿孔を伴った慢性中耳炎の手術適応は，穿孔の閉鎖と病変の清掃による難聴の改善と耳漏のコントロールである．どちらも最終的には患者本人の希望によるものであるが，その重要性については穿孔を放置した場合，将来的にどのような経過をたどる可能性があるかについて十分に説明する必要がある．

鼓膜穿孔が認められても穿孔が小さく難聴の程度が軽度な場合や，通常は乾燥耳で感冒時にのみ耳漏が出現し，抗菌薬の内服・点耳液の処方により耳漏がすみやかに消失する場合は，手術的治療による穿孔の閉鎖が希望されないことが多い．特

---

* Hakuba Nobuhiro, 〒213-8507 神奈川県川崎市高津区二子5-1-1 帝京大学医学部附属溝口病院耳鼻咽喉科，教授

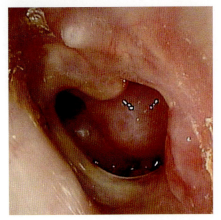

図 1. MRSA 感染耳

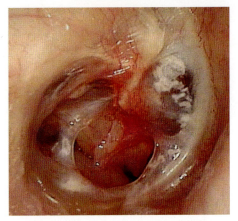

図 2. 穿孔を伴った緊張部型真珠腫

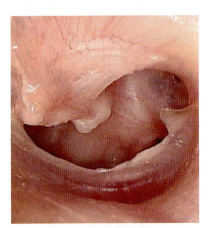

図 3. 二次性真珠腫

に，全身状態が良好であっても患者が高齢者の場合は，医師により手術が勧められることが少なくなる．しかし，たとえ穿孔が小さくても穿孔を介して感染の機会が増えるため，必然的に抗菌薬の内服・点耳液処方が繰り返されることにより，最終的に多剤耐性菌である MRSA 感染が生じる可能性が高まる(図1)．また，高齢者であれば加齢に伴う免疫機能低下のため，年齢を重ねるごとに耳漏が止まらない抗菌薬耐性菌による難治性中耳炎に進展する可能性が高まることや，仮に加齢性難聴で補聴器が必要となった場合，耳漏があると補聴器装用に制限が生じることも十分に説明するべきである．さらに，全身状態が良い時に手術を受ければ，手術に対する危険性や術後感染症の頻度が低くなることを説明することも重要である．

以下の項目は，慢性中耳炎の手術適応を決めるための重要な検査である．

1）鼓膜の観察

顕微鏡や内視鏡，ファイバースコープを用いた鼓膜穿孔の観察が重要である．残存鼓膜の石灰化，残存鼓膜と耳小骨の癒着，鼓膜穿孔縁と中耳粘膜の癒着の有無を観察する．また，PSQ 部の穿孔では穿孔縁後方の下鼓室への進展，鼓膜穿孔縁やツチ骨柄先端の上皮の巻き込み，中耳粘膜の浮腫，耳漏や中耳腔の粘液貯留の有無を詳細に観察する．PSQ 部の穿孔で穿孔縁後方が下鼓室に進展している場合は，穿孔を伴った緊張部型真珠腫を疑う[1](図2)．鼓膜穿孔縁やツチ骨柄先端に上皮の巻き込みがある場合には二次性真珠腫を疑う(図3)．

2）聴力検査

鼓膜穿孔の大きさの割に A-B gap が大きい場合は，中耳肉芽腫症や鼓室硬化症の合併を疑う．低音域で A-B gap が大きい(stiffness curve)場合は耳小骨の硬化病変を考える．ベスキチン膜で穿孔部を閉鎖し，A-B gap の改善をみるパッチテストが有用である．

3）画像検査

中耳粘膜の肥厚が観察された症例，穿孔縁の一部が鼓膜裏面に侵入した症例については CT 検査にて乳突洞の発育・含気状態を確認する．特に，耳小骨周囲，鼓膜裏面，上鼓室，乳突洞を良く観察し，中耳腔の肉芽様陰影，鼓膜裏面の二次性真珠腫様陰影，耳小骨周囲の石灰化様陰影の有無を確認する．

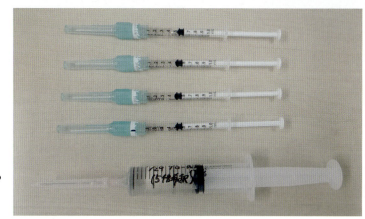

図 4.
5倍希釈ブロー液を 0.5 ml ずつ
分注して保存

4）細菌検査

初診時に耳漏が認められた場合は細菌検査を実施する．特に，手術までの期間がある程度ある場合には，頻回に細菌検査を実施して抗菌薬の耐性状況を把握する必要がある．

2．手術方法

1）鼓膜形成術

乾燥耳かつ残存鼓膜の癒着や穿孔縁に上皮の巻き込みがない単純穿孔で，パッチテストで A-B gap が十分に改善し，CT でも中耳腔や乳突洞に炎症性肉芽病変が認められない場合は，鼓膜閉鎖を目的とした手術法を選択する．

単純穿孔を閉鎖する方法として，① 新鮮化した穿孔縁の上に紙テープなどを貼り付け，上皮再生を促すパッチ法，② 外耳道皮膚を剝離挙上した後，二層に剝離した鼓膜の間に筋膜や，薄切した耳介軟骨などを挿入して穿孔部の閉鎖を行う鼓膜形成術，③ 穿孔縁を新鮮化した後に筋膜などを鼓膜下に挿入する underlay 法，などがある[3]．

2）鼓室形成術

難治性の耳漏を伴った場合，穿孔を伴った緊張部型真珠腫や二次性真珠腫の場合，また，中耳腔に炎症性の肉芽組織が充満する中耳肉芽腫症やパッチテストで A-B gap が十分改善せず鼓室硬化症の合併が認められた場合には，耳漏のコントロールを目的とした病変の徹底清掃や，聴力改善を目的とした耳小骨の再建を行う鼓室形成術が必要である．

3．手術までの内服・点耳液の使い方

難治性耳漏に対しては抗菌薬を使用せず，頻回の耳洗浄と耳処置薬を併用した局所処置が重要である[2]．

1）外来での耳処置

ベッド上で行う場合と，診察席に患者を座らせたままで行う場合がある．

ベッド上で行う場合は，患者を診察室のベッド上で上向きに横にして，45°頸部を傾けて患側耳が観察しやすくする．安静を保てない幼児では，抑制帯を用いてしっかりと体を固定し，頭部も45°頸部を傾けて看護師に固定してもらう．

診察席で座らせたままで行う場合は，頸部をできる限り健側耳方向に傾けてもらい，適切な大きさの膿盆を患耳側の下で，患者頸部に密着させるように当てて洗浄液がこぼれないようにする．この方法では患者の固定が困難であるため，安静を保てない幼児では推奨されない．

（1）生理食塩水あるいは10倍希釈イソジン®[4)5)]を5〜10 ml 用いて，耳漏を十分に洗浄する．

（2）5倍希釈ブロー液 0.5 ml を使用して外耳道〜鼓室内洗浄を行う．あらかじめ5倍希釈ブロー液を 0.5 ml ずつ分注して保存しておくと使用しやすい（図4）．疼痛を訴えなければ5〜10分間そのまま耳浴し，5倍希釈ブロー液[6]が残らないように吸引する．

（3）疼痛を訴えなければ綿棒を用いてブロー液を外耳道〜鼓室内に塗布し，ブロー液[7)8)]が残らないように吸引する．

（4）さらに綿棒を用いてピオクタニン®液を外耳道に塗布する[9]．ピオクタニン®液は衣服が汚れる危険性があるため周囲に拡散しないよう注意が

必要である（以上の操作を重症度により毎日〜週に1度行う）.

2）内服・点耳液による自己処置

10倍希釈イソジン®液を点耳液として処方する. 患側耳を上にした側臥位になり，3〜4滴を外耳道より1日2〜3回点耳する. 10分間耳内にとどめ，その後，点耳した患側耳を下にした側臥位となり，耳内に入れたイソジン®液を外に出すようにする.

手術治療が行えない慢性中耳炎に対する保存的治療としての内服・点耳液の使い方

1．慢性中耳炎の保存的治療の適応

先述のように，慢性中耳炎に対して漫然と耳漏が出現する度に抗菌薬の多用を続けていると難治性の中耳炎となるため，重篤な合併症がなければ将来的な耳漏のコントロールと聴力改善のために，病巣の清掃および鼓膜穿孔の閉鎖を目的とした手術が望まれる. しかし，手術を受けずに鼓膜穿孔を放置した場合，将来的にどのような経過をたどる可能性があるのかを十分に説明を受けたうえで，患者本人の意思で手術を希望されなければ保存的治療の適応となる. また，本人が手術を希望しても，重篤な合併症により全身状態が良くない場合でも保存的治療の適応と考えられる.

2．保存的治療の内服・点耳液の使い方

様々な理由により手術が行えない慢性中耳炎に対しては抗菌薬を多用せず，頻回の耳洗浄と適切な耳処置薬を併用した局所処置が重要である. 中耳腔や外耳道に発生する肉芽に対しては上記の耳処置に加え，$AgNO_3$の塗布が鼓膜乾燥化に有用である. 感冒後の炎症の急性増悪に対しては実施した細菌検査による感受性のある抗菌薬の内服・点耳液投与を行うが，耳漏が継続する場合や細菌検査で多剤耐性のMRSAなどが検出された場合は抗菌薬の内服・点耳液投与を中止して，頻回の耳洗浄と適切な耳処置薬を併用した局所処置のみを行う. 方法については，前項の手術治療を前提とした慢性中耳炎に対する手術までの内服・点耳液

の使い方と同様である.

1）外来での耳処置

ベッド上で行う場合と，診察席に患者を座らせたままで行う場合がある.

（1）生理食塩水あるいは10倍希釈イソジン®を5〜10 ml用いて，耳漏を十分に洗浄する.

（2）4倍希釈ブロー液0.5 mlを使用して外耳道〜鼓室内洗浄を行う. 疼痛を訴えなければ5〜10分間そのまま耳浴し，5倍希釈ブロー液が残らないように吸引する.

（3）疼痛を訴えなければ綿棒を用いてブロー液を外耳道〜鼓室内に塗布し，ブロー液が残らないように吸引する.

（4）さらに綿棒を用いてピオクタニン®液を外耳道に塗布する.

（以上の操作を重症度により週に1度〜月に1度行う.）

2）内服・点耳液による自己処置

10倍希釈イソジン®液を点耳液として処方する.

参考文献

1) 白馬伸洋：慢性穿孔性中耳炎. 森山 寛(監)，大森孝一，藤枝重治，小島博己ほか(編)：183-184, 今日の耳鼻咽喉科・頭頸部外科治療指針 第4版. 医学書院, 2018.
2) 白馬伸洋：耳処置薬. 耳鼻・頭頸外科, **88**(12)：918-920, 2016.
3) 白馬伸洋：外来における鼓膜穿孔閉鎖術. 耳鼻臨床, **101**(10)：810-811, 2008.
   Summery 穿孔を閉鎖する方法として，パッチ法，鼓膜形成術，underlay法，鼓膜再生法などがある.
4) 内田昌希，浦山玲菜，一色恭徳ほか：希釈調製した0.5％ポビドンヨード液の安定性および各種ポビドンヨード製剤の比較. 医療薬学, **40**(2)：109-116, 2014.
   Summery イソジン®の殺菌効果は遊離ヨウ素による. 10倍希釈イソジン®の真菌や黄色ブドウ球菌，緑膿菌に対して殺菌効果を持つ.
5) 森園哲夫：中耳腔に投与された薬剤の安全性について. 耳鼻臨床, **95**：663-669, 2002.

Summery 動物実験では，イソジン®の鼓室内投与1週間後の聴性脳幹反応（ABR）測定では閾値上昇を示し，10倍希釈では正常であった．

6) 平位知久，福島典之，小野邦彦ほか：難治性外耳道炎および中耳炎に対する4倍希釈ブロー液（迅速調整法）の臨床効果　原液との比較．耳鼻臨床，**103**：273-276, 2010.

Summery 原液と4倍希釈液を比較すると，中耳・外耳の炎症疾患に対する有効率はほぼ同等の成績であった．

7) 寺山吉彦，滝沢昌彦，後藤田裕之ほか：難治性の外耳道及び中耳の化膿性炎に対するブロー液の使用経験．日耳鼻会報，**106**：28-33, 2003.

8) 榎本仁司：ブロー液に対する無機化学的検討．耳鼻展望，**52**(2)：73-79, 2009.

Summery ブロー液の効果は成分の酢酸アルミニウムによる収斂作用と，酢酸自体による殺菌作用の相互作用による．

9) 佐治　守：感染病巣に対する有機色素剤 gentiana violet の局所治療剤としての検討．感染症学雑誌，**66**：914-922, 1992.

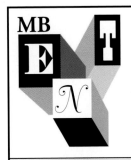

◆特集・耳鼻咽喉科医が頻用する内服・外用薬―選び方・上手な使い方―

I. 耳疾患
2. 外耳炎・外耳道湿疹に対する内服・点耳液の使い方

小川　洋*

Key words：外耳道炎(otitis externa), 外耳道(external auditory canal), 外耳道真菌症(fungal otitis externa), 局所療法(topical therapy), 悪性外耳道炎(malignant otitis externa)

Abstract　外耳炎・外耳道湿疹とは，外耳道の炎症性疾患であり，視診，問診，触診で診断できることが多い．慢性外耳道炎と外耳道湿疹を区別することは難しく，外耳道皮膚に炎症をきたしたものを外耳道炎，物理的な刺激によるものを湿疹と分類する意見がある．
　病変の主体が骨部外耳道か軟骨部外耳道かで治療方法が異なるが，局所処置が重要な治療方法となる．軟骨部外耳道に限局する細菌感染の場合，切開排膿を行い，抗菌薬含有ステロイド軟膏を塗布し，抗菌薬の全身投与を行う．骨部外耳道のびまん性の発赤が確認された場合，ステロイド含有抗菌薬を塗布し，痛みの程度に応じて鎮痛薬の内服投与を行い，ステロイド，抗菌薬の局所点耳液を使用する．骨部外耳道に限局した病態の場合，経口抗菌薬は無効である．真菌の付着が疑われた場合，抗真菌薬の軟膏を塗布する．細菌，真菌両者の付着が疑われる場合，ステロイド薬は使用せず，抗菌薬の点耳液のみ処方する．鼓膜穿孔が存在する場合には耳毒性のある抗菌薬を含んだ点耳液や軟膏の使用は行わない．

外耳道炎の概要

　外耳道炎は，急性外耳道炎と慢性外耳道炎・外耳道湿疹に分けることができる．4週間以上の経過を示すもの，あるいは年に4回以上の症状が出現するものを慢性炎症とする意見がある[1]．外耳道皮膚に炎症をきたしたものを外耳道炎，物理的な刺激によるものを湿疹と分類する場合があるが，臨床的に慢性の経過をたどる慢性外耳道炎と外耳道湿疹の区別は困難である．軟骨部外耳道と骨部外耳道で病態が異なり，急性外耳道炎は軟骨部外耳道において毛囊や腺組織の細菌感染により耳癤となり，骨部においてびまん性外耳道炎の形態をとる．外耳道湿疹は化学物質，金属アレルギー，アトピー性皮膚炎などと関連する場合がある．真菌が関与するとより難治化することが多く，真菌の関与に関して注意を払うことが必要である．急性外耳道炎の起因菌は50％が細菌感染によるものであり，緑膿菌，黄色ブドウ球菌によるものが多い．真菌によるものは10％程度である．5％以下に通常ブドウ球菌属によるフルンケルや帯状疱疹がある[2)3)]．慢性外耳道炎は，通常，細菌感染以外の要因で引き起こされる．金属性のイヤリング，整髪料，シャンプー，補聴器の挿入，耳栓などの挿入に伴うアレルギー性の接触性皮膚炎に伴うものや，アトピー性皮膚炎，乾癬の一症状として外耳道に認められる場合がある．さらに急性外耳道炎に対して使用した薬剤に対して過敏に反応するⅣ型アレルギーが存在する[4)]．特殊な病態として糖尿病患者における緑膿菌感染による悪性外耳道炎がある．

外耳道の解剖学的特徴

　外耳道の外側1/3は軟骨部外耳道，内側2/3は

---

* Ogawa Hiroshi, 〒969-3492　福島県会津若松市河東町谷沢字前田21-2　福島県立医科大学会津医療センター耳鼻咽喉科学講座, 教授

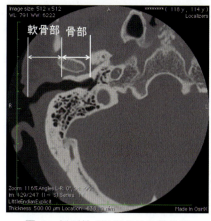
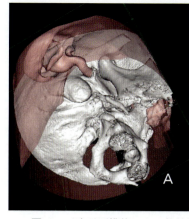
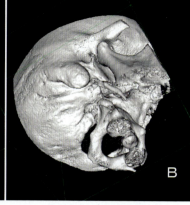

図 1. 側頭骨 CT における軟骨部外耳道および骨部外耳道

図 2. 三次元再構築による軟骨部外耳道(A)および骨部外耳道(B)

骨部外耳道と呼ばれ，軟骨部外耳道には耳毛，皮脂腺，耳垢腺，汗腺などの皮下付属組織が存在するが，骨部外耳道は皮膚層が薄く骨と密に接合している．外耳道入口部の毛包や皮脂腺などに細菌感染が起こった場合，限局性外耳道炎となり，一般に癤の形をとる．骨部外耳道は皮膚の可動性がないため外力で容易に傷がつきやすく皮膚炎を起こしやすい．湿気，局所の外傷により急性びまん性外耳道炎を引き起こす．外耳道の生理的な特徴として表層の角化物が外耳道入口部方向へ排出される自浄作様に加え pH5.0 のアポクリン腺分泌液により酸性の状態に維持し病原菌の発育を抑制している．この自浄作用に破綻をきたすと外耳道炎を生じる[2)3)]．図 1 に側骨 CT における軟骨部外耳道，骨部外耳道の位置を示す．図 2 は図 1 を 3 三次元再構築したもので A では軟骨部外耳道を加えた画像，B では骨のみの画像を示す．軟骨部外耳道の屈曲の状態が示されている．

外耳道炎，外耳道湿疹診断治療のポイント

1．問 診

- 耳痛の有無，その経緯
- 耳瘙痒感の有無，その経緯
- 耳漏の有無，その経緯，性状
- 聴力障害の有無，その経過
- 耳閉感の有無
- 耳掃除の頻度，使用器具
- 誘因の有無（水泳，シャワー，異物混入，整髪剤，染髪剤）
- 耳栓使用の有無（補聴器，挿耳型ヘッドホンを含む）
- 上気道炎の有無
- 皮膚疾患の有無
- アレルギー疾患の有無（喘息，アトピー性皮膚炎，アレルギー性鼻炎）
- 既往歴：中耳炎の既往，糖尿病
- 全身状態の把握
- 糖尿病，化学療法中，化学療法後，血液透析，免疫低下状態

2．診 察
1）視 診

- 耳介，外耳道入口の観察．まず耳鏡を挿入しないで全体を観察する．
- 色調，皮膚の性状を観察する．
- 耳鏡を挿入して観察する．左右差に注意し，拡大耳鏡，顕微鏡下に診察する．

　外耳道の前下壁は死角となりやすいうえに病変の好発部位であるため，耳鏡の挿入方向，顕微鏡の観察方向を工夫しながら観察する．外耳道は屈曲しているため，耳介を牽引する工夫が必要となる．顕微鏡で観察が困難な場合でも内視鏡を用いることで観察が可能となる．細径の電子内視鏡が重宝する．鼓膜穿孔の有無確認が必須である．

　通常急性外耳道炎の場合，真菌感染の頻度は 10％程度と低いが，これらは通常の治療に抵抗するため，このような場合には真菌感染を強く疑

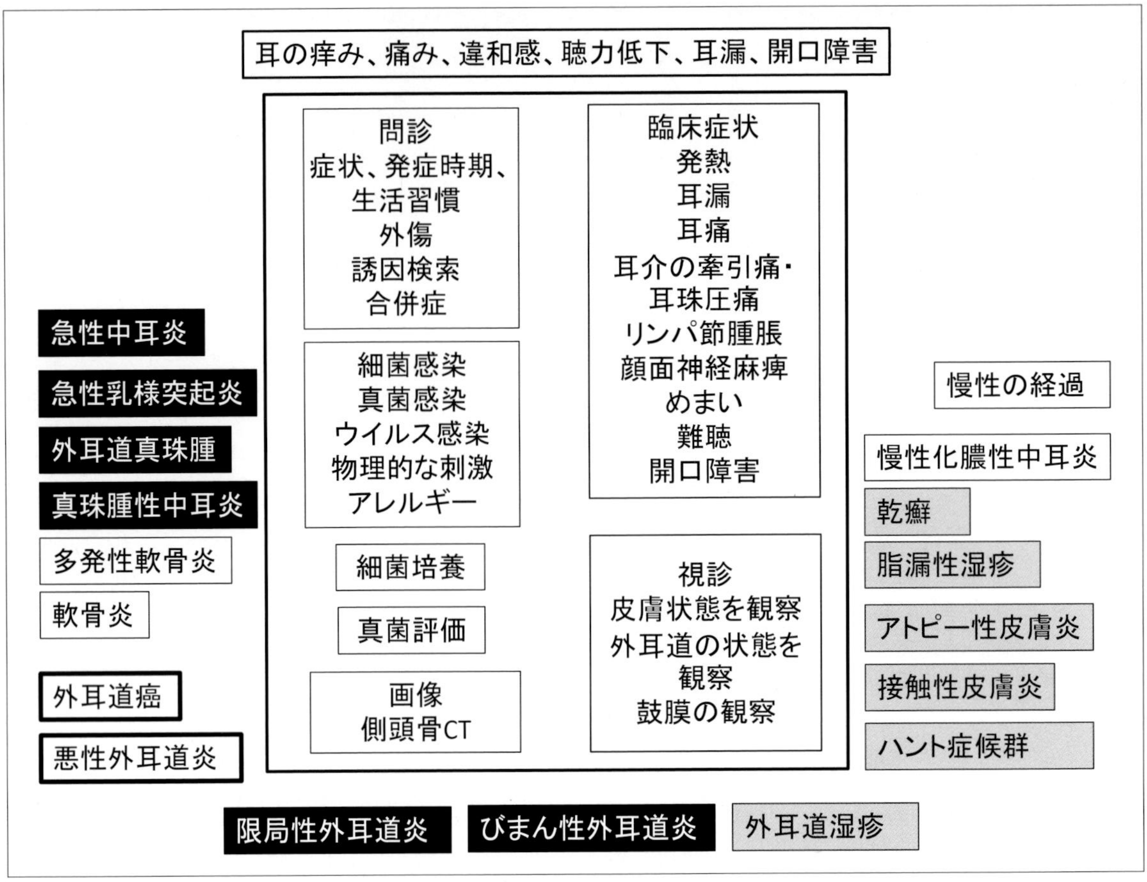

耳の痒み、痛み、違和感、聴力低下、耳漏、開口障害

問診
症状、発症時期、生活習慣
外傷
誘因検索
合併症

臨床症状
発熱
耳漏
耳痛
耳介の牽引痛・耳珠圧痛
リンパ節腫脹
顔面神経麻痺
めまい
難聴
開口障害

急性中耳炎
急性乳様突起炎
外耳道真珠腫
真珠腫性中耳炎
多発性軟骨炎
軟骨炎
外耳道癌
悪性外耳道炎

細菌感染
真菌感染
ウイルス感染
物理的な刺激
アレルギー

細菌培養

真菌評価

画像
側頭骨CT

視診
皮膚状態を観察
外耳道の状態を観察
鼓膜の観察

慢性の経過

慢性化膿性中耳炎
乾癬
脂漏性湿疹
アトピー性皮膚炎
接触性皮膚炎
ハント症候群

限局性外耳道炎　びまん性外耳道炎　外耳道湿疹

図 3. 診断の流れ

い，真菌に対する治療を行う．
ワタのように白い場合はカンジダ，白や黒の菌糸が確認できる場合はアスペルギルスを疑う．

2）触 診

- 耳介の触診，耳介の牽引による痛みの性状確認．この診察は耳鏡挿入前に行う．
- 綿棒による外耳道の触診．軽く触れることで痛みの状態を確認する．
- 耳前部，耳後部，頸部リンパ節の触診を行う．

3．細菌培養検査

- 耳漏が存在する場合には細菌培養検査を行う．
- 真菌の存在を疑う場合には真菌培養を行う．

4．画像検査

- CT．外耳道が腫脹し深部の観察ができない場合には側頭骨 CT を施行する．MRI は必要に応じて試行する．

5．臨床検査

聴力検査，平衡機能検査は必要に応じて施行する．

6．診 断

1）外耳道炎

視診，触診で診断できることが多い．先行する上気道感染があり，中耳炎の合併が疑われる場合には中耳炎の治療を併せて行う．骨部外耳道は外耳道異物，異物除去の操作，耳かきなどの外的な刺激で容易に発赤，びらん，腫脹をきたす．

2）外耳道湿疹

視診，問診で診断できることが多い．整髪剤や染料などの化学物質，ピアスなどの金属アレルギー，アトピー性皮膚炎など皮膚炎を起こす原因について問診する必要がある．細菌感染と真菌感染が混在する場合がある．

【診断フローチャート】

耳の痒み，痛み，違和感，聴力低下，耳漏，開口障害を主訴とする患者の診断の流れを図3に示す．問診，臨床症状，視診，臨床検査，画像検査の組み合わせで診断を進めていくことになる．白抜き文字のものは急性外耳道炎との鑑別で重要な

表 1. 外耳道炎，外耳道湿疹と鑑別が必要な疾患

> ・急性中耳炎
> ・慢性化膿性中耳炎
> ・真珠腫性中耳炎
> ・外耳道真珠腫
> ・先天性耳瘻孔
> ・Hunt 症候群
> ・悪性外耳道炎
> ・中耳結核
> ・脂漏性湿疹
> ・乾癬
> ・多発性軟骨炎
> ・軟骨炎
> ・多発血管炎性肉芽腫症(granulomatosis with polyangiitis；GPA，Wegener 肉芽腫症)
> ・白血病
> ・外耳道悪性腫瘍

もの，太枠で囲ったものは特に鑑別が必要なもの，背景がグレーのものは慢性外耳道炎，外耳道湿疹との鑑別が重要な疾患とした．発熱を伴う場合には中耳炎，蜂窩織炎の合併を考慮する．耳介牽引痛・耳珠圧痛を認める場合には外耳道炎を疑う．外耳道病変が進展した場合には所属リンパ節の腫脹を生じる．耳介に湿疹を認め，顔面神経麻痺，めまい，難聴を認める場合にはヘルペスウイルス感染症を疑うべきである．耳介に湿疹がなく顔面神経麻痺，めまい，難聴を認める場合には広範囲に進展した外耳道病変(悪性外耳道炎，外耳道癌)を疑う必要がある．開口障害を認める場合には外耳道前方への病変の進展を疑う．痒みを訴える経過の長いものに関しては全身的な皮膚疾患との鑑別が重要である．外耳道，鼓膜の観察を詳細に行い，細菌感染か真菌の関与によるものか判断することが必要であり，耳漏が認められた場合には細菌培養を行う．急激な経過なのか慢性の経過なのか確認する．外耳道炎，外耳道湿疹をきたしやすい生活習慣，誘因を問診しておく．CT は外耳道の腫脹により鼓膜の確認ができない場合に必要となる．表1には鑑別すべき疾患を列挙した．図4に外耳道から周囲への病変の進展による症状を示した．

7．治療方針
1）外耳道炎

軟骨部外耳道に限局する細菌感染の場合，切開排膿を行い，抗菌薬含有ステロイド軟膏を塗布し，抗菌薬の全身投与を行う．骨部外耳道のびまん性の発赤が確認された場合，ステロイド含有抗菌薬を塗布し，痛みの程度に応じて鎮痛薬の内服投与を行う．ステロイド，抗菌薬の点耳液を使用する．耳垢が存在する場合，耳垢を丁寧に除去し，抗菌薬含有ステロイド軟膏を塗布する．真菌の付着が疑われた場合，抗真菌薬の軟膏を塗布する．細菌，真菌両者の付着が疑われる場合，ステロイド薬は使用せず，抗菌薬の点耳液のみ処方する．

鼓膜穿孔が存在する場合には耳毒性のある抗菌

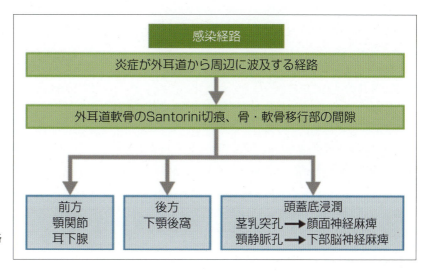

図 4. 外耳道からの進展経路

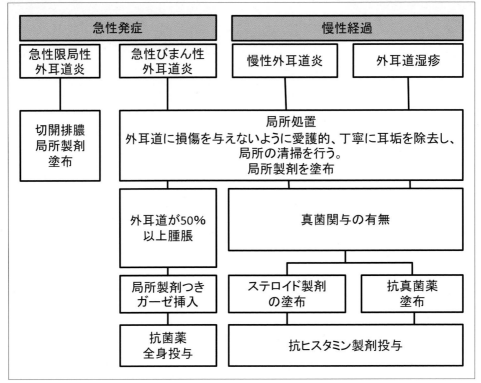

図 5．急性限局性外耳道炎，急性びまん性外耳道炎，慢性外耳道炎，外耳道湿疹の治療方針
急性限局性外耳道炎の場合，切開排膿，局所への薬剤塗布が主体となる．急性びまん性外耳道炎，慢性外耳道炎，外耳道湿疹いずれにおいても局所処置が極めて重要である．病態に応じて抗菌薬の全身投与を考慮する．痒みの強い症例に対しては抗ヒスタミン薬の内服を行う．いずれにしても真菌関与の有無を鑑別することが重要である

薬を含んだ点耳液の使用は行わない．外耳道の処置は，外耳道に新たな損傷を加えないようにやさしく丁寧に処置を行う．急性外耳道炎，慢性外耳道炎，外耳道湿疹において局所処置は最も基本的な治療であり，丁寧な耳垢除去，デブリの除去，滲出液の清掃，局所製剤の塗布は顕微鏡下に行われるべきである．

【注意すべき病態】
- 先天性耳瘻孔の感染に伴う場合には耳瘻孔の摘出が必要となる場合がある．
- アテロームの感染に伴う場合にはアテロームの摘出が必要となる場合がある．
- 鼓膜穿孔を伴い慢性の経過をたどるものは鼓膜形成術，鼓室形成術が必要となる場合がある．
- 慢性の経過をたどりながら外耳道に悪性腫瘍が出現する場合があるため，漫然と経過をみてはいけない．

- 外耳道真珠腫，中耳真珠腫の存在を念頭におき，外耳道内を清掃し，注意深く観察する．

2）**外耳道湿疹**
- 耳垢があれば丁寧に除去し，抗菌薬ステロイド軟膏を塗布する．
  - テラ・コートリル軟膏：1日2回少量を外耳道入口部に塗布
  - リンデロンVG軟膏0.12％：1日2回少量を外耳道入口部に塗布
- 真菌の関与が疑われる場合，抗真菌薬軟膏を塗布する．
  - エンペシドクリーム1％：1日2回少量を外耳道入口部に塗布
  - アスタット軟膏1％：1日2回少量を外耳道入口部に塗布
- 痒みが強い場合には抗ヒスタミン薬の内服を行う．

- ザイザル錠［5 mg］：1錠，分1，就寝前
- アレロック錠［5 mg］：2錠，分2，朝夕食後
- 外耳道入口部，耳介に及ぶ湿疹に対しては石鹸での洗浄，保湿剤の塗布，スキンケアの指導をする．
  - ヒルドイドソフト：適量を塗布
- ヘルペスウイルス感染に伴う湿疹が疑われた場合には抗ウイルス薬の内服，抗ウイルス薬軟膏を塗布する．
- 耳を耳かき，指などで掻爬し損傷させ病態の悪循環を引き起こしている場合が多いため生活指導をする．

予防法：水泳シーズン，ダイビングシーズンなどには酢酸もしくはアルコールの点耳をすることが米国の治療指針では示されている．水泳や入浴後は綿棒の使用を極力避け，ヘアドライヤーで十分に乾燥させる．低アレルギー性の耳栓の使用が外耳道炎の予防効果があるかどうかは賛否両論存在する．図5に治療方針の流れを示す．

薬剤使用上の注意点

1．外用薬の外耳道使用

抗菌点耳液，ステロイド点耳液以外の外用薬は外耳道使用の適応は記載がなく，内耳毒性は未知である．鼓膜穿孔が隠れている可能性を考えて，その使用は慎重に行う必要がある．また，リンデロン® VG軟膏やロコイド® 軟膏などのステロイド軟膏の添付文書には禁忌として "鼓膜に穿孔のある湿疹性外耳道炎" を挙げており，その理由を穿孔部位の治癒遅延および感染の恐れとしている[5]．

2．リンデロン® A液の内耳毒性

リンデロン® A液は鼓膜穿孔がある患者にはその内耳毒性から禁忌となっている．内耳障害として不可逆性の聴覚障害をきたす．現在では点耳液としての効能効果が削除された．

3．外耳道湿疹における瘙痒に対する抗ヒスタミン外用薬単独投与

瘙痒に対して抗ヒスタミン薬単独の外用薬を局所的に用いることはかえって湿疹，皮膚炎を悪化させることがあるため注意すべきである[6]．

4．ステロイド外用薬の使用法

単純塗擦法：ステロイド外用薬を1日2〜3回あるいは必ず1日1回患部に軽く擦りこませる．1回に多量に使うのではなく，少なめに適当量を頻回に使用するほうが，臨床効果が大きい[7]．漫然と外耳道湿疹にステロイド外用薬を使用している患者にみられる合併症に白癬がある．白癬を疑った場合には苛性カリ標本で糸状菌を確認する．治療はステロイド外用を中止しても軽快せず，抗真菌薬の内服，あるいは外用が必要となる[8]．

【外耳道に用いるステロイド外用薬】

外耳道に対しては Strong，Medium，Weak に分類されるステロイド製剤が用いられることが多い．それぞれに分類される製剤は以下のとおりである．

Strong（S）
吉草酸ベタメタゾン（リンデロン® V）
吉草酸ベタメゾン＋硫酸ゲンタマイシン（リンデロン® VG）
プロピオン酸ベクロメタゾン（プロパデルム®）
フルオシノロンアセトニド（フルコート®）
フルオシノロンアセトニド＋硫酸フラジオマイシン（フルコート® F）

Medium（M）
トリアムシノロンアセトニド（ケナコルト®）
トリアムシノロンアセトニド＋硫酸フラジオマイシン＋グラミシジン（ケナコルト®・AG）

Weak（W）
プレドニゾロン（プレドニゾロン®）
ヒドロコルチゾン（コートリル®）
ヒドロコルチゾン＋塩酸オキシテトラサイクリン（テラ・コートリル®）

【処方例】
- テラ・コートリル軟膏：1日2回少量を外耳道入口部に塗布
- リンデロン VG軟膏0.12％：1日2回少量を外耳道入口部に塗布

5．外耳道に使用する抗真菌薬

外耳道の真菌に対する抗真菌薬の使用は外用製剤を用いた局所療法が基本となる．基剤の違いにより液，クリーム，ゲル剤，軟膏の製剤がある．液剤は外耳道局所での停滞時間が比較的短くアルコールやプロピレングリコールを基剤に含むものには局所刺激感が強く，さらに耳毒性が認められるものがあるので注意が必要である．クリーム製剤は扱いやすく浸透性も良好であるが，浸潤病変における停留性が不良である欠点がある．このような点から長時間停滞する傾向のある軟膏薬が最も適していると考えられる[9]．我が国ではアスペルギルス属の検出率が高く，アスペルギルス属に対する抗真菌活性と殺菌効果，耳毒性がないことからアスタット®軟膏の使用が推奨されている[10]．

【処方例】
- エンペシドクリーム1%：1日2回少量を外耳道入口部に塗布
- アスタット軟膏1%：1日2回少量を外耳道入口部に塗布

6．抗菌薬の全身投与

中等度の外耳道炎の患者において，通常抗菌薬の投与は不要である．しかし，高齢者，免疫不全状態，糖尿病，中耳炎の合併症例には考慮しなければならない．

【処方例】
- メイアクトMS錠［100 mg］：3錠，分3, 毎食後
- サワシリン錠［250 mg］：3〜4錠，分3〜4
- クラビット錠［500 mg］：1錠，分1

7．点耳液

急性びまん性外耳道炎の場合，病変部位が外耳道深部で広範であるため自宅での局所療法として点耳液の適応となる．抗菌薬とともに発赤が強いときにはステロイド点耳液を併用するが，最低でも1時間間隔をあけてそれぞれ1日2回点耳させる．痛みが強くて使用できない場合には内服薬を用いる[4]．

【点耳液の使用法】
冷たい状態で点耳液を使用すると，カロリックテストを行う場合と同じ理由で半規管を刺激しめまいが生じるため，温めて使用することが必要．耳介を牽引して点耳すると十分に薬液を投与できる．自分で行ってもよいし，他人に行ってもらってもよい．

【処方例】
- タリビッド耳科用液0.3%：1日2回点耳(5，6滴)
- ベストロン耳鼻科用1%：1日2回点耳(5，6滴)
- リンデロン点眼・点耳・点鼻液0.1%：1日2回点耳(5，6滴)

湿潤が原因である外耳道炎に対する予防

8．鎮痛薬の投与

痛みに対して頓用で使用する．

【処方例】
- ブルフェン錠［100 mg］：1回2錠，頓用，1日2回まで1日最大600 mg
- ロキソニン錠［60 mg］：1回1錠，頓用，1日3回まで
- カロナール錠［200 mg］：1回1〜2錠，頓用1日2回まで
- カロナール細粒20%：10〜15 mg/kg，頓用，1日2回まで

特殊な病態

1．悪性外耳道炎

悪性外耳道炎は高齢者の糖尿病患者で緑膿菌が原因不明の進行性の側頭骨の壊死を伴いながら茎入突孔，S状静脈洞，頭蓋底などに進展して脳神経や隣接臓器に波及する致死的な外耳道炎として報告された．糖尿病患者以外でも血液透析患者，抗悪性腫瘍薬や免疫抑制薬の使用患者など免疫能低下患者で強い耳痛，脳性耳漏があり，難治性の肉芽を骨軟骨移行部に認める．細菌検査で緑膿菌が検出された場合には本疾患を疑うべきであるが，検出菌は診断条件ではない．CTは骨破壊の部位と程度を評価するのに最適で，初期の進展の評価には必須の検査である．しかしながら，炎症が軽快していく過程を追うにはあまり有用ではな

いので，治療経過の観察には適さないとの意見が一般的である．MRI は軟部組織の描出には優れているが骨描出ができないため，CT の補助として頭蓋底，脳神経，硬膜への浸潤を評価する．治療経過の観察には適していない．Ga シンチグラフィーにより骨髄炎の所見を捉えることができる．治療経過の観察や治癒の判定に適するとされている[11].

　高齢者，糖尿病，緑膿菌の感染のある外耳道炎は悪性外耳道炎を疑う．

　上記外耳道炎で下記合併症が存在すれば悪性外耳道炎と考えてよい.

- 脳神経症状の有無
- 骨髄炎の有無
- 敗血症の有無
- 髄膜炎の有無

文　献

1) Beers, Abramo TJ：Otitis esterna review. Pediatr Emerg Care, **20**：250-256, 2004.
2) Rosenfeld RM, Brown L, Cannon CR, et al：American Academy of Otolaryngology—Head and Neck Surgery Foundation. Clinical practice guideline：acute otitis externa. Otolaryngol Head Neck Surg, **134**：S4-23, 2006. PMID：16638473.
3) Osuguthorpe JD, Nielsen DR：Otitis externa：Review and clinical update. Am Fam Physician, **74**(9)：1510-1516, 2006. PMID：17111889
4) Sood S, Strachan DR, Tsikoudas A, et al：Allergic otitis externa. Clin Otolaryngol Allied Sci, **27**：233-236, 2002. PMID：12169122
5) 後藤友佳子：外耳道炎，外耳道真菌症，外耳道湿疹．JOHNS, **27**(9)：1308-1309, 2011.
6) 窪田泰夫，嶋田眞路：耳鼻咽喉科と皮膚疾患　耳鼻咽喉科で使用する皮膚用薬剤．JOHNS, **6**(7)：101-104, 1990.
7) 落合豊子：副腎皮質ステロイド治療の臨床　耳鼻咽喉科領域の皮膚疾患，JOHNS, **25**(7)：1021-1024, 2009.
8) 飯島正文：耳鼻咽喉科と皮膚疾患　外用ステロイド剤の使用法とその副作用—特に長期連用による酒皶様皮膚炎と誤用による顔面の異型白癬について—．JOHNS, **6**(7)：95-100, 1990.
9) 竹野幸夫，宮原伸之：真菌症．MB ENT, **100**：147-154, 2009.
10) 野口美和，上田成一，江上徹也：外耳道真菌症の菌学的研究．耳喉頭頸, **75**：444-450, 2003.
11) 原田勇彦：9. 悪性外耳道炎．中野雄一（編）：90-101, CLIENT21 No.4 外耳・中耳，中山書店，2000.
　Summary　悪性外耳道炎の診断，治療に関して詳細に記載されている.

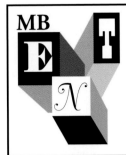

◆特集・耳鼻咽喉科医が頻用する内服・外用薬―選び方・上手な使い方―

I. 耳疾患
3. 好酸球性中耳炎に対する内服・外用薬の使い方

吉田尚弘[*1]　江洲欣彦[*2]

Key words：好酸球性中耳炎(eosinophilic otitis media)，副腎皮質ステロイド(corticosteroid)，難聴(hearing loss)

Abstract 好酸球性中耳炎は，上気道の好酸球性炎症がある一定期間持続した後に発症し，中耳粘膜，中耳貯留液への好酸球浸潤を主な特徴とする難治性中耳炎である．気管支喘息，アレルギー性鼻炎，好酸球浸潤を伴う副鼻腔炎に引き続いて生じる本疾患は，抗アレルギー薬の内服，副腎皮質ステロイドの鼓室内投与，全身投与などが行われるが，症例によっては耳漏，難聴の進行など治療に苦慮することが少なくない．重症度，病型別の好酸球性中耳炎の内服・外用薬の使い方，局所治療について述べる．

はじめに

　成人発症の気管支喘息に伴い，中耳に好酸球の浸潤がみられる粘稠な中耳貯留液を認める好酸球性中耳炎の概念が提唱された[1]．2004年に日本耳科学会により全国疫学調査が行われ[2]，2011年に診断基準が示されている(表1)[3]．近年，好酸球性中耳炎は気管支喘息や好酸球性副鼻腔炎などの好酸球性病変の増加，好酸球性気道炎症に合併する難治性中耳炎としてしばしば経験するようになった．好酸球浸潤を伴う点から抗アレルギー薬，副腎皮質ステロイドの投与および気管支喘息のコントロールが重要とされているが，その病態および難聴進行の程度は症例により異なり治療に難渋することは少なくない．本稿では，好酸球性中耳炎に対する内服薬の使用方法，局所治療の方法，重症度，病型別の治療法について述べる．

好酸球性中耳炎に対する内服，局所治療の考え方

　好酸球性中耳炎は，気道の好酸球性炎症，中耳への好酸球浸潤が関与し，時に感染を伴うため，① 好酸球性炎症の制御，② 細菌感染に対する対応，が必要である．保存的治療として，① 好酸球性炎症の制御：抗ロイコトリエン薬，第2世代抗ヒスタミン薬などの抗アレルギー薬の全身投与，粘稠な中耳貯留液の除去と副腎皮質ステロイドの鼓室内投与，さらに肉芽の増悪，骨導閾値の上昇がある場合の副腎皮質ステロイド全身投与，② 細菌感染に対する対応：起炎菌に感受性のある抗菌薬の局所・全身投与，を行う．なかでも最も効果的な薬剤は副腎皮質ステロイドであり，鼓室内投与および全身投与される．しかし，副腎皮質ステロイドの長期全身投与は骨粗鬆症，糖尿病，その他の合併症の発現が問題となるため，現在，気管支喘息の治療の第一選択が吸入副腎皮質ステロイド(＋β刺激薬)であるように，好酸球性中耳炎においてもなるべく副腎皮質ステロイドの局所投与により好酸球性中耳炎をコントロールするべきである．

　重症気管支喘息に対して抗IgE抗体薬(omali-

[*1] Yoshida Naohiro, 〒330-8503 埼玉県さいたま市大宮区天沼町1-847　自治医科大学附属さいたま医療センター耳鼻咽喉科 教授
[*2] Esu Yoshihiko, 同科

表 1. 好酸球性中耳炎の診断基準

大項目
　　好酸球優位の滲出液を伴う滲出性中耳炎または慢性中耳炎
小項目
　　1．膠状の粘稠な中耳貯留液
　　2．中耳炎に対する従来の治療に抵抗
　　3．気管支喘息の合併
　　4．鼻腔ポリープの合併

確実例：大項目を満たし，かつ小項目を 2 つ以上満たす例
除外例：好酸球性多発血管炎性肉芽腫症（EGPA），好酸球増加症候群

（文献 3 より改変）

zumab），抗 IL-5 抗体薬（mepolizumab）などの生物学的製剤が保険適用となり，好酸球性中耳炎にも効果を示す症例もある[4)~6)]．

1．副腎皮質ステロイドの鼓室内投与と全身投与

気管支喘息のコントロールと好酸球性中耳炎の肉芽の増大，悪化など重症化と相関することが多い[7)]．気管支喘息の治療には吸入ステロイドの使用が現在第一選択となっているが，増悪時には副腎皮質ステロイドの経口投与がされる．中耳肉芽増生の強いとき，骨導閾値の進行がみられるときには，副腎皮質ステロイドの内服（0.5～1 mg/kg 程度）を鼓室内投与とともに短期間行う．副腎皮質ステロイドの全身投与による骨粗鬆症，糖尿病，易感染性などの全身副作用を防ぐうえでもなるべく局所投与で治療することが大切である．

副腎皮質ステロイドの鼓室内投与には，トリアムシノロンアセトニド（ケナコルト®），デキサメタゾン（デカドロン®），ベタメタゾン（リンデロン®）などが用いられる．ケナコルト® は他剤よりも効果，持続性がある．鼓膜穿孔のない滲出性中耳炎型では，鼓膜切開を行い膠状の中耳貯留液を吸引管，麦粒，鋭匙鉗子などで除去してから薬物の鼓室内投与をする．ヘパリンは ECP（eosinophilic cationic protein）などの組織障害性蛋白の中和作用や好酸球遊走因子の吸着作用，気道ムチン産生抑制などの効果を目的としてまた貯留液の除去に有効との報告もある[8)9)]．中耳貯留液をできるだけ吸引・除去してから副腎皮質ステロイドを注入するのが有効で，粘稠な貯留液が残ったまま鼓室内投与すると中耳圧の上昇から内耳窓への圧

迫を生じめまいが起きることがあるので注意する．

鼓室内投与の方法には，穿刺針を用いて投与する方法と鼓膜換気チューブを留置して投与，点耳する方法がある．鼓膜換気チューブ留置は自宅でリンデロン® などの点耳ステロイド液を投与することを可能とするが，鼓膜穿孔が感染の危険性を増大させること，鼓膜換気チューブ抜去後も穿孔が残存しやすいこと，鼓膜穿孔のない症例はより長期的に良い状態で中耳腔の状態をコントロールしやすくなる傾向がある点から当院では基本的に鼓膜換気チューブ留置は行っていない．

2．生物学的製剤

近年では抗 IgE 抗体（omalizumab）[4)5)]，抗 IL-5 抗体（mepolizumab）治療や pegylated interferon-α 2a and 2b 治療[6)]の報告がある．Omalizumab 投与群は非投与群と比べて，気管支喘息の ACT スコアの改善とともに好酸球性中耳炎の重症度スコアも改善がみられた[4)]．Mepolizumab は，omalizumab の効果がみられない症例に使用されることが多いが，今後の好酸球性中耳炎への効果が期待される．生物学的製剤はいずれも好酸球性炎症を抑制し，耳漏の消退を認めたと報告されているが，肉芽増生の強い難治例への効果は症例を増やしさらなる検討が必要である．

3．抗菌薬の使用方法

経過中に，感染を伴い耳痛，耳漏を生じることがある．耳漏の細菌培養検査から起炎菌を同定し，感受性のある抗菌薬を投与する．好酸球性中耳炎の耳漏は粘稠な膠状を特徴とするが，細菌感染を合併すると耳漏の粘稠度は低下し粘膿性となる．鼓膜穿孔のある好酸球性中耳炎では，耳漏の

Grade 1　　　　　　　　　　Grade 2　　　　　　　　　　Grade 3

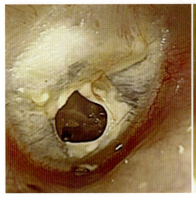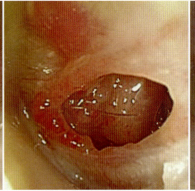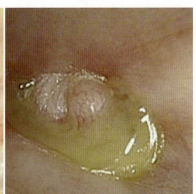

中耳粘膜肥厚　　　　　　　中耳粘膜肥厚　　　　　　　中耳粘膜肥厚　肉芽
ほとんどなし　　　　　　　中鼓室に限局　　　　　　　外耳道へ進展

図 1. 好酸球性中耳炎の重症度分類

粘稠度により感染の有無を推定することもできる．重症例となると Methicillin-resistant *Staphylococcus aureus*（MRSA），緑膿菌などの感染を伴いやすく，経口抗菌薬の感受性が低いことが多く入院のうえ抗菌薬の点滴静注が必要となる．

好酸球性中耳炎の病型，重症度とその治療法

1. 好酸球性中耳炎の病型と重症度

中耳病態により，①滲出性中耳炎型，②慢性穿孔性中耳炎型，に大きく分類される．滲出性中耳炎型では，膠状の中耳貯留液を認める．慢性穿孔性中耳炎型では，穿孔の原因は鼓膜切開，鼓膜換気チューブ留置後や自壊による．重症化により中耳粘膜肥厚が外耳道へ進展することがある．

病態は中耳粘膜の炎症によるものであり，その粘膜の状態・程度に注目し，中耳粘膜肥厚により重症度を以下の3段階に分類する方法が提案されている（図1）[4)7)10)]．

Grade 1（G1）：中耳粘膜の肥厚がほとんどみられない

Grade 2（G2）：中耳粘膜がみられるが中鼓室内に限局している

Grade 3（G3）：中耳粘膜が鼓膜を越え外耳道側へ進展している

一般に，G1 から G2，G3 と粘膜肥厚が進行するにしたがって，伝音難聴から骨導閾値が上昇し混合性難聴，感音難聴へと進行する．G1，G2，G3 の平均聴力レベルを比較すると粘膜肥厚とともに，気導，骨導閾値ともに上昇する傾向がみられる．

2. 重症度別の聴力経過の特徴と重症化因子

好酸球性中耳炎が重症化すると，中耳粘膜が肥厚し基底膜下に好酸球をはじめとする炎症細胞浸潤や杯細胞の過形成，基底膜下組織の線維化を認めるようになる．当院において好酸球性中耳炎と診断され，トリアムシノロンアセトニドの鼓室内投与を基本として，治療経過中に内耳障害が懸念された際には副腎皮質ステロイドを，中耳感染を認めた際には抗菌薬を全身投与した68例136耳（女性38人，男性30人，平均年齢56.1歳，32〜80歳）を粘膜肥厚による上述の重症度で分類すると，G1 96例，G2 22例，G3 18例であった．中耳粘膜肥厚の重症化に伴って，気導および骨導聴力いずれでも閾値上昇を認めた（図2）[10)]．平均聴力レベル（3分法：500，1000，2000 Hz）における気導平均聴力±標準偏差はそれぞれ G1：31.4±17.3 dB，G2：41.6±22.4 dB，G3：70.5±28.4 dB であり，G3 は G1 および G2 と比較し有意に高値を認めた（$P<0.001$, $P<0.001$）．骨導聴力についても同様に（500，1000，2000 Hz）骨導平均聴力±標準偏差はそれぞれ G1：15.8±14.6 dB，G2：26.2±20.3 dB，G3：50.9±29.7 dB であり，G3 は G1 および G2 と比較し有意に高値を認めている（G2-G1，$P=0.043$，G3-G1，$P<0.001$，G3-G2，$P<0.001$）．

5年以上経過を観察した28例56耳を対象に骨

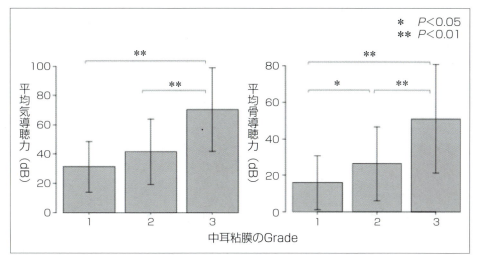

図 2. 中耳粘膜肥厚と聴力との関係

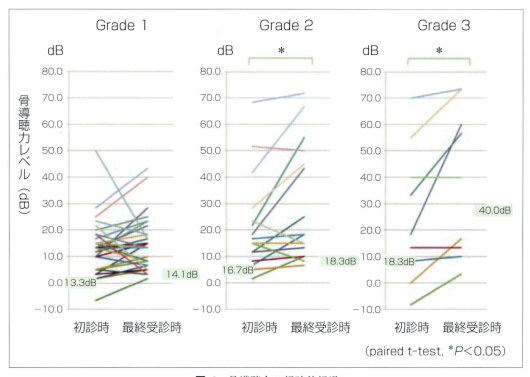

図 3. 骨導聴力の経時的経過

導聴力変化と中耳粘膜肥厚(Grade 1〜3)との相関を調べてみると，G1 では骨導聴力が維持されるものの，粘膜肥厚を有する G2 および G3 では骨導の閾値上昇を認めていた(図 3)．

感音難聴を平均骨導聴力レベル(3 分法)40 dB 以上および語音明瞭度 80％未満と定義して生存回帰曲線にて粘膜肥厚と感音難聴進行について解析すると，高度粘膜肥厚(G3)症例は有意に感音難聴をきたすことが示された($P<0.001$)(図 4)．

さらに，中耳粘膜肥厚の危険因子を解析すると，感染(odds 比 4.55 倍)およびコントロール不良の糖尿病の合併(HbA1c >6.5％)(odds 比 3.95 倍)が有意な危険因子であることがわかった．

このように気導および骨導聴力の閾値上昇は中耳の粘膜肥厚の進行とは相関があること，さらにコントロール不良の糖尿病の合併，感染は好酸球

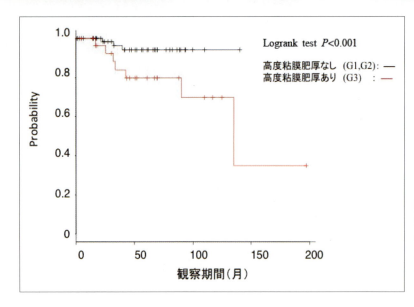

図 4.
粘膜肥厚と感音難聴進行
平均骨導聴力レベル3分法 400 db
以上および語音明瞭度 80％未満
の症例の割合

性中耳炎の重症化に関連していると考えられる．

好酸球性中耳炎の治療と局所治療の工夫

好酸球性中耳炎治療の基本は，副腎皮質ステロイドの鼓室内投与であり，肉芽の増悪，骨導閾値の上昇があるときには副腎皮質ステロイドの内服，また感染を合併した際の起炎菌に感受性のある抗菌薬の内服が主体となる．外科的治療に関して，一般的に鼓室形成術や乳突削開術の適応にはならない．一方で，骨導閾値上昇の防止には感染の機会を減少させること，副腎皮質ステロイド抵抗性の病的肉芽，炎症部位の除去も重要である．

1．鼓膜形成術

鼓膜穿孔は，中耳感染を生じさせる危険因子となる．好酸球性炎症のコントロール良好な症例では中耳感染リスクを減少させるために鼓膜形成術を施行し鼓膜穿孔を閉鎖させることは有用である．鼓膜穿孔が2象限以内に限局する症例で3ヶ月以上トリアムシノロンアセトニドの鼓室内投与および抗菌薬投与を必要とせず，中耳粘膜の腫脹のみられない症例では，本人が鼓膜閉鎖を希望した症例では接着法による鼓膜閉鎖術を施行し良好な成績となっている．

一方で，中耳粘膜にリモデリングが生じ中耳粘膜肥厚がみられる症例では術後一時期経過が良好でも再燃し，再穿孔をきたす可能性があるため手術適応に留意する．

2．経外耳道的肉芽除去術

慢性穿孔性中耳炎型で中耳から外耳道へ進展した肉芽は，リモデリングにより瘢痕様に肥厚しており副腎皮質ステロイドによる治療に対して抵抗性である．

また，アレルギー性疾患の細胞外マトリックス蛋白の1つであるペリオスチンは，気道上皮の基底膜下の線維化に関与し，好酸球性中耳炎でも中耳粘膜上皮の線維化にも関与している[11)12)]．このような肉芽に対して，局所麻酔下に経外耳道的に岬角から耳管方向を中心に肉芽を除去する方法もある．術後の消炎および好酸球の再組織遊走を阻害する目的で同部位にトリアムシノロンアセトニドを浸したgelatin spongeなどで覆っておくことが有用な症例もある．

おわりに

好酸球性中耳炎に対する治療は，副腎皮質ステロイドの局所投与を中心とした保存的治療である．一方で，重症化した症例では肉芽除去，症状，鼓室粘膜の安定した症例では接着法による鼓膜形成術など個々の症例の状態にあわせて外科的治療と組み合わせて行う必要がある．好酸球性中耳炎に対する多施設調査において6％の症例が聾に至ったと報告されている[2)]．重症化，感音難聴の進行を防ぐうえでも，気管支喘息の重症度，コントロール状況と好酸球性中耳炎症状が相関する症

例もあり内科医とも協同して治療にあたることも大切である.

参考文献

1) Tomioka S, Yuasa R, Iino Y：Intractable otitis media in cases with bronchial asthma. Recent Advances in Otitis Media with Effusion. Proceedings of the Second Extraordinary. International Symposium in Recent Advances on Otitis Media. Amsterdam： Kugler, **6**：183, 1994.

2) 鈴木秀明, 松谷幸子, 川瀬哲明ほか：好酸球性中耳炎全国疫学調査. Otol Jpn, **14**(2)：112-117, 2004.

3) Iino Y, Tomioka-Matsutani S, Matsubara A, et al：Diagnostic criteria of eosinophilic otitis media, a newly recognized middle ear disease. Auris Nasus Larynx, **38**：456-461, 2011.
   Summary 好酸球性中耳炎の診断基準を提案している.

4) Iino Y, Hara M, Hasegawa M, et al：Clinical efficacy of anti-IgE therapy for eosinophilic otitis media. Otol Neurotol, **33**：1218-1224, 2012.

5) Iino Y, Hara M, Hasegawa M, et al：Effect of omalizumab on biomarkers in middle ear effusion in patients with eosinophilic otitis media. Acta Otolaryngol, **134**：36-72, 2014.
   Summary 好酸球性中耳炎への omalizumab の効果を検討している. Omalizumab 投与群は非投与群と比べて気管支喘息の ACT スコアの

改善とともに好酸球性中耳炎の重症度スコアも改善がみられた.

6) Neff BA, Voss SG, Carlson ML, et al：Treatment of eosinophilic otitis media with pegylated interferon-α 2a and 2b. Laryngoscope, **127**：1208-1216, 2017.

7) Kanazawa H, Yoshida N, Yamamoto H, et al：Risk factors associated with severity of eosinophilic otitis media. Auris Nasus Larynx, **41**(6)：513-517, 2014.
   Summary 好酸球性中耳炎の重症度に関与する因子を検討している.

8) Ogawa T, Shimizu S, Tojima I, et al：Heparin inhibits mucus hypersecretion in airway epithelial cells. Am J Rhinol Allergy, **25**：69-74, 2011.

9) 松原 篤：好酸球性中耳炎の治療. Otol Jpn, **14**：128-132, 2004.

10) Esu Y, Iino Y, Masuda M, et al：Proposal of a Treatment Strategy for Eosinophilic Otitis Media Based on Middle Ear Condition. Otol Neurotol, **39**(8)：e671-e678, 2018.
    Summary 好酸球性中耳炎の聴力経過について, 比較的長期にわたり聴力経過を解析しその重症化因子, 中耳粘膜肥厚との関連を検討している.

11) Izuhara K, Arima K, Ohta S, et al：Periostin in allergic inflammation. Allergol Int, **63**：143-151, 2014.

12) Nishizawa H, Matsubara A, Nakagawa T, et al：The role of periostin in eosinophilic otitis media. Acta Otolaryngol, **132**：838-844, 2012.

大好評増刊号!!

Monthly Book
ENTONI
エントーニ
No. 205

2017年4月増刊号

診断に苦慮した耳鼻咽喉科疾患
―私が経験した症例を中心に―

■ 編修企画　氷見徹夫（札幌医科大学教授）
168頁，定価（本体価格5,400円＋税）

各執筆者の経験の中より，エキスパートでさえ診断に苦慮した症例を挙げていただき，問題点・解決策，総合的にどのように考えアプローチしていくかのポイントを掲載！！

☆ CONTENTS ☆

進行性難聴、変動する難聴……………宇佐美真一	小児反復性耳下腺腫脹………………笹村　佳美
小児心因性難聴…………………………芦谷　道子	鼻中隔穿孔・鞍鼻………………………岸部　幹
難治性中耳炎……………………………吉田　尚弘	難治性鼻出血……………………………鈴木　元彦
側頭骨錐体部の骨破壊病変……………小泉　博美ほか	髄液鼻漏…………………………………浅香　大也
鼓膜正常な伝音難聴	鼻粘膜接触点頭痛………………………三輪　高喜
―高位頸静脈球の静脈壁逸脱により生じた後天性難聴症例―	両側声帯運動障害………………………齋藤康一郎ほか
……………………………………………山本　裕	進行する嚥下困難………………………兵頭　政光
中耳腫瘍性病変…………………………藤原　敬三ほか	小児の嚥下障害…………………………森　正博
回転性めまいが持続した末梢性および	小児気管・気管支異物…………………大原　卓哉
中枢性めまい症例……………………肥塚　泉	上咽頭癌…………………………………千田　邦明ほか
上半規管裂隙症候群……………………堤　剛	下咽頭表在癌
両側顔面神経麻痺………………………高野　賢一	―診断・治療方法の工夫が必要であった例―……渡邉　昭仁
難治性口腔咽頭潰瘍……………………坂東　伸幸ほか	声帯運動障害……………………………梅野　博仁ほか
診断・治療が難しい舌痛・咽頭痛……櫻井　一生	乳幼児の吸気性喘鳴……………………守本　倫子
小児の睡眠呼吸障害……………………井下　綾子ほか	

全日本病院出版会
〒113-0033　東京都文京区本郷3-16-4　Tel:03-5689-5989
http://www.zenniti.com　　　　　　　 Fax:03-5689-8030

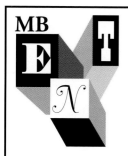

◆特集・耳鼻咽喉科医が頻用する内服・外用薬―選び方・上手な使い方―
I．耳疾患
4．Hunt 症候群による疱疹と眼症状に対する内服・外用薬の使い方

木村拓也[*1]　羽藤直人[*2]

Key words：Ramsay Hunt 症候群（Ramsay Hunt syndrome），帯状疱疹（herpes zoster），兎眼（lagophthalmos），抗ヘルペスウイルス薬（anti-herpes virus drug），帯状疱疹後神経痛（post-herpetic neuralgia）

Abstract Ramsay Hunt 症候群の治療は，顔面神経麻痺への治療のみならず耳帯状疱疹，兎眼などの眼症状への治療も患者の QOL を損なわないために非常に重要である．耳帯状疱疹治療は，できるだけ発症早期に抗ヘルペスウイルス薬の全身投与を行うことが肝要である．早期の全身投与は皮疹の重症化を防ぐのみならず，合併症である帯状疱疹後神経への移行を抑制する効果もある．抗ウイルス薬投与時は，腎機能障害に十分留意することが重要である．外用薬の目的は，二次感染の防止と治癒を促進させることにある．シャワーなどで十分洗浄して痂皮を取り除き，ジメチルイソプロピルアズレン軟膏などを塗布する．感染徴候を認める場合は，抗菌薬の投与とともに抗菌作用のある外用薬を用いる．眼症状に対しては，乾燥を防止するため，人工涙液やヒアルロン酸点眼液を用いる．重症の場合は，眼軟膏，テープを用いて強制閉眼法を行う．

はじめに

　Ramsay Hunt 症候群の三大症状は，顔面神経麻痺，耳帯状疱疹，第Ⅷ脳神経症状である．顔面神経麻痺は，Bell 麻痺と比較して予後不良であり，早期の治療の重要性が認識され，ステロイド，抗ウイルス薬による治療が標準治療として広く行われている．一方で，耳帯状疱疹に対する局所療法や帯状疱疹関連痛（zoster associated pain；ZAP），重症顔面神経麻痺に伴う兎眼（閉瞼障害），角膜障害の治療については，他科との境界領域となるため，おろそかにされがちである．しかし，耳帯状疱疹への不十分な治療は，患者の精神的・肉体的負担を増大させ，患者の QOL を大きく低下させる．また，角膜障害に適切な対処が行われないことで，視力低下，最悪の場合には失明に至ってしまう可能性もあるため，これらに対する適切な治療は，顔面神経麻痺に対する治療と併せ，非常に重要であるといえる．本稿では，Hunt 症候群での耳帯状疱疹・帯状疱疹関連痛と兎眼・角膜障害の病態，治療について解説する．

耳帯状疱疹

1．耳帯状疱疹の病態，経過

　前述したように Hunt 症候群の三大症状は，顔面神経麻痺，耳帯状疱疹，第Ⅷ脳神経症状であるが，初診時に三大症状をすべて呈しているものは少ない．耳帯状疱疹についても，1/3 は，顔面神経麻痺に 2 日以上先行して発現し，別の 1/3 の症例では，顔面神経麻痺発症に 2 日以上遅れて出現する[1]．発症部位は典型的には，顔面神経の感覚神経領域である鼓膜，外耳道，外耳道孔周囲，耳介周辺部である（図 1）．しかし，他の脳神経や頸神経の感覚神経線維の吻合関与により，頸神経

[*1] Kimura Takuya，〒791-0295　愛媛県東温市志津川　愛媛大学医学系研究科耳鼻咽喉科・頭頸部外科
[*2] Hato Naohito，同科，教授

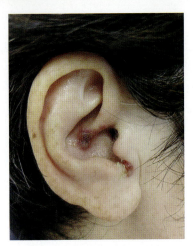

図 1. 外耳道孔周囲の発疹

表 1. 抗ヘルペスウイルス薬の腎機能に応じた用量調整（添付文書より作成）

薬剤名	腎機能低下時の投与量	
バラシクロビル	CCr≧50	1 回 1,000 mg を 8 時間ごと
	30～49	1 回 1,000 mg を 12 時間ごと
	10～29	1 回 1,000 mg を 24 時間ごと
	＜10	1 回 500 mg を 12 時間ごと
ファムシクロビル	CCr≧60	1 回 500 mg を 1 日 3 回
	40～59	1 回 500 mg を 1 日 2 回
	20～39	1 回 500 mg を 1 日 1 回
	＜20	1 回 250 mg を 1 日 1 回

CCr(ml/min/1.73 m^2)：クレアチニンクリアランス

(C1, C2)や三叉神経領域へと拡大し, 口腔咽頭の粘膜や, 顔面, 頸部皮膚に病変が発現する[2]. 耳帯状疱疹の経過としては, 耳や耳介周囲皮膚の神経痛や知覚異常として始まる. 疼痛は皮膚症状に数日から1週間程度出現するため, この時点では診断がつかないことが多い. その後, 神経痛, 知覚異常のある部位に一致して, 浮腫性の紅斑が出現し, 時として耳介の発赤や腫脹を伴うこともある. 紅斑上には小水疱が出てきて, 6～8日で水疱が破れ, びらん, 潰瘍となる. 発症1週間後までは新たな水疱が出現するが, 2週間後頃に痂皮となり, 3週間後頃に痂皮が脱落し治癒する. 細胞性免疫が低下している患者では潰瘍を形成し, 治癒までに1ヶ月以上かかることもある.

2. 帯状疱疹関連痛(zoster associated pain；ZAP)

ZAP は帯状疱疹に関連した痛みの総称で, 前駆痛, 急性期疼痛, 帯状疱疹後神経痛(post-herpetic neuralgia；PHN)に分類される. ZAP は疱疹に出現の数日から1週間前から前駆痛として始まる. 疱疹が出現してからは急性期疼痛として, 疱疹の発現から1週間後程度でピークとなる. 大部分の患者では痂皮の脱落が起こる3週間後程度で改善するが, 一部では皮疹消失後も長期間疼痛が残存し, 3ヶ月以上持続したものがPHNと呼ばれる. ZAPの特徴としては, 病期により疼痛の性状, 病態が変化することが挙げられる. 前駆痛では, 皮膚の違和感や「ひりひり」「ちくちく」といった痛みで, 発疹発現後の急性期疼痛では, 痛みが増大し, 「ジンジン」「ズキズキ」「キリキリ」といった痛みになる. 疼痛は, 皮膚症状から想起するより強烈で, 眠れないほどの激痛となることも少なくない. 重症例では, 「電気がはしるような」「焼けつくような」痛みへ徐々に変化していき, これらの痛みが残存してPHNとなる. この痛みの性状の変化は, 病初期では侵害受容性疼痛が主たるものだが, 時間の経過とともに徐々に神経障害性疼痛に病態が変化していくことを反映している. この病態の変化に応じて, 鎮痛薬の選択を行う必要がある.

3. 治 療
1) 抗ヘルペスウイルス薬

帯状疱疹の治療では, 早期に診断し, 抗ウイルス薬の全身投与を開始することが最も重要である. 現在使われている抗ウイルス薬はすべてDNA阻害薬であるため, ウイルス増殖期に効果が期待でき, できるだけ発症72時間以内に投与を開始することが望ましい. また, 早期の抗ウイルス薬の使用は, 後遺症であるPHNの発症を抑制することができる[3]. Hunt症候群では前述したように, 顔面神経麻痺と耳帯状疱疹の発症がずれている場合があり, 遅れて顔面神経麻痺が発症することもあるので, 耳帯状疱疹のみの患者においても抗ウイルス薬の全身投与を行っておくほうがよいといえる. 本邦で認可されている内服薬としては, アシクロビル, バラシクロビル, ファムシクロビルがあり, 2017年に新規薬としてアメナメビルが発売されている. 顔面神経麻痺診療の手引きでは, Hunt症候群の軽・中等度顔面神経麻痺に対して, ステロイドと併用でバラシクロビル3,000

表 2. 帯状疱疹に用いられる外用薬

薬効	有効成分	商品名
抗炎症／鎮痛	ジメチルイソプロピルアズレン イブプロフェンピコノール ウフェナマート	アズノール軟膏 ベシカム軟膏 コンベック軟膏
抗菌／壊死組織融解	スルファジアジン銀 ヨウ素	ゲーベンクリーム カデックス軟膏

mg/日，またはファムシクロビル 1,500 mg/日を 7日間投与することが推奨されている[4]．高度麻痺例や免疫不全患者においては，入院のうえ，抗ウイルス薬，ステロイド薬の点滴静中を考慮する．

バラシクロビル，ファムシクロビルは尿中排泄率が高く，腎機能障害を引き起こすため高齢者や腎機能低下患者においては，投与量調整が必要である．添付文書にはクレアチニンクリアランス（CCr）に応じた投与量調整が示されている（表1）．実臨床では，血清クレアチニンから推定される推算糸球体濾過量 eGFR を用いることが簡便である．CCr は GFR に比べ，30％程度高値となるため，eGFR を CCr 値に置き換えて投与量を決定すればより安全性が高いといえる．eGFR は，標準体型であることを前提にした推定値であるため，四肢欠損者や著しく痩せている患者，筋肉量が低下している高齢者などでは，高めに算定されてしまうため注意が必要である．抗ヘルペスウイルス薬内服中には十分な飲水を励行し，疼痛により経口摂取が減少している場合には，腎機能のフォローと補液を考慮する必要がある[5]．

アシクロビル，バラシクロビル，ファムシクロビルが，すべてヌクレオチド誘導体として，ウイルス DNA の合成を阻害するのに対して，新規抗ヘルペスウイルス薬であるアメナメビルは，ヘリカーゼ-プライマーゼを阻害することによって DNA 合成を阻害する全く新しい機序の薬剤である．既存薬が腎排泄性である一方で，アメナメビルは主に糞便中に排泄されるため，腎機能による薬物動態の影響が少なく，腎機能による投与量設定の必要がない．帯状疱疹患者を対象とした第Ⅲ相試験では，アメナメビル 400 mg のバラシクロビルに対する非劣性が示されており，腎機能障害患者においてはアメナメビルの投与を考慮する[6]．

2）外用薬（表2）

局所治療の目的は，二次感染を防ぎ，創傷治癒をできるだけ促進することにある．病変部の痂皮，壊死組織は，二次感染を引き起こすため，入浴，シャワー時などに可能な限り除去して患部を十分洗浄することが重要である．外用薬としては，ジメチルイソプロピルアズレン軟膏（アズノール軟膏®）や非ステロイド抗炎症薬を含んだイブプロフェンピコノール軟膏（ベシカム軟膏®），ウフェナマート軟膏（コンベック軟膏®）を塗布する．機械的刺激による疼痛が強い場合や，滲出液が多い場合には，ジメチルイソプロピルアズレン軟膏（アズノール軟膏®）を塗布したガーゼを貼付し保護する．病変部の発赤，腫脹，悪臭を伴い感染が疑われる場合は，細菌培養，抗菌薬の投与とともに，外用薬としては抗菌作用のあるスルファジアジン銀（ゲーベンクリーム®）やヨウ素（カデックス軟膏®）などを使用する[7]．

帯状疱疹に適応がある抗ウイルス薬の外用薬としては，ビダラビン軟膏（アラセナ軟膏®）があるが，抗ウイルス薬の外用薬の治療効果は非常に限定的である．これはウイルスの増殖が皮疹部のみならず，神経節で主に起こっているためで，全身投与により神経でのウイルス増殖も併せて阻害するほうが理にかなっている．内服薬と外用薬の抗ウイルス薬の併用は有効性のエビデンスがないため基本的には行われない[8]．併用使用は保険請求が通らない可能性があるので注意が必要である．全身投与を行わず外用薬を処方するのは，ごく軽症時など非常に限られた場合のみである．

3）急性疼痛の治療

急性期では，侵害受容性疼痛が主であるため，鎮痛薬としては NSAIDs やアセトアミノフェンを選択する．NSAIDs は，アラキドン酸カスケードにおいて，COX-1，COX-2 を阻害することに

表3. 帯状疱疹後神経痛第一選択薬（添付文書より作成）

一般名	商品名	用法・用量
プレガバリン	リリカ	初期用量：1日150 mg　1日2回分割 1週間以上かけて1日300 mgまで漸増 最高用量：1日600 mg
アミトリプチリン	トリプタノール	初期用量：1日10 mg　就寝時 4〜5日ごとに10〜25 mgずつ増量 最高用量：1日150 mg
デュロキセチン	サインバルタ	初期用量：1日20 mg　朝食後 1週間以上あけて20 mgずつ増量 最高用量：1日60 mg

よって，プロスタグランジンの産生を抑制し抗炎症，鎮痛，解熱作用を発揮する．NSAIDsの副作用としては，胃粘膜障害と腎機能障害が挙げられる．胃粘膜障害は，COX-1阻害による胃酸分泌過多，胃粘膜血流低下により起こる．そのため，選択的COX-2阻害薬（セレコックス®）では，胃粘膜障害については，有意に発生率を抑えることが報告されている．NSAIDs潰瘍の高リスク因子としては，潰瘍既往歴，70歳以上の高齢者，ステロイドの併用，高用量使用時であり，これらの患者では，選択的COX-2阻害薬かアセトアミノフェンを使用することが望ましい[9]．

腎機能障害は，プロスタグランジン合成の抑制により，輸入細動脈の拡張を減弱させることで起こる．抗ヘルペスウイルス薬の併用時は，腎機能障害が助長されてしまう恐れがあるため，特に注意が必要である．腎臓にはCOX-2も持続的に発現されているため，選択的COX-2阻害薬でも腎障害を起こす可能性がある．アセトアミノフェンは，短期投与での腎機能への影響は少ないとされており，腎機能障害がある患者や高齢者ではこちらを選択する[5]．

4）帯状疱疹後神経痛の治療

PHNの多くは難治性であることが多いため，痛みを完全になくすことは難しい．そのため，明確な治療は確立されておらず，神経障害性疼痛として薬物治療を中心に行われている．神経障害疼痛では，痛みの機序からNSAIDs，アセトアミノフェンはほぼ無効である．日本ペインクリニック学会の神経障害性疼痛ガイドラインでは，プレガバリン（リリカ®）などのCaチャネルα2δリガンド，アミトリプチリン（トリプタノール®）などの三環系抗うつ薬，デュロキセチン（サインバルタ®）などのセロトニン・ノルアドレナリン再取り込み阻害薬が第一選択薬として推奨されている[10]（表3）．

兎眼・角膜障害

1．涙液の動態

涙液は，涙腺より分泌され，眼表面に広く分布し，涙小点，涙小管，涙嚢を経て鼻腔へと流れる．閉瞼することにより涙液の保護層を作ることで，眼表面の乾燥は防止されている．また，閉瞼時には眼輪筋の収縮によって涙小管，涙嚢が収縮して涙液が鼻腔へ排泄され，開眼時には涙小管，涙嚢が拡張することで陰圧が発生し，眼表面の涙液が吸引される．

2．閉眼不全・角膜障害の病態

顔面神経麻痺では，眼輪筋や前頭筋の麻痺により閉瞼不全（兎眼）となる．閉眼不全により涙液の保護層の形成が阻害され，眼表面の乾燥を引き起こす．また，涙液の吸引が阻害されることによって流涙となる．閉眼時に眼球は外上方を向き，角膜が上眼瞼に隠れる（Bell現象）ため，比較的軽症の顔面神経麻痺では，湿潤が保たれ重篤な眼疾患を起こすことは少ない．しかし，重症の顔面神経麻痺においては，角膜下方が上眼瞼に完全に覆われないために，涙液の保護層の形成ができずに眼表面の乾燥が起こる．また，大錐体神経の障害を伴っている場合では，涙液分泌機能も低下しているため乾燥はより顕著なものとなり，角膜の乾燥は角結膜に上皮びらんを引き起こす．涙液は，角膜上皮へのビタミンAなどの栄養や成長因子，IgAなどを供給する役割を担っているため，その欠乏によりさらに上皮障害は進行する[11]．感染バ

リアの低下により二次感染が起きやすくなり，感染が遷延すると恒久的な角膜混濁，さらには角膜穿孔を起こし失明に至る場合がある．

3．兎眼の治療法

比較的軽症の閉瞼不全では，先述した Bell 現象を利用し，数分ごとに意識的に強く閉眼努力をすることにより，角膜乾燥を防止することができる．重度・中等度の顔面神経麻痺で，強閉眼による乾燥の改善が乏しい場合は以下の外用薬による治療を併用する[12]．

1）点眼液

乾燥に対する水分補給を目的として人工涙液の点眼を行う．頻回の点眼は眼表面の層構造を乱すため，かえって乾燥感が強くなるため，1 日 10 回程度の使用にとどめたほうがよい．ドライアイに保険適用のあるマイティア®には防腐剤が含まれており，時に角膜上皮障害を起こすことがある[13]．そのため，市販薬ではあるが防腐剤フリーのソフトサンティア®点眼液を用いるとよい．人工涙液のみでは持続時間が短いため，粘弾性物質の入ったヒアルロン酸点眼液（ヒアレイン点眼®）などを 1 日 5 回程度併用することで，保水力の増強を期待することができる．

2）眼軟膏

眼軟膏を使用することにより，眼表面の保湿，角膜感染を予防することができる．また，睡眠時に開眼したままになる症例では，就寝時の使用が重要である．重症例では，後述の強制閉眼を併用するのがよい．ドライアイに対する眼軟膏はないため，タリビット軟膏®を用いる．

3）強制閉眼法

強制的に閉眼することで，眼表面の乾燥や機械的な刺激による損傷を防ぐことができる．特に就寝時に有効である．抗菌薬入りの眼軟膏を填入後に強制閉眼する．以前は閉眼に眼帯，ガーゼが使用されていたが，接触によりさらなる角膜障害を引き起こす可能性があることから，テガダームやメパッチなどのテープを用いるのがよく，家庭用のラップフィルムでも代用が可能である．

参考文献

1) 羽藤直人：ラムゼー・ハント症候群，顔面神経麻痺．本田まりこ（編）：49-55，帯状疱疹・水痘―予防時代の診療戦略．メディカルトリビューン，2016.
   Summary Ramsay Hunt 症候群の顔面神経麻痺の経過，治療について概説されている．

2) Wagner G, Klinge H, Sachse MM：Ramsay Hunt Syndrome. J Dtsch Dermatol Ges, 4：238-244, 2012.
   Summary Ramsay Hunt 症候群および耳帯状疱疹の疫学，臨床経過，治療についてまとめられている．

3) Imafuku S, Nakayama J, Higa K, et al：One-year follow-up of zoster-associated pain in 764 immunocompetent patients with acute herpes zoster treated with famciclovir（FAMILIAR study）：J Eur Acad Dermatol Venereol, 12：1716-1722, 2014.

4) 日本顔面神経研究会（編）：顔面神経麻痺診療の手引―Bell 麻痺と Hunt 症候群―2011 年版．金原出版，2011.

5) 日本腎臓学会 CKD 診療ガイド・ガイドライン改訂委員会（委員長　岡田浩一）：CKD 診療ガイドライン 2018．東京医学社，2018.

6) アメナリーフ® インタビューフォーム

7) 永田　誠，立本圭吾：耳性帯状疱疹．MB ENT, 92：46-49, 2008.
   Summary 皮膚科医の立場から，耳性帯状疱疹の治療，特に局所治療について概説されている．

8) 石田奈津子：抗ヘルペスウイルス薬の種類と使用法．古江増隆（編）：84-87，ウイルス性皮膚疾患ハンドブック．中山書店，2011.

9) 日本消化器病学会（編）：消化性潰瘍ガイドライン 2015　改訂第 2 版，南江堂，2015.

10) 日本ペインクリニック学会神経障害性疼痛薬物療法ガイドライン改訂版作成ワーキンググループ（編）：神経障害性疼痛薬物療法ガイドライン改訂第 2 版．真興交易，2016.

11) 坪田一男：顔面神経麻痺と角膜障害．耳鼻展望，42：531-534, 1999.

12) 宇都敏彦：非眼科医にもできる顔面神経麻痺における眼のケア．ヘルペスウイルス研究会（編）：65-67，ヘルペスウイルスと顔面神経麻痺の早期診断と治療の現状と課題―コンセンサスを求めて．マッキャン・ヘルスケア．2003.

13) 石岡みさき：点眼薬の選び方．日本医事新報社：41-44, 2018.

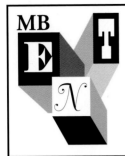

◆特集・耳鼻咽喉科医が頻用する内服・外用薬―選び方・上手な使い方―

I. 耳疾患
5. 耳管開放症に対する内服・外用薬の使い方

大島猛史*

Key words：自声強聴(autophony)，鼻すすり癖(suniffing habit)，加味帰脾湯(Kami-kihi-to)，補中益気湯(Hochu-ekki-to)，偽アルドステロン症(pseudoaldosteronism)

Abstract 耳管開放症は，自声強聴をはじめ，自己呼吸音聴取，耳閉感などの特徴的な症状を呈し，それらが患者の体位により変動するというユニークな疾患である．これら症状は本人にとっては苦痛であり，的確な診断・治療が求められている．現在，診断については診断基準が作成され診療に役立っているが，治療についてはガイドラインが存在せず，各施設で様々な治療が行われているのが現状である．重症例に対しては治療に難渋することが多く，一部の施設では外科的治療も試みられているが，多くの場合，保存的に加療され様々な内服・外用薬が処方されている．その中でも漢方薬が最も広く用いられている．外用としては点鼻薬が用いられるが，耳管に薬液を到達させるためには点鼻時の頭位が重要である．

はじめに

耳管は通常は閉鎖しており，嚥下時などにごく短時間開く．この開大機能が障害されると，いわゆる耳管狭窄症となり換気不全のために中耳腔の陰圧形成や滲出液の貯留(滲出性中耳炎)をきたす．一方，耳管の開放が持続すると，咽頭と中耳腔を自由に空気と音声が交通することにより，自声強聴，呼吸音聴取，耳閉感などの不快な症状を引き起こす．このような状態を耳管開放症という．これら症状は時には非常に苦痛で，発声や呼吸が困難になったり，自殺企図の原因にもなる．症状は体位により変化することが大きな特徴であり，それに注目すれば診断はそれほど難しくはない．現在は診断基準も作成され，臨床の現場で役立っている．一方，治療については確立されたガイドラインはなく各施設で様々な治療が行われているのが現状である．難治性に対しては外科治療が考慮されるが，基本的には内服・外用薬を中心とした保存的治療が主体となっている．

治療の基本的な考え方

1. 診断基準

これまでは自声強聴，耳閉感，呼吸音聴取という症状が体位によって変化するという特徴を捉えて漠然と診断されてきた．しかし，より正確に診断するために日本耳科学会耳管委員会で「耳管開放症診断基準案2016」(表1)がまとめられた．これによると耳管開放症の症状があって，それが耳管を閉塞することによって消失することが確認され，さらに他覚的所見が得られた場合のみ「確実例」と診断される．すべてを満たさない場合は「疑い例」となる．なお，「疑い例」と診断された症例の中にはかなりの割合で耳管開放症以外の疾患が混在していると考えられる．

2. 重症度

耳管が広く開放していても無症状で中耳病変がみられなければ治療の必要はない[1]．耳管開放症の重症度の評価は自覚症状を指標とするのが妥当であろう．日常生活の支障度を10項目のアンケー

---

* Oshima Takeshi, 〒173-8610 東京都板橋区大谷口上町30-1 日本大学医学部耳鼻咽喉・頭頸部外科，教授

表 1. 耳管開放症診断基準(案)2016(日本耳科学会ホームページより)

> 確実例：1＋2＋3
> 疑い例：1＋(2 or 3)
>
> **1．自覚症状がある**
> 　自声強聴，耳閉感，呼吸音聴取の1つ以上
> **2．耳管閉塞処置(A または B)で症状が明らかに改善する**
> 　A．臥位・前屈位などへの体位変化
> 　B．耳管咽頭口閉塞処置(綿棒，ジェルなど)
> **3．開放耳管の他覚的所見がある(以下の1つ以上)**
> 　A．鼓膜の呼吸性動揺
> 　B．鼻咽腔圧に同期した外耳道圧変動
> 　C．音響法にて ① 提示音圧 100 dB 未満または ② 開放プラトー型

日本耳科学会のホームページから参照できる

トにおいて40点満点で評価するPHI-10(patulous Eustachian tube handicap inventory-10)[2]がある．これは自声強聴，呼吸音聴取などの耳管開放症のそれぞれの症状の評価はできないが，患者の耳管開放症に対する主観的要素を反映するので治療方針を決定するために参考にしている．

3．患者への対応

患者に耳管開放症について丁寧に説明し理解してもらうことが最も重要である．患者の多くはなぜ突然音が響くのかがわからず，もしかしたらこのまま聴こえなくなってしまうのでは，と強い不安をもって医療機関を受診する．不安の解消により症状を自制でき治療が不要となることも少なくない．さらに，突然の不快な症状への対処法を指示する．たとえば，仕事で会話中に突然症状が出た時は自声強聴により会話ができなくなる．患者はよく「自分の声がどれくらいの大きさで出ているのかわからない」と表現する．頭を下げると症状は消失するが仕事中ではそれもできない．突然に症状が出現した時，首に巻いているスカーフ，男性であればネクタイであるが，これを自然な動作で少し締めると頭部からの静脈還流が頸部で阻害され耳管内腔を狭窄する(スカーフ療法)．応急処置として有効である．

耳管開放症の不快な症状を取り除く手段として無意識に鼻すすりを行うことがあるが，中耳病変形成に直結するのでやめるように指導する．

4．治療法の選択

耳管開放症の原因，誘因は多様であり，また症状の程度もほとんど無症状から日常生活に著しい障害をきたすものまで範囲が広い．経過観察していると自然治癒する例もある．これまで，重症例に対しては手術的治療法として，耳管内腔を充填する方法(軟骨，耳管ピン，カテーテル，軟組織)，口蓋帆張筋に対する手術，咽頭口結紮術，咽頭口閉鎖術，人工耳管[3]などが報告されてきた．また，内視鏡下に粘膜下に軟骨片などを留置する手術も試みられた[4]．しかし，これらの中にはすでに現在行われていない手術もあり，また実施している施設も限られている．このような背景もあり，耳管開放症の治療は保存的治療が原則であり，内服薬の処方や外用治療が広く行われる．

耳管開放症患者は小さなことを考えすぎる傾向にあり，有意に神経症的傾向が強いと報告されている[5]．症例によっては心療内科，精神神経科とも相談し治療を行う．

5．経過観察のポイント

1）耳管開放症の症状は間欠的であり，診察時に無症状のことも多い．症状の推移を評価するために定型的な問診票を用いるとよい．当科ではPHI-10を用いている．

2）鼓膜の呼吸性動揺は最も簡便に評価できる他覚的所見であり，陽性率も高い．受信時には必ずその有無を確認する．

3）定期的に耳管機能検査を行うのが望ましい．特に音響法におけるスピーカー音圧の数値は耳管径とのある程度の定量性があり，経過の指標として用いてもよい．診断基準ではこの数値が100 dB 未満を耳管開放症の陽性所見としている．

内服薬

1．漢方薬

漢方薬は耳管開放症に対して最も広く処方されている薬剤である．西洋医学の処方薬と異なり，エビデンスの高い比較対照試験のデータはみられないが，これまで多くの耳鼻咽喉科医が実地で処方し効果が確かめられている．

1）加味帰脾湯

石川は加味帰脾湯の持つ末梢血流増加作用，抗ストレス作用に着目し，加味帰脾湯を試みた．耳管開放症に対しては「証」による選択は行わない．投与は1週間，症状改善がないときは最大2週間追加投与し，自覚症状の「改善」「やや改善」は75.8％に認められたと報告した[6]．漢方薬は長期投与をする印象があるが，耳管開放症についてはまず1～2週の短期投与でその効果を確認できる．漢方薬は一般的に「安全な薬」「無害な薬」と思われがちだが，加味帰脾湯には重大な副作用として，偽アルドステロン症，ミオパチー，腸間膜静脈硬化症が指摘されており，漫然とした投与は控えるべきであろう．

2）補中益気湯

補中益気湯は「虚」を補う代表的な「補剤」であり，殊に「気虚」の治療薬である[7]．耳管開放症は臥位で症状が改善するが，これは耳管周囲の血流増加による静脈叢の容量拡大が耳管を狭窄させるためである．補中益気湯が低血圧の脳血流低下による起立性調節障害にも効果があることに注目し，竹越らはこれを耳管開放症に処方し，有効率は95.9％であったと報告した[8]．常用量投与を1～2ヶ月行い，場合によっては他の薬剤との併用を検討する[7]．補中益気湯の効能は，早期には升提作用（気を上昇させる），トーヌス改善作用，晩期に体重増加作用がある．そのため，早期に改善しなくても「体調改善・食欲増進・体重増加」が見込めれば内服を半年程度続けて体重増加による症状改善を期待することもできる[8]としている．

3）その他の漢方薬

（1）多田は加味帰脾湯の無効例24例に対して半夏白朮天麻湯を併用し，著効13例，有効6例で，投与前後で体重や血圧の有意な上昇を認めたことから，食欲増進作用，血圧亢進作用のある半夏白朮天麻湯が有効であったと報告した[9]．

（2）加味帰脾湯の代用として，十全大補湯が有効であるという報告もある[10]．

（3）大田は，口腔乾燥を伴う場合には麦門冬湯や白虎加人参湯，肩こりやめまいを伴う場合には半夏白朮天麻湯が有効であった症例を経験した[11]．

（4）谷村は帰耆建中湯（黄耆建中湯と当帰建中湯のエキス合方）を用い，奏効した5症例を報告した[12]．

4）併用・増量

漢方薬の併用も試みられている．症例報告であるが，補中益気湯に四物湯あるいは八味丸を併用し改善した．しかし，苓桂朮甘湯の併用も試されたが無効であったと報告されている．なお，四物湯，八味丸などの併用薬は効果発現が比較的遅いため，効果をみるには数ヶ月を目途とする[7]．

増量投与についても，補中益気湯1.5倍量投与の試みがある[7]が，議論の余地がある．

頓用については，不安感の強い耳管開放症に苓桂朮甘湯の頓服を行ったとする症例報告もある[13]．

5）副作用としての偽アルドステロン症

甘草の大量摂取により低カリウム血症，高血圧をきたした甘草誘発性偽アルドステロン症が報告されて以来，この副作用は注目されている．偽アルドステロン症は高血圧，低カリウム血症，低レニン血症をきたすが，同時に低アルドステロン血症を呈する点が原発性アルドステロン症と異なる．甘草の有効成分であるグリチルリチンが2型11βヒドロキシステロイドデハイドロゲナーゼを可逆的に阻害する結果，コルチゾールが腎皮質尿細管のミネラルコルチコイド受容体に結合してコルチゾールによるアルドステロン過剰症状を引き起こす．甘草を含む漢方薬は多いが，通常量では偽アルドステロン症の発症は多くない．たとえ

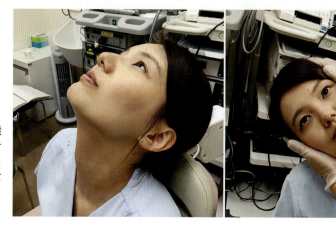

図 1.
点鼻時の頭位
まず頭部を後屈した状態(a)で患側に点鼻する．すぐに頭部を患側に倒す(b)と点鼻された食塩水は耳管咽頭口に到達しやすい

ば，小柴胡湯(1日量にグリチルリチン120 mg含有)では0.1%未満である．初期症状としては，手足のしびれ，ツッパリ感，こわばりなどで，徐々に四肢の脱力，筋肉痛が出現する．四肢脱力，筋力低下が約60%，高血圧が35%の頻度でみられ，発見の契機となる[14]．

2．その他の内服薬

1) アデノシン三リン酸(ATP)

ATPの血管拡張作用により耳管周囲の血流を増加させる目的で処方したところ，加味帰脾湯単独投与群では33%の改善率であったのに対してATP単独投与群では60%の改善率，さらに両者併用群では73%の改善を認めたと報告された[15]．

2) エチゾラム

エチゾラムには筋弛緩作用，抗うつ作用がある．耳管開放症に投与した研究では，加味帰脾湯の有効率が43%に対してエチゾラムは50%であり，特に病悩期間の短い症例に効果が大きいと報告された[16]．心的ストレスが耳管開放症の発症にかかわっていることが推測され，他剤と併用することにより効果を高められると示唆している．

外用治療

耳管は頭蓋底深部を走行し，耳管鼓室口，咽頭口ともに体表から深部にあり直接見たり触ったりできない位置にある．そのため，外用薬の治療に適さない部位といえるが，患者自身による点鼻法，医師による耳管咽頭口への外用薬の投与が行われている．医師による外用薬の投与は「処置」と考え，本稿では除外し，患者自身による投与について説明する．

1．点鼻法

点鼻された薬剤は耳管咽頭口に到達しなければ効果が発現しない．そのためには点鼻をする際の体位，頭位が重要である．Mygind位(仰臥位で頭部はベッドの端から出て後屈する)，あるいはRagan位(側臥位になり，鼻は若干上を向く．なお，点鼻は下側の鼻に行う)で点鼻を行うと薬剤は耳管咽頭口に到達しやすい．また，鼻スプレーは点鼻よりも耳管咽頭口への到達度は悪い[17]．

当科では診察椅子に座らせた状態で頭部を後屈して点鼻を行っている(図1)．頭位を後屈(head back位)した状態では耳管咽頭口にほとんど点鼻液は到達しない[17]が，直後に点鼻側を下に頭部を回旋する．これにより点鼻液は耳管咽頭口に到達する．ただし，頸部の硬い高齢者では回旋が不十分となるので，臥位での点鼻を試みる．

これまで中耳炎，耳管機能障害に対して副腎皮質ステロイド，抗ヒスタミン薬，血管収縮薬など様々な薬剤の点鼻が試みられてきた．耳管開放症に対しては生理食塩水，飽和KCL，プレマリンが使われてきた[18]．

生理食塩水点鼻療法はShambaughにより提唱された[19]．ただし，Bezold沫(ホウ酸・サリチル酸混合物)の耳管への噴霧治療に付加的に行うとしていたが，この点鼻療法だけでも治療効果を認める．この治療の長所としては，使用回数，量に制限がなく，薬液自体に副作用もないため，合併症のある患者でも使用可能な点である．前述したように座位で頭部を後屈した状態で点鼻し，その直後に頭部を回旋している．生理的食塩水の効果発現機序は，耳管内腔への流入による湿潤，内腔

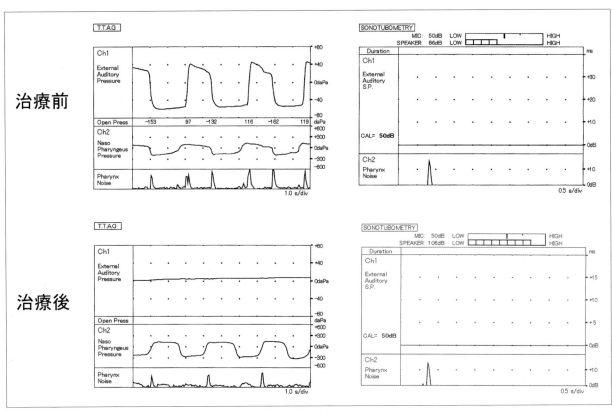

図 2. 耳管機能検査
治療前は TTAG で鼻咽腔圧に同期した外耳道圧の変動, 音響法では提示音圧 86 dB であったが, 治療後には正常化している

狭小による. 物理的に耳管内腔のスリットを閉鎖するためにはある程度の量が必要となる. そのため1回の点鼻で10滴〜数 ml くらい滴下する. この時, 生理的食塩水の耳管咽頭口部への流入をファイバースコープで観察することができ, 同時に患者は開放症状の軽減を自覚する. 臥位での点鼻でもよいが, 臥位ではすでに耳管が閉鎖しているので患者は点鼻の効果を実感できないのが欠点である. 軽症例ではこれのみで十分な改善が得られることも少なくなく, 特に高齢者での有効率が高いが, 耳管内腔の広い重症例では液体で物理的に十分な閉鎖が難しいため効果が乏しい[20].

生理食塩水点鼻療法の効果を実感できても点鼻をやめてしまう患者が少なくない.「一瞬しか効かない」という場合でも内服薬との併用で効果が表れてくる場合もあるので根気よく行うように説明する. 中耳腔への生食の侵入による耳痛, 異和感, 中耳炎という副作用の可能性はあるが, 他の治療法に比べると安全度が高いので第一選択として勧められる.

症例提示

30代, 女性. 2, 3ヶ月前より右自声強聴, 呼吸音聴取が出現した. 症状は下頭位で消失. 半年で約5kgの体重減少があった. 鼻すすり癖なし. 当科受診にて, 右鼓膜の呼吸性動揺を認め, 耳管機能検査では明らかな開放所見 (図2) であった. 右生食点鼻を行うと症状軽減が得られたため加味帰脾湯内服と生食点鼻で経過をみることとした. 当初は加味帰脾湯を内服していたほうが調子がよいとのことであったが, その後は加味帰脾湯なしでもコントロール可能となり1年後は生食点鼻のみとなり, 点鼻回数も徐々に減り, 鼓膜の呼吸性動揺も観察されなくなった. 2年後には点鼻しなくても症状出現しなくなり終診となった.
〈コメント〉本症例は漢方薬と生食点鼻の併用例である. 生食点鼻は点鼻法の指導が最も重要であり, 診察時に症状があったため生食点鼻を行いそ

の効果を実感してもらった．その効果を示すことが点鼻の継続につながった．なお，本症例では自覚症状および鼓膜の呼吸性動揺の消失に加え，耳管機能検査の所見陰転化が継続したことをもって終診とした．

おわりに

耳管開放症は日常でよく遭遇するありふれた疾患である．耳管の病的な開大といってもそれは微細な変化であり，周囲の血流，粘膜の浮腫，粘液分泌などにより大きな影響を受ける．その補正はまず保存的に行われる．その中心にある内服・外用薬の役割は極めて大きい．今後は難治例に対しても有効な薬剤の登場が望まれる．

文 献

1) Magunuson B：Tubal closing failure in retraction type cholesteatoma and adhesive middle ear lesions. Acta Otolaryngol, **86**：408-417, 1978.
Summary 耳管閉鎖障害を４つのタイプに分類した．それぞれの特徴，対処法が述べられている．鼻すすりについても記載あり．

2) Ikeda R, Kikuchi T, Oshima H, et al：New scoring system for evaluating patulous eustachian tube patients. Otol Neurotol, **38**：708-713, 2017.
Summary 耳管開放症の自覚症状による日常生活の支障度を40点満点でスコア化し，重症度の指標としている．

3) 守田雅弘，三代康雄，土井勝美ほか：耳管機能障害の新しい手術治療『人工耳管』開発の試み；耳管開放症・閉鎖不全症での使用経験．Otol Jpn, **14**：497, 2004.

4) Poe DS：Diagnosis and management of the patulous eustachian tube. Otol Neurotol, **28**：668-677, 2007.
Summary 耳管咽頭口の内視鏡所見とともに咽頭口側から粘膜下にグラフト留置する治療法を紹介．鑑別診断として上半規管裂隙症候群を挙げている．

5) 福田智美，今村 明，田中藤信ほか：耳管開放症患者の性格特性とその病態形成への関与．Otol Jpn, **17**(2)：113-117, 2007.

6) 石川 滋：耳管開放症に対する薬物療法の試み加味帰脾湯の使用経験．耳鼻臨床, **87**：1337-1347, 1994.
Summary 耳管開放症に対して加味帰脾湯を投与し有効であった．重篤な副作用はみられなかった．

7) 竹越哲男，小暮敏明，齋藤 晶：耳管の検査と処置─私の方法(Ⅲ)漢方治療医(耳鼻咽喉科漢方医)として．MB ENT, **201**：47-52, 2017.
Summary 耳管開放症に対して補中益気湯をはじめ，他の漢方薬について有効性を論じ，併用，増量についても述べている．

8) 竹越哲男，小暮敏明，齋藤 晶：耳管開放症に対する第１選択薬としての補中益気湯の有効性．MB ENT, **185**：23-28, 2015.

9) 多田直樹：耳管開放症に対する半夏白朮天麻湯の効果．Otol Jpn, **19**(4)：580, 2009.

10) 秋定 健：耳鼻咽喉科領域における漢方治療．耳鼻臨床, **99**(11)：978-979, 2006.

11) 大田重人：耳管開放症の診断と保存的治療～期待される漢方薬治療の可能性～．Otol Jpn, **27**(4)：329, 2017.

12) 谷村史子：虚労病としての耳管開放症～帰耆建中湯が奏功した５症例．日東医誌, **65**：5-12, 2014.

13) 佐藤泰昌，小野木京子，田上慶子ほか：不安障害に対する苓桂朮甘湯の頓服療法．日本東洋心身医学研究, **27**(1/2)：47-50, 2012.

14) 柴田洋孝，伊藤 裕：偽アルドステロン症の重症副作用への疾患別対応．日内会誌, **96**(4)：153-158, 2007.

15) 松田雄大，守田雅弘，堤 知子ほか：耳管開放症におけるアデノシン三リン酸(ATP)内服治療の有用性について．Otol Jpn, **19**(4)：579, 2009.

16) 金子明弘，岩野 正，細田泰男：耳管開放症に対する薬物療法と病悩期間について．Otol Jpn, **17**(4)：422, 2007.

17) Karagama YG, Rashid M, Lancaster JL, et al：Intranasal delivery of drugs to eustachian tube orifice. J Laryngol Otol, **125**：934-939, 2011.

18) 小林俊光：耳管閉鎖障害の臨床．第106回日本耳鼻咽喉科学会総会宿題報告．笹氣出版印刷, 2005.

19) Shambaugh GE：Continuously open eustachian tube. Arch Otolaryngol, **27**：420-425, 1938.

20) Oshima T, Kikuchi T, Kawase T, et al：Nasal instillation of physiological saline for patulous eustachian tube. Acta Otolaryngol, **130**(5)：550-553, 2010.

No. 201 (2017年1月号)
定価(本体価格 2,500円+税)
編集企画/小林俊光(仙塩利府病院耳科手術センター長)
目 次 ◆◆◆◆◆
耳管疾患における問診のコツ/鼓膜観察のコツ/聴覚検査のコツ/耳管機能検査のコツ/耳管画像検査のコツ
耳管の検査と処置—私の方法 (Ⅰ)開業医として/(Ⅱ)鼓膜パッチ療法の立場から/(Ⅲ)簡保治療医(耳鼻咽喉科漢方医)として/(Ⅳ)難治例の経験から/(Ⅴ)中耳手術の術者として

耳管の検査と処置
―治療効果を上げるコツ―

No. 208 (2017年7月号)
定価(本体価格 2,500円+税)
編集企画/欠畑誠治(山形大学教授)
目 次 ◆◆◆◆◆
中耳真珠腫/耳硬化症/上半規管裂隙症候群/ANCA関連血管炎性中耳炎(OMAAV)/好酸球性中耳炎/外リンパ瘻/聴神経腫瘍/人工中耳適応の難聴/人工内耳適応の難聴/乳幼児の中等度難聴を見逃さない

中耳・内耳疾患を見逃さない！

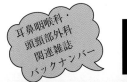

Monthly Book ENTONI
エントーニ

耳鼻咽喉科・
頭頸部外科
関連雑誌
バックナンバー

編集主幹
本庄　巖　(京都大学名誉教授)
市川銀一郎 (順天堂大学名誉教授)
小林俊光　(仙塩利府病院耳科手術センター長)

No. 211 (2017年10月号)
定価(本体価格 2,500円+税)
編集企画/佐藤宏昭(岩手医科大学教授)
目 次 ◆◆◆◆◆
老人性難聴の疫学/老人性難聴の診断/老人性難聴に伴う耳鳴/高齢者難聴者の補聴器の選択とリハビリテーション―高齢難聴者の補聴器装用に関する注意点とフィッティングの工夫―/高齢者のための補聴システム/高齢者の人工内耳/高齢者の中枢聴覚機能とその障害/抗加齢医学の観点からみた老人性難聴/老人性難聴の関連遺伝子/老人性難聴のインフォームドコンセント

老人性難聴への効果的アプローチ

No. 217 (2018年4月号)
定価(本体価格 2,500円+税)
編集企画/吉田尚弘(自治医科大学附属さいたま医療センター教授)
目 次 ◆◆◆◆◆
概論/ANCA関連血管炎性中耳炎の近年の疾患疑念と分類/全身疾患におけるANCA測定の意義/ANCA関連血管炎性中耳炎の診断基準と概説―早期診断のために―/ANCA関連血管炎性中耳炎の初期症状―鼓膜所見，内耳障害，顔面神経麻痺―/ANCA関連血管炎性中耳炎における聴力像と予後，原因部位/ANCA関連血管炎性中耳炎と肥厚性硬膜炎/ANCA関連血管炎性中耳炎の鑑別診断/ANCA関連血管炎性中耳炎と画像診断/ANCA関連血管炎性中耳炎をどう治療するか

わかりやすい
ANCA関連血管炎性中耳炎
(OMAAV)
―早期診断と治療―

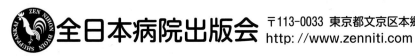

全日本病院出版会　〒113-0033　東京都文京区本郷 3-16-4　Tel:03-5689-5989
http://www.zenniti.com　　　　　　　　　　　　　　Fax:03-5689-8030

◆特集・耳鼻咽喉科医が頻用する内服・外用薬―選び方・上手な使い方―

II. 鼻疾患
1. アレルギー性鼻炎における内服・点鼻薬の選び方

後藤 穣*

Key words：ガイドライン(guideline)，第2世代抗ヒスタミン薬(2nd generation anti-histamine)，非鎮静性(non-sedative)，鼻噴霧用ステロイド薬(nasal corticosteroid spray)

Abstract アレルギー性鼻炎の治療は，患者とのコミュニケーションを重視しながら，抗原除去・回避，薬物療法，手術療法，アレルゲン免疫療法の4つの柱がある．

2011年に実施したインターネット調査によれば，花粉症治療を行っている内科，耳鼻咽喉科，小児科の医師において治療の中心になる薬剤は第2世代抗ヒスタミン薬であることがわかった．すべての診療科で96％以上の医師が処方しており，まさにゴールドスタンダードである．診療ガイドラインでは軽症〜最重症までのどの重症度に対しても第2世代抗ヒスタミン薬を推奨している．抗ヒスタミン薬の選び方がアレルギー性鼻炎治療の重要なポイントになるといっても過言ではない．

重症例に対しては第2世代抗ヒスタミン薬をベース薬と捉え鼻噴霧用ステロイド薬を併用するのが最も多い処方例である．病型および重症度を評価し，的確な併用療法を行うことが重要である．

はじめに

アレルギー性鼻炎に対する診療ガイドラインは，第5回日本アレルギー学会春季臨床大会特別シンポジウムをきっかけに1993年に「鼻アレルギー(含花粉症)の診断と治療」として発表された．その後1995年に改訂され，1999年の改訂第3版からは現在と同じ「鼻アレルギー診療ガイドライン―通年性鼻炎と花粉症―」として発行されている．治療の「参考」となるように作られたもので，治療法を「規定」するものではないという作成当初からの考えが受け継がれている．現行の鼻アレルギー診療ガイドラインは2016年版(改訂第8版)である．

ガイドラインにおける薬物療法の位置づけ

治療は患者とのコミュニケーションを重視しながら，抗原除去・回避，薬物療法，手術療法，ア

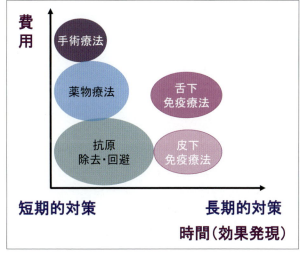

図1．鼻アレルギーの治療法の選択

レルゲン免疫療法の4つの柱がある(図1)．

抗原除去・回避については，スギ花粉飛散観測について特に進歩している．花粉飛散シミュレー

---

* Gotoh Minoru, 〒113-8603 東京都文京区千駄木1-1-5 日本医科大学耳鼻咽喉科学教室，准教授

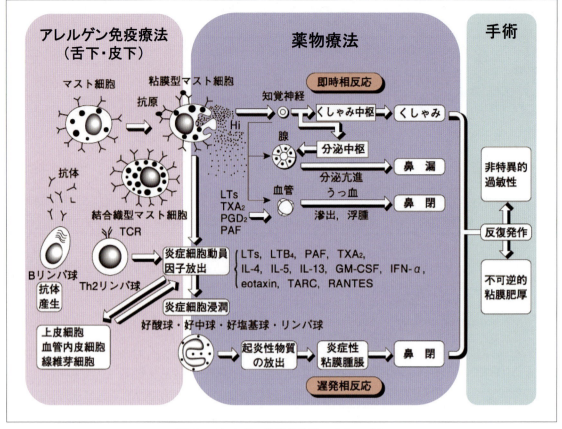

図 2. アレルギー性鼻炎発症のメカニズム
(文献 1 より一部改変)

ションによる飛散予測やリアルタイムモニターを用いた花粉数測定精度の向上によって何時何処にどの程度の花粉数が飛散するのか詳細に把握できるようになった.ここには環境省や東京都の貢献が際立っている.しかし,一般的なメディア報道による花粉情報では気象条件に基づいた予想を伝えるだけに終わることも多く,患者にとって有益な情報が十分に生かされていない可能性がある.

手術療法は薬物療法無効例に行うことも多いが,短期間で効果を得るためには早期から手術を選択するケースも近年は増加する傾向にある.標準的な術式の確立,長期予後の検証も今後の課題である.

アレルゲン免疫療法は,2014 年のスギ舌下免疫療法の実用化によって身近な治療法の 1 つになってきた.唯一の根治的治療法であること,アレルギーの自然経過(natural course)を修飾することなど,対症療法では得られない有益な効果が期待できる.皮下から舌下に転換されたことにより安全性が向上したことは疑いの余地がないが,治療が長期間必要なことは従来法と同様であり,今後は多くの患者が実施できるようなハードルのより低い方法や治療アレルゲンの開発が課題である.

上述した 3 つの治療法に対して,薬物療法はすべての医師が実施できる,すべての患者が誰もが一度は受けたことのある治療法ということができる.現在,アレルギー性鼻炎・花粉症治療に用いることができる治療薬は,抗ヒスタミン,抗ロイコトリエン薬,抗プロスタグランジン D_2・トロンボキサン A_2 薬,Th2 サイトカイン阻害薬,遊離抑制薬,漢方薬,鼻噴霧用ステロイド薬,点鼻抗ヒスタミン薬などがある.

これらの治療法が効果を発揮するターゲットを考慮し,患者毎に適切な治療法を組み合わせることが重要である(図 2)[1].

アレルギー性鼻炎に対する薬物療法では抗ヒスタミン薬が主役である

2011年5月に我々が実施した1,000人規模のインターネット調査によると，花粉症治療を行っている内科，耳鼻咽喉科，小児科の医師においては治療の中心になる薬剤は第2世代抗ヒスタミン薬であることがわかった．すべての診療科で96%以上の医師が処方しており，まさにゴールドスタンダードということができる[2]．診療ガイドラインにおいても，軽症〜最重症までのすべての重症度に対して第2世代抗ヒスタミン薬は推奨されている．つまり，I型アレルギー疾患の典型であるアレルギー性鼻炎ではヒスタミンが病態形成に最も重要であるといっても過言ではなく，抗ヒスタミン薬の選び方がアレルギー性鼻炎治療の重要なポイントになってくる．

従来の抗ヒスタミン薬（特に第1世代）では眠気，口渇，尿閉などの副作用が少なからず発生していたが，近年の非鎮静性抗ヒスタミン薬はこれらの副作用はほとんど出現しなくなってきた．理想的な抗ヒスタミン薬の特徴として，鎮静作用がなく，即効性があり，薬物相互作用の少ないことが挙げられるが，1990年以降そのような薬剤が複数上市されてきた．

抗ヒスタミン薬を選択する時には，脳内ヒスタミン受容体占拠率に着目し占拠率20%以下の非鎮静性抗ヒスタミン薬を処方すべきである．脳内ヒスタミン受容体はヒスタミン神経系，すなわち学習，覚醒，痙攣抑制に重要な機能を持っているが，鎮静作用の強い抗ヒスタミン薬ではこの重要な機能が抑制されてしまう．脳機能を低下させてまでも鎮静作用を有する抗ヒスタミン薬を使用すべきか改めて考えるべきである．

2011年の同調査結果によると，成人では非鎮静性第2世代抗ヒスタミン薬が78.2%処方されているのに対し，第1世代抗ヒスタミン薬と鎮静作用のある第2世代抗ヒスタミン薬の処方割合は12.8%だった．一方，15歳未満の小児に対して

は，それぞれ63.8%，25.5%となり，小児に対して鎮静作用を有する抗ヒスタミン薬が成人よりも多い割合で処方されていることが分かった[3]．第1世代抗ヒスタミン薬を処方する理由として，即効性があることや効果が強いこと，使用経験が豊富という回答が上位にあがってきた．しかし，EBMの立場に立てば即効性や効果の強さにおいても第1世代抗ヒスタミン薬を積極的に使用する根拠は見いだせない．

新規抗ヒスタミン薬の特徴

新規抗ヒスタミン薬に共通する特徴は，即効性や安全性を重視していることである．1980年代に上市された鎮静作用のある第2世代抗ヒスタミン薬が1990年代に非鎮静性第2世代抗ヒスタミン薬になり，さらにより洗練された製剤に進化したということもできるだろう．

＜ビラスチン＞

脳内ヒスタミン受容体占拠率が極めて低いことが特徴である．

スギ花粉曝露試験においては，ビラスチン20 mg群は初回投与時に早い段階で症状を抑えている（図3）[4]．通年性アレルギー性鼻炎を対象とした試験でも投与1日目から明確に症状を抑制している（図4）[5]．

＜デスロラタジン＞

ロラタジンの活性代謝物であり，海外では2000年代に多くの臨床的エビデンスの蓄積がなされている[6]．プラセボと比較すると投与早期から症状スコアを有意に減少させる効果がある（図5, 6）．ロラタジンの特徴を持ちながら，即効性の高さが期待されている[7]．

＜ルパタジン＞

ヒスタミン受容体拮抗作用とPAF受容体拮抗作用を併せもった第2世代抗ヒスタミン薬である[8]（図7）．抗原誘発後の鼻汁洗浄液中PAFは即時相だけでなく遅発相にも増加し，鼻閉病態に関与している可能性が示唆されている[9]．最高血中濃度到達時間（T_{max}）が1時間未満であり即効性も

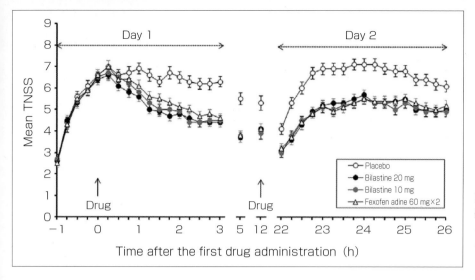

図 3.
総鼻症状スコアの変化
(季節性)
(文献4より)

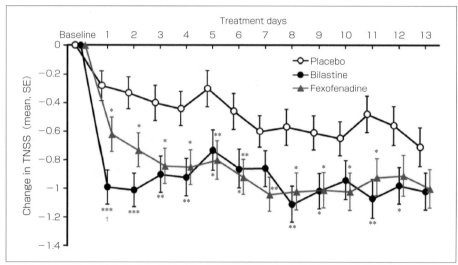

図 4.
総鼻症状の経時変化
(通年性)
(文献5より)
 *$P<0.05$
 **$P<0.01$
 ***$P<0.001$
 †$P<0.05$

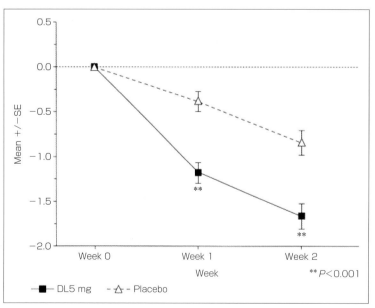

図 5.
総鼻症状スコアのベースラインからの変化
(文献7より)

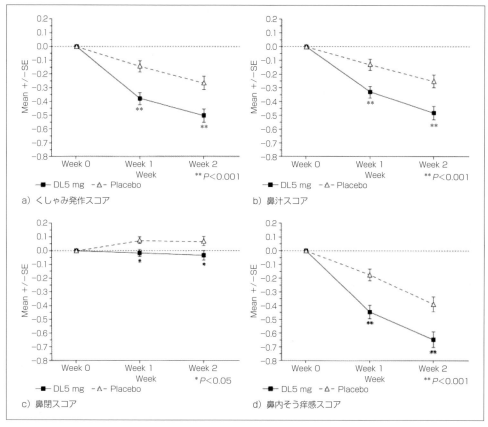

図 6. 各鼻症状スコアのベースラインからの変化
（文献 7 より）

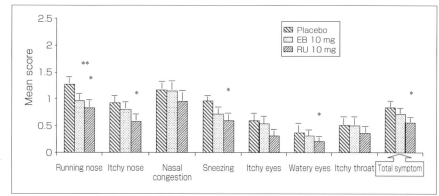

図 7.
各鼻症状スコアの変化
*$P<0.05$

期待できる．

＜エメダスチンフマル酸塩経皮吸収型製剤＞

抗ヒスタミン薬を貼付剤として開発した経皮吸収型製剤である[10]（図 8）．同一成分を内服する場合よりも眠気の副作用が減少している．また，貼付剤にすることで血中濃度が安定する効果が期待されている．1 日 1 回貼付する投与法によって，アドヒアランスの向上が期待できる．

併用療法によるアレルギー性鼻炎治療

症状が悪化した場合には，その時の病型や重症度に応じて他の治療薬を併用することが効果的であると考えられている（表 1）[1]．具体的にはくしゃみ・鼻漏型には抗ヒスタミン薬と鼻噴霧ステロイド薬を，鼻閉型・充全型には抗ロイコトリエン薬と鼻噴霧ステロイド薬の併用が推奨されている．

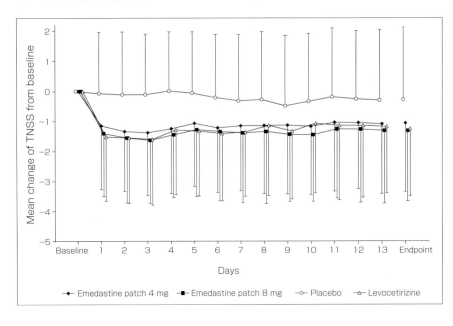

図 8.
総鼻症状スコアのベースラインからの変化

表 1. 重症度に応じた花粉症に対する治療法の選択

重症度	初期療法	軽症	中等症		重症・最重症	
病型			くしゃみ・鼻漏型	鼻閉型または鼻閉を主とする充全型	くしゃみ・鼻漏型	鼻閉型または鼻閉を主とする充全型
治療	① 第 2 世代抗ヒスタミン薬 ② 遊離抑制薬 ③ 抗 LTs 薬 ④ 抗 PGD_2・TXA_2薬 ⑤ Th2 サイトカイン阻害薬 ⑥ 鼻噴霧用ステロイド薬 くしゃみ・鼻漏型には①, ②, ⑥. 鼻閉型または鼻閉を主とする充全型には③, ④, ⑤, ⑥ のいずれか 1 つ.	① 第 2 世代抗ヒスタミン薬 ② 遊離抑制薬 ③ 抗 LTs 薬 ④ 抗 PGD_2・TXA_2薬 ⑤ Th2 サイトカイン阻害薬 ⑥ 鼻噴霧用ステロイド薬 ①〜⑥のいずれか 1 つ. ①〜⑤で治療を開始したときは必要に応じて⑥を追加.	第 2 世代抗ヒスタミン薬 ＋ 鼻噴霧用ステロイド薬	抗 LTs 薬または抗 PGD_2・TXA_2薬 ＋ 鼻噴霧用ステロイド薬 ＋ 第 2 世代抗ヒスタミン薬 もしくは 第 2 世代抗ヒスタミン薬・血管収縮薬配合剤 ＋ 鼻噴霧用ステロイド薬	鼻噴霧用ステロイド薬 ＋ 第 2 世代抗ヒスタミン薬	鼻噴霧用ステロイド薬 ＋ 抗 LTs 薬または抗 PGD_2・TXA_2薬 ＋ 第 2 世代抗ヒスタミン薬 もしくは 鼻噴霧用ステロイド薬 ＋ 第 2 世代抗ヒスタミン薬・血管収縮薬配合剤 必要に応じて点鼻用血管収縮薬を 1〜2 週間に限って用いる. 症状が特に強い症例では経口ステロイド薬を 4〜7 日間処方する.
			点眼用抗ヒスタミン薬または遊離抑制薬		点眼用抗ヒスタミン薬, 遊離抑制薬またはステロイド薬	
					鼻閉型で鼻腔形態異常を伴う症例では手術	
	アレルゲン免疫療法					
	抗原除去・回避					

(文献 1 より)

それでもコントロール不良な場合には他の薬剤を
さらに上乗せすることを考慮する．局所点鼻薬は
アドヒアランスが低下する症例も多いので，内服
薬を複数処方するケースも多い．

海外のガイドラインでは鼻噴霧用ステロイド薬
を第一選択とする考え方が主流だが[11]，我が国で
は第2世代抗ヒスタミン薬をベース薬と捉え鼻噴
霧用ステロイド薬を併用するのが実臨床では最も
多い処方例であるという調査結果が多い．

＜鼻噴霧用ステロイド薬＞

鼻噴霧用ステロイド薬の進歩は，薬剤のバイオ
アベイラビリティに現れている．最近市販されて
いる局所ステロイド薬は，バイオアベイラビリ
ティが低く，副腎機能に与える影響が極めて少な
いと考えられている．また，持続性も向上した結
果，1日1回投与が可能になった．液薬とパウダー
製剤があるので，刺激感，使用感などによって使
いやすいものを選択する．

＜点鼻抗ヒスタミン薬＞

国内では2剤が上市されている．ともに1日4
点鼻（1回1噴霧のものと1回2噴霧のものがある）
する必要があるので，アドヒアランスの低下が懸
念される．海外では点鼻抗ヒスタミン薬と鼻噴霧
用ステロイド薬の合剤が市販されている．鼻噴霧
用ステロイド薬単独よりも効果が高いという報告
があり[12][13]，日本での開発が期待されている．

おわりに

非鎮静性抗ヒスタミン薬が初めて市販されてか
ら30年近くが経過している．この間僅かずつでは
あるが副作用の少ない，安全性が高くて使用しや
すい製剤に進歩してきている．点鼻薬の中心は鼻
噴霧用ステロイド薬であるが，こちらもバイオア
ベイラビリティの点で安全性の向上が明らかであ
る．適正な薬剤を選択し症状の改善だけでなく，
QOLや満足度が向上する治療を実践すべきであ
る．

文　献

1) 鼻アレルギー診療ガイドライン作成委員会
（編）：鼻アレルギー診療ガイドライン—通年性
鼻炎と花粉症—2016年版（改訂第8版）．ライ
フ・サイエンス，2015.

2) 太田伸男，後藤　穣，岡野光博ほか：スギ花粉
症に対する薬物療法の実態—インターネットに
よる医師調査—．Prog Med，**32**(1)：125-133，
2012.

3) 湯田厚司，後藤　穣，太田伸男ほか：スギ花粉
症治療における抗ヒスタミン薬の処方—イン
ターネットによる医師調査（続報2）—．Prog
Med，**32**(2)：385-391，2012.
　Summary　第1世代抗ヒスタミン薬を処方す
る理由や処方割合を調査した論文である．小児
に多く使われていることが示された．

4) Hashiguchi K, Wakabayashi KI, Togawa M, et
al：Therapeutic effect of bilastine in Japanese
cedar pollinosis using an artificial exposure
chamber（OHIO Chamber）．Allergol Int，**66**
(1)：123-131，2017.
　Summary　ビラスチンの即効性を示す国内曝
露室実験である．フェキソフェナジンを対照に
有意差を認めている．

5) Okubo K, Gotoh M, Asako M, et al：Efficacy
and safety of bilastine in Japanese patients
with perennial allergic rhinitis：A multicenter,
randomized, double-blind, placebo-controlled,
parallel-group phase III study. Allergol Int，**66**
(1)：97-105，2017.

6) Villa E, Rogkakou A, Garelli V, et al：Review
of Desloratadine Data Using the ARIA Guide-
lines. World Allergy Organ J，**5**(Suppl 1)：S6-
S13，2012.

7) 大久保公裕，前田裕子，大島信之ほか：デスロ
ラタジンの日本人季節性アレルギー性鼻炎患者
を対象とした第III相臨床試験—ランダム化比
較試験—．臨床医薬，**32**(11)：863-876，2016.

8) Guadaño EM, Serra-Batlles J, Meseguer J, et
al：Rupatadine Study Group：Allergy. Rupata-
dine 10 mg and ebastine 10 mg in seasonal
allergic rhinitis：a comparison study. Allergy，
59(7)：766-771，2004.

9) 白崎英明，朝倉光司，形浦昭克：鼻アレルギー
における鼻腔洗浄液中の血小板活性化因子
（PAF）の検出　花粉症患者および実験的鼻ア
レルギーモデルにおける検討．日耳鼻会報，**93**

(3)：420-427, 1990.

Summary 抗原誘発後の鼻汁洗浄液中PAFが遅発相に増加することを示した貴重な論文である.

10) Okubo K, Uchida E, Terahara T, et al：Efficacy and safety of the emedastine patch, a novel transdermal drug delivery system for allergic rhinitis：Phase Ⅲ, multicenter, randomized, double-blinded, placebo-controlled, parallel-group comparative study in patients with seasonal allergic rhinitis. Allergol Int, **67**(3)：371-379, 2018.

Summary 貼付剤という新しい剤形によって薬物濃度が安定している. 抗ヒスタミン薬は内服するものという概念を覆す可能性を秘めている.

11) Wallace DV, Dykewicz MS, Oppenheimer J, et al：Pharmacologic Treatment of Seasonal Allergic Rhinitis：Synopsis of Guidance From the 2017 Joint Task Force on Practice Parameters. Ann Intern Med, **167**(12)：876-881, 2017.

Summary 海外のガイドラインでは鼻噴霧用ステロイド薬の優先順位が高い. 本邦では点鼻薬の使用しづらさを訴えるケースも多い.

12) LaForce CF, Carr W, Tilles SA, et al：Evaluation of olopatadine hydrochloride nasal spray, 0.6%, used in combination with an intranasal corticosteroid in seasonal allergic rhinitis. Allergy Asthma Proc, **31**(2)：132-140, 2010.

13) Scadding G, Price D, El-Shanawany T, et al：Multicentre, non-interventional study to assess the profile of patients with uncontrolled rhinitis prescribed a novel formulation of azelastine hydrochloride and fluticasone propionate in a single spray in routine clinical practice in the UK. BMJ Open, **7**(4)：e014777, 2017.

◆特集・耳鼻咽喉科医が頻用する内服・外用薬―選び方・上手な使い方―

II．鼻疾患
2．妊婦のアレルギー性鼻炎患者に対する内服・点鼻薬の使い方

尾野里奈[*1]　竹野幸夫[*2]

Key words：アレルギー性鼻炎(allergic rhinitis)，花粉症(pollinosis)，妊婦(pregnant women)，薬物療法(medical therapy)，点鼻薬(nasal drops)

Abstract　アレルギー性鼻炎の有病率は高く，もともと通年性アレルギー性鼻炎や花粉症に罹患している女性が妊娠し，症状悪化に悩まされるケースは少なくない．妊娠中の投与による催奇形性が明らかな薬剤は少ないものの，ほとんどの薬剤が妊娠中の投与に関しては安全性が未確立であるのが現状である．胎児の器官形成期にあたる妊娠2～4ヶ月は，原則として薬剤の投与は避けるべきである．妊娠5ヶ月以降で薬物投与が必要であれば鼻噴霧用ステロイド薬など点鼻薬をまず用いる．我が国の薬剤添付文書とアレルギー診療ガイドラインだけでなく，米国食品医薬品局(FDA)による薬剤胎児危険度分類基準，オーストラリア医薬品評価委員会(ADEC)の先天性異常部会によるオーストラリア基準などを参照にするのも一助となる．妊婦であることを理由に初めから治療をあきらめるのではなく，セルフケアから薬物療法まで正しい知識と科学的根拠を持ったうえで治療を行うべきである．

はじめに

アレルギー性鼻炎の有病率は高く，鼻アレルギー診療ガイドライン―通年性鼻炎と花粉症―(2016年版)によれば本邦における20～40歳代の通年性アレルギー性鼻炎の有病率は28.9～36.8％，スギ花粉症は31.3～39.1％とされている[1]．このデータから考えると，もともと通年性アレルギー性鼻炎や花粉症に罹患している女性が妊娠し，その症状悪化に悩まされるケースは少なくないと考えられる．鼻閉を中心とした鼻アレルギー症状の悪化が不眠やイライラを引き起こし，妊娠に悪影響を与える可能性もある．しかし，薬物治療の胎児への安全性については確立されたものがほとんどなく，薬物治療には制限があるのが現状である．本稿では妊婦のアレルギー性鼻炎患者に対する薬物治療と生活環境の改善による鼻症状の緩和策の要点をまとめる．

妊娠による鼻腔生理の変化と鼻アレルギー症状

妊娠中は生理的に循環血液量の増加からうっ血性鼻炎の傾向となり，鼻閉などのアレルギー症状が悪化することが多い．さらに，妊娠中の女性ホルモンの増加が鼻粘膜におけるヒスタミンH_1受容体の発現を増強させること，自律神経系の受容体発現数が副交感神経優位に変化することにより，鼻アレルギー症状を増悪させているといわれている[2]．また，鼻症状を訴える妊娠患者によっては，既往からはアレルギー，すなわち原因抗原自体の有無が不明の場合にもしばしば遭遇する．このような場合，侵襲的な皮内テストや鼻誘発テストの施行は妊娠中は避けるべきである．

妊娠時におけるアレルギー性鼻炎の治療

1．妊婦に対する薬物療法

現在，妊娠中の投与による催奇形性が明らかな

[*1] Ono Rina, 〒727-0013　広島県庄原市西本町2-7-10　庄原赤十字病院耳鼻咽喉科，部長
[*2] Takeno Sachio, 広島大学大学院医歯薬保健学研究科耳鼻咽喉科学・頭頸部外科学，教授

表 1. 抗アレルギー薬と鼻噴霧薬に関する妊婦へのアレルギー性鼻炎用薬剤投与のリスク
（オーストラリア基準と米国 FDA 基準）

一般名	商品名	オーストラリア基準	FDA 基準
抗アレルギー（内服）			
d-クロルフェニラミンマレイン酸塩	ポララミン®	A	B
dl-クロルフェニラミンマレイン酸塩	アレルギン®	A	B
ジフェンヒドラミン塩酸塩	レスタミン®，ベナ®	A	B
シプロヘプタジン塩酸塩水和物	ペリアクチン®	A	B
プロメタジン塩酸塩	ピレチア®，ヒベルナ®		C
クレマスチンフマル酸塩	タベジール®	A	
レボセチリジン塩酸塩	ザイザル®		B
ロラタジン	クラリチン®	B1	B
セチリジン塩酸塩	ジルテック®	B2	B
フェキソフェナジン塩酸塩	アレグラ®	B2	C
フェキソフェナジン塩酸塩・塩酸プソイドエフェドリン配合剤	ディレグラ®		C
アンレキサノクス	ソルファ®		B
エピナスチン塩酸塩	アレジオン®		C
アゼラスチン塩酸塩	アゼプチン®		C
ケトチフェンフマル酸塩	ザジテン®		C
鼻噴霧用薬			
ベクロメタゾンプロピオン酸エステル	リノコート®	B3	
フルチカゾンプロピオン酸エステル	フルナーゼ®	B3	C
フルチカゾンフランカルボン酸エステル	アラミスト®	B3	
モメタゾンフランカルボン酸エステル	ナゾネックス®	B3	
デキサメタゾンシペシル酸エステル	エリザス®		
クロモグリク酸ナトリウム	インタール®		
ケトチフェンフマル酸塩	ザジテン®		C

（文献 1 より引用）

薬剤は少ないものの，ほとんどの薬剤が妊娠中の投与に関しては安全性が未確立であるのが現状である．一般に投与薬剤による催奇形性が問題となるのは胎児の器官形成期にあたる妊娠 2～4 ヶ月である．この時期は胎児の中枢神経，心臓，消化器，四肢などの重要臓器の発生・分化が起こる時期であるので，原則として薬剤の投与は避けるべきである．妊娠 5 ヶ月を過ぎると薬剤投与による直接的な形態的異常の危険性は低下する．しかしながら，妊婦が内服した薬剤は胎盤を通過して胎児に移行し，胎児の機能的発育に影響を与える可能性はある．妊娠 5 ヶ月以降で薬物投与が必要であれば安全性の高い薬剤を使用する．我が国の薬剤添付文書とアレルギー診療ガイドラインだけでなく，米国食品医薬品局（Food and Drug Administration；FDA）による薬剤胎児危険度分類基準，オーストラリア医薬品評価委員会（Australian Drug Evaluation Committee；ADEC）の先天性異常部会によるオーストラリア基準などを参照にす

るのも一助となる（表 1～3）．

実際の使用手順としては，まず鼻噴霧用ケミカルメディエーター遊離抑制薬，鼻噴霧用抗ヒスタミン薬，鼻噴霧用ステロイド薬などの局所用薬を少量用いるほうが安全といえる．点鼻によって全身循環へ移行する量は無視できるほど微量であり，かつ近年主流として使用されている合成ステロイドは全身作用も抑えられているので，妊娠や胎児への影響はほとんどないと考えられる．症状が強く，局所の副作用やその他の理由で局所用薬を使用できない症例に限って内服抗アレルギー薬を選択して用いることがあるが，なるべく頓用にとどめるように努めるべきである．抗ヒスタミン薬の選択に関しては，副作用である中枢鎮静性と抗コリン作用が軽減されていることより，第 2 世代のものの使用が推奨されている．これらの中では特に優劣はつけられていないものの，これまでの使用経験などより国際的にはロラタジン（10 mg，1 日 1 回）やセチリジン（10 mg，1 日 1 回）な

表 2. オーストラリア医薬品評価委員会の分類基準

カテゴリー	評価基準
A	多数の妊婦および妊娠可能年齢の女性に使用されてきた薬剤だが，それによって奇形の頻度や胎児に対する直接・間接の有害作用の頻度が増大するといういかなる根拠も観察されていない．
B1	妊婦および妊娠可能年齢の女性への使用経験はまだ限られているが，この薬剤による奇形やヒト胎児への直接・間接的有害作用の発生頻度増加は観察されていない．動物を用いた研究では，胎仔への障害が増加したという根拠は示されていない．
B2	妊婦および妊娠可能年齢の女性への使用経験はまだ限られているが，この薬剤による奇形やヒト胎児への直接・間接的有害作用の発生頻度増加は観察されていない．動物を用いた研究は不十分または欠如しているが，入手しうるデータは胎仔への障害の発生が増加したという証拠は示されていない．
B3	妊婦および妊娠可能年齢の女性への使用経験はまだ限られているが，この薬剤による奇形やヒト胎児への直接・間接的有害作用の発生頻度増加は観察されていない．動物を用いた研究では，胎仔への障害の発生が増えるという証拠が得られている．しかし，このことがヒトに関してもつ意義ははっきりしていない．
C	その薬理効果によって，胎児や新生児に有害作用を引き起こし，または，有害作用を引き起こすことが疑われる薬剤だが，奇形を引き起こすことはない．これらの効果は可逆的なこともある．
D	ヒト胎児の奇形や不可逆的な障害頻度の発生を増す，または，増すと疑われる，またはその原因と推測される薬剤．これらの薬剤にはまた，有害な薬理作用があるかもしれない．
X	胎児に永久的な障害を引き起こすリスクの高い薬剤であり，妊娠中あるいは妊娠の可能性がある場合は使用すべきではない．

（文献 1 より引用）

表 3. 米国 FDA Pregnancy Category Definitions

カテゴリー	評価基準
A	ヒトの妊娠初期 3 ヶ月間の対照試験で，胎児への危険性は証明されず，またその後の妊娠期間でも危険であるという証拠もないもの．
B	動物生殖試験では胎仔への危険性は否定されているが，ヒト妊婦での対照試験では実施されていないもの．あるいは，動物生殖試験で有害な作用（または出生数の低下）が証明されているが，ヒトでの妊娠期 3 ヶ月の対照試験では実証されていない，またはその後の妊娠期間でも危険であるという証拠はないもの．
C	動物生殖試験では，胎仔に催奇形性，胎仔毒性，その他の有害作用があることが証明されており，ヒトでの対照試験が実施されていないもの．あるいは，ヒト，動物ともに試験は実施されていないもの．ここに分類される薬剤は，潜在的な利益が胎児への潜在的危険性よりも大きい場合にのみ使用すること．
D	ヒトの胎児に明らかに危険であるという証拠があるが，危険であっても，妊婦への使用による利益が容認されるもの（例えば，生命が危険にさらされているとき，または重篤な疾病で安全な薬剤が使用できないとき，あるいは効果がないとき，その薬剤をどうしても使用する必要がある場合）．
X	動物またはヒトでの試験で胎仔異常が証明されている場合，あるいはヒトでの使用経験上胎児への危険性の証拠がある場合，またはその両方の場合で，この薬剤を妊婦に使用することは，他のどんな利益よりも明らかに危険性の方が大きいもの．ここに分類される薬剤は，妊婦または妊娠する可能性のある婦人には禁忌である．

（文献 1 より引用）

どの投与が普及している[3]．

一方で OTC 薬品として鼻炎治療に頻用される点鼻用の血管収縮薬の頻用には注意が必要である．一例としてオキシメタゾリンの過剰使用による母体の子宮胎盤循環不全が報告されている．また，経口のプソイドエフェドリン服用により，胃壁形成異常，腸閉塞，顔面低形成などの異常も報告されている[4]．

2．漢方薬について

漢方薬は，長い歴史の中で淘汰され確立されてきた処方であるので基本的には安全性は高い[5]．したがって，アレルギー性鼻炎の患者の中にも妊娠中に漢方薬を希望して受診する人もいる．医療

用漢方エキス製剤については，添付文書上は妊娠中禁忌の生薬は含まれておらず，いわゆる催奇形性の報告や流・早産，胎児への影響についても問題になった報告もない．とはいえ，妊婦への安全性は確立されていないので，前述したとおり器官形成期にあたる妊娠 2～4 ヶ月での投与は避けたほうが良い．特に注意しなければいけない生薬として附子，牡丹皮，牛膝，大黄，半夏などがある．したがって，これらの生薬が配合されている処方には注意が必要である（表 4）．

一般臨床医になじみの深い小青竜湯は鼻汁，くしゃみ，鼻閉などのアレルギー症状に対し二重盲検比較試験で有用性が認められている[6]．しかし，

表 4. アレルギー性鼻炎で処方される漢方薬

鼻粘膜色所見で蒼白色調は「寒証」，充血発赤炎症所見は「熱証」と診断される.

薬剤名	組成		証	効能	妊婦への注意
小青竜湯 （しょうせいりゅうとう）	ハンゲ ゴミシ カンゾウ ケイヒ	カンキョウ サイシン シャクヤク マオウ	寒 中間	アレルギー性鼻炎の適応 鼻汁くしゃみ鼻閉に有効 抗アレルギー作用 抗炎症作用	中間的で最も適応範囲は広い
苓甘姜味辛夏仁湯 （りょうかんきょうみしんげにんとう）	キョウニン ブクリョウ カンキョウ サイシン	ハンゲ ゴミシ カンゾウ	寒 虚	強い効能はないが徐々に 症状改善 抗アレルギー作用	マオウを含まない小青竜湯
麻黄附子細辛湯 （まおうぶしさいしんとう）	マオウ ブシ	サイシン	寒 虚	感冒 虚弱，冷えのある人	ブシを含んでいるため注意
葛根湯 （かっこんとう）	カッコン マオウ ケイヒ ショウキョウ	タイソウ カンゾウ シャクヤク	熱 中間～実	鼻かぜ，炎症性疾患 抗アレルギー作用	
越婢加朮湯 （えっぴかじゅつとう）	セッコウ ソウジュツ カンゾウ	マオウ タイソウ ショウキョウ	熱 実	浮腫，関節痛 鼻汁くしゃみ	マオウ含有量が多いため注意

小青竜湯は麻黄を含んでいるため妊婦には慎重投与となっている. 副作用である動悸や胃腸症状（胃もたれ，食欲不振など）が出やすいためである. したがって，長期には連用せず症状が改善すれば可及的速やかに中止することを心がける必要がある. その他として，葛根湯など麻黄を含む漢方薬は眠気がなく速効性があり，つらい症状を速やかに軽減してくれるため頓服で使用する方法も有効である. また，苓甘姜味辛夏仁湯は麻黄を含まないため，小青竜湯の裏処方ともいわれる. 体力が低下している人や胃腸が虚弱な人にも使いやすい. しかし，小青竜湯に比較して強い効能はない印象を受ける.

以上から，漢方薬だけでの治療も考えることができるが，基本的な鼻噴霧用ステロイド薬などを中心とする治療におけるレスキュー薬としての役割を担うとするのが現状であろう.

3．免疫療法の適応について

免疫療法には注射による皮下免疫療法と，近年，スギとダニ抗原に対して保険適用となった舌下免疫療法がある. これらはアレルギー性鼻炎（花粉症）治療における唯一の根治療法として認識されており，いずれの病型に対しても高い推奨度とエビデンスレベルが提示されている[1]. 原則として皮下免疫療法であれば 5 歳以上，舌下免疫療法では発売時は 12 歳以上が適応であったが，2018年に年齢制限がなくなり 5 歳以上の小児で可能となった. 妊娠中においては維持療法は可能であるが，妊娠判明後に新規に開始することはできない. 舌下免疫療法は 3 年以上治療を続けることによって，投与終了しても 5～7 年間長期にわたり効果が持続するとされており，将来の妊娠時に薬物療法なしでストレスなく過ごすための治療として，今後若い女性にも広がることが期待されている.

4．抗原回避と鼻症状の緩和対策

上記のように妊娠中の患者への薬物投与は胎児に与える影響を考えて慎重にならなければならない. したがって，薬物療法に制限が多い妊婦にとって抗原回避は特に重要である. 通年性アレルギー性鼻炎のみならず花粉症も原因抗原が鼻腔内に入らないようにすれば症状の発現と増悪を抑制することができる[7]. また，国民病ともいえるスギ花粉症では，花粉飛散情報を参考にして花粉の多い時期の外出を避け，窓やドアを開放しないようにする. また，飛散時期に外出する場合は花粉の付着しやすいウールなどの衣服を避け，帽子や眼鏡，マスクをするなどの対策を立てるなどの方

法がある.

　また，自律神経反射経路が豊富に発達した鼻腔生理の観点からみて，アレルギーに伴う鼻症状を軽減できる対処法もある．これらには，①マスクによる抗原侵入回避と加湿効果，②局所温熱療法，③鼻腔洗浄，などの方法が知られている．これらは各鼻症状の中でも鼻閉に効果的であり，妊娠の時期に関係なく行うことができる．局所温熱療法については専用の器具を用いて43℃に加熱した蒸気を10分間鼻より吸入するサーモライザー温熱療法などが推奨されている.

最後に

　日常の臨床において鼻アレルギー症状の悪化に悩む妊婦を診る機会は決して少なくない．妊婦であることを理由に最初から治療をあきらめQOLの低下に我慢を強いるのではなく，セルフケアから薬物療法まで正しい知識と科学的根拠を持ったうえで，治療を行うべきである．薬物投与にあたっては，その必要性，危険性について十分に説明し，患者の同意を得ることが重要である．先天異常(奇形)の発生率は全分娩のうち約3%前後であり，統計的には薬剤の使用の既往にかかわらず3%前後に先天異常が発生している．また，自然流産の自然発生率も15%前後あるということを医師も患者も知っておくべきである．薬物自体に催奇形性がないというのは自然の奇形発生率を薬物が増加させないという意味であることを理解してもらうこと，妊娠の時期に応じた治療法と投与法があることを説明し，患者との十分なコミュニケーションをはかりながら治療を選択していくのが望ましいと考える.

参考文献

1) 鼻アレルギー診療ガイドライン作成委員会：鼻アレルギー診療ガイドライン—通年性鼻炎と花粉症—2016年版：88-91, ライフ・サイエンス, 2015.
　Summary　日本アレルギー学会作成の診療ガイドライン. 疫学，検査，診断，重症度に応じた治療指針，CQ形式でのガイダンスなど多くの内容を網羅している.

2) 米倉修二, 岡本美孝：妊娠とアレルギー性鼻炎. アレルギー, **63**：661-668, 2014.

3) Pali-Schöll I, Namazy J, Jensen-Jarolim E：Allergic diseases and asthma in pregnancy, a secondary publication. World Allergy Organ J, **10**：10, 2017. eCollection 2017.
　Summary　World Allergy Organization (WAO) によるアレルギー疾患に関するreview. 妊娠中の診断，管理と治療に加えて，アトピー発症に関する母体と胎児の危険因子・予防因子についてもふれられている.

4) Schatz M, Zeiger RS, Falkoff R, et al：Asthma and allergic diseases during pregnancy：951-969, In Middleton's Allergy：Principles and Practice. 8th ed. Mosby, St. Louis, 2014.

5) 稲葉博司：アレルギー性鼻炎・花粉症. 市村恵一(編)：66-77, 耳鼻咽喉科漢方薬処方ガイド. 中山書店, 2015.
　Summary　耳鼻咽喉科領域における各証に応じた漢方薬の処方ガイド. 妊婦への投薬の安全性は確立されていないので，妊娠4ヶ月未満での投薬は漢方でも避けたほうがよいとしている.

6) 石山裕一：妊婦の感冒及びアレルギー性鼻炎に対する漢方治療による臨床的検討. 漢方と最新治療, **14**：65-68, 2005.
　Summary　妊婦におけるアレルギー性鼻炎に対する漢方治療に関する論文. 第一選択としては小青竜湯使用の考慮を勧めている.

7) 村島温子：アレルギー疾患と妊娠. アレルギー, **61**：181-183, 2012.

好評書籍

イチから知りたいアレルギー診療

── 領域を超えた総合対策 ──

2014年5月発行！

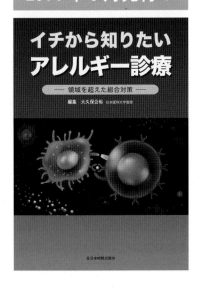

編集　日本医科大学教授　大久保公裕
B5判　172頁　定価（本体価格 5,000 円＋税）

明日からの診療に役立つ
アレルギー診療"総合"対策マニュアルの
決定版！！

近年増加しつつあるアレルギー疾患。食物アレルギー、喘息、アトピー性皮膚炎、アレルギー性鼻炎、アレルギー性結膜炎などに対する、横断的な総合対策の必要性が高まっています。本書は、アレルギー診療の基礎から実践的な知識までを網羅。専門領域を超えた総合アレルギー医を目指す耳鼻咽喉科、内科、小児科、呼吸器内科、皮膚科の医師の方はもちろん、実地医療に携わる医師の方、包括的なケアに関わるコメディカルの方々にも手に取っていただきたい1冊です。

CONTENTS

Ⅰ．アレルギー総論
　1　概念、病態、メカニズム
Ⅱ．アレルギー疾患とは
　1　アレルギーマーチの存在
　2　抗原特異的と非特異的
Ⅲ．アレルギー診療の問診・診断のコツ
　1　上気道
　2　下気道
　3　皮膚病変
Ⅳ．アレルギー検査法の実際
　1　アレルギー検査
　2　呼吸機能検査
Ⅴ．ここだけは押さえておきたい
　　アレルギー総合診療から専門医へ
　1　呼吸器内科専門医へ
　2　小児科専門医へ
　3　耳鼻咽喉科専門医へ
　4　眼科専門医へ
　5　皮膚科専門医へ

Ⅵ．知っておきたい総合診療的アレルギーの知識
　1　成人喘息
　2　小児気管支喘息
　3　アレルギー性鼻炎・花粉症
　4　アレルギー性結膜疾患
　5　蕁麻疹（血管性浮腫）／接触皮膚炎
　6　アトピー性皮膚炎
　7　食物アレルギー
　8　ペットアレルギー
Ⅶ．コメディカルに必要なアレルギー総合知識
　1　保健師、養護教員が見逃してはならないサイン
Ⅷ．アレルギー総合診療とは
　1　日本と海外の相違
　2　これからの総合アレルギー医

トピックス　シダトレン®（スギ花粉舌下液）

全日本病院出版会　〒113-0033　東京都文京区本郷 3-16-4　Tel:03-5689-5989
　　　　　　　　　　　　　　　http://www.zenniti.com　　　　　　　　　Fax:03-5689-8030

お求めはお近くの書店または弊社ホームページまで！

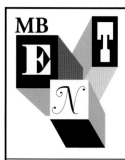

◆特集・耳鼻咽喉科医が頻用する内服・外用薬—選び方・上手な使い方—

II. 鼻疾患
3. 小児アレルギー性鼻炎治療における内服・点鼻薬の使用時の留意点

鈴木祐輔[*1]　太田伸男[*2]

Key words：アレルギー性鼻炎(allergic rhinitis)，小児(child)，抗ヒスタミン薬(anti-histamine)，ロイコトリエン受容体拮抗薬(leukotriene receptor antagonist)，鼻噴霧用ステロイド(steroid nasal spray)

Abstract 小児アレルギー性鼻炎患者は低年齢化傾向があり，年々増加傾向である．疫学的特徴や臨床像および使用薬剤などが成人の場合と異なる点があり，注意を要する．自覚症状の訴えが乏しいため，家族とコミュニケーションをしっかり取ることが大切である．合併するアレルギー疾患にも注意を払う必要があり，各科との情報の共有，連携が重要となる．治療に際し最も用いられるべきは非鎮静性の第2世代抗ヒスタミン薬であるが，用法・用量が成人と異なるため注意を要する．ロイコトリエン受容体拮抗薬や鼻噴霧用ステロイドもうまく併用しながら鼻や眼の局所症状だけではなく全身症状にも目を配る必要がある．患児や家族の生活スタイルや希望している治療方法なども考慮し薬剤選択を行うことがアドヒアランスを向上させるために重要である．

はじめに

アレルギー性鼻炎患者は年々増加傾向にあり，その有病率は40%近くにも及ぶ．また，近年ではアレルギー性鼻炎患者の低年齢化や，幼少児の抗原感作率の増加が問題となっている[1]．小児アレルギー性鼻炎は，疫学的特徴や臨床像および使用薬剤などが成人の場合と異なる点もあるため注意を要する．本稿では，主に小児アレルギー性鼻炎患者の臨床像および内服・点鼻薬使用時の留意点について述べる．

小児アレルギー性鼻炎の臨床像

小児期におけるスギ花粉症および通年性アレルギー性鼻炎の有病率はそれぞれ，0〜4歳で1.1%・4.0%，5〜9歳で13.7%・22.5%，10〜19歳で31.4%・36.6%と報告され，年々増加傾向である[1]．

小児アレルギー性鼻炎患者は低年齢化傾向があり，気管支喘息やアトピー性皮膚炎を合併する症例が多い．松原らは12歳以下の小児アレルギー性鼻炎患児814人中，気管支喘息合併が34.6%，アトピー性皮膚炎合併が10.3%であったと報告している[2]．アレルギー性鼻炎は小児気管支喘息の発症，遷延，増悪の危険因子となる[3]．また，気管支喘息やアトピー性皮膚炎を合併したアレルギー性鼻炎患者は，花粉飛散時期に下気道症状や皮膚症状が増悪する[4]．よって，診療の際にその他のアレルギー疾患の合併を確認することは不可欠である．また，アレルギー性鼻炎加療中に気管支喘息を発症する症例も稀ではないため咳嗽や喘鳴などの下気道症状にも気を配る必要がある．

幼少期からアレルギー性鼻炎に罹患している患児は鼻炎症状に慣れてしまい，自覚症状を訴えることが少ない[5]．自覚症状が乏しいため，学校健診で指摘され初めて医療機関を受診する症例も経験される．特に低年齢児は自らの症状を適切に表現できない．

[*1] Suzuki Yusuke, 〒990-9585 山形市飯田西2-2-2 山形大学医学部耳鼻咽喉・頭頸部外科学講座，助教
[*2] Ohta Nobuo, 東北医科薬科大学医学部耳鼻咽喉科，主任教授

アレルギー性鼻炎による症状は，鼻や眼の局所症状だけではなく，認知機能，学業成績，不眠，いじめなどに影響することが報告されている[6]．鼻閉による口呼吸のため，口腔乾燥や齲歯，歯牙の発達障害などもきたす[7]．鼻や眼の局所症状だけではなく全身症状にも目を配る必要がある．

小児アレルギー性鼻炎の検査

アレルギー性鼻炎の診断基準は成人と小児で大きく異なる点はない．しかし小児，特に低年齢児は自覚症状の訴えが乏しいため重症度を判定するのに難渋することが多い．皮膚テストや誘発テストなどの侵襲を伴う検査を行うことも困難である．いびき・鼻すすり・鼻こすりの回数や家庭での様子，鼻尖部や鼻前庭部びらんの有無などから重症度を推定する．これらの情報を得るため家族とコミュニケーションをしっかり取ることが大切である．

鼻汁中好酸球検査は，我々耳鼻咽喉科医が普段からよく施行する検査方法であるが，小児アレルギー性鼻炎を的確に診断するうえでも重要な検査である．工藤は患者側の自覚的症状と医師側の鼻所見には乖離があり，鼻汁中好酸球数の程度が診断に有用であると報告している[8]．また，感染を合併する場合には，鼻汁中に好酸球に比べ好中球の集簇を多数認めるため，感染性鼻副鼻腔炎との鑑別には鼻汁細胞診が有用である[9]．

小児アレルギー性鼻炎の治療

アレルギー性鼻炎は自然治癒率が低く通院加療が長期間になる．検査結果や治療方法，合併症や今後の見通しなどを十分に説明し，患児本人や家族の治療意欲を促進させることが大切である．また，患児や家族の生活スタイルや希望している治療方法なども考慮し薬剤選択を行うことがアドヒアランスを向上させるためには重要である．

薬物治療は成人の場合と同様に鼻アレルギー診療ガイドラインなどに準ずる．近年の薬剤開発により小児適応のある薬物療法の選択肢は増加して

きたが，投与量や剤形が成人と異なる薬剤があり，注意を要する．

気管支喘息治療中の児では，治療薬が重複することがあるため小児科医と情報を共有することが大切である[3]．薬の過剰投与により副作用を起こしてしまうことは避けなければならない．

1．内服薬

小児アレルギー性鼻炎患児に対して最も用いられるべきは非鎮静性の第2世代抗ヒスタミン薬である．主な第2世代抗ヒスタミン薬を表1に示す．脳内ヒスタミンH_1受容体占拠率により鎮静性，軽度鎮静性，非鎮静性に分類される[10]．

第1世代抗ヒスタミン薬に代表される鎮静性の強い薬剤は興奮を誘発し，特に脳内移行性の高い薬剤では痙攣や抗コリン作用による呼吸抑制をきたす可能性がある．また，眠気やインペアード・パフォーマンス低下は学業成績に悪影響を及ぼす．特に低年齢児は自らの鼻症状のみならず，これら薬剤の副作用を自覚し訴えることは難しい[11]．患児や家族にその効果や副作用の違いについてしっかりと説明したうえで，鎮静性の抗ヒスタミン薬の使用は避けるべきである[5]．ポララミンやペリアクチンは新生児/低出生体重児には禁忌である．薬局で購入できる市販薬の中には第1世代抗ヒスタミン薬も多く含まれるため家族を含めた注意喚起が必要である．

第2世代抗ヒスタミン薬は第1世代に比べ有効性が高く，副作用が少ないとされている[1]．ここ数年で小児でも使用できる第2世代抗ヒスタミン薬が増えてきた．錠剤かOD錠か，服用回数は1日1回か2回か，服用時間は朝食後か夕食後か眠前か，など生活スタイルや好みに合わせた選択や指導を行うことがアドヒアランスを保つために重要である[12]．どの抗ヒスタミン薬でも治療効果は50～60％であり，2～4週間の使用で効果が現れない場合は抗ヒスタミン薬の変更を考慮する[7]．また，食事の影響も考慮すべきである．湯田はロラタジン以外の抗ヒスタミン薬を空腹時に服用すると血中濃度が上昇すること，フェキソフェナジン

表 1. 小児アレルギー性鼻炎に保険適用のある主な第2世代抗ヒスタミン薬

商品名	剤形	風味	適応年齢	投与量	（成人投与量）
ザジテン	Sy	いちご	6ヶ月〜	1回0.03 g/kg　1日2回	1回5 mg　1日2回
	DS				
アレグラ	DS	いちご	6ヶ月〜	1回15 mg　1日2回	1回60 mg　1日2回
			2歳〜	1回30 mg　1日2回	
	錠	—	7歳〜	1回30 mg　1日2回	
ザイザル	Sy	—	6ヶ月〜	1回1.25 mg　1日1回	1回5 mg　1日1回
			1歳〜	1回1.25 mg　1日2回	
	錠	—	7歳〜	1回2.5 mg　1日2回	
ニポラジン	Sy	フルーツ	1歳〜	1回0.06 mg/kg　1日2回	1回3 mg　1日1回
	細粒	いちご			
アレロック	細粒	—	2歳〜	1回2.5 mg　1日2回	1回5 mg　1日2回
	錠	—	7歳〜	1回5 mg　1日2回	
ジルテック	DS	いちご	2歳〜	1回2.5 mg　1日2回	1回10 mg　1日1回
	錠	—	7歳〜	1回5 mg　1日2回	
アレジオン	DS	ヨーグルト	3歳〜	1回0.5 mg/kg　1日1回	1回20 mg　1日1回
クラリチン	DS	—	3歳〜	1回5 mg　1日1回	1回10 mg　1日1回
	錠	—	7歳〜	1回10 mg　1日1回	
タリオン	錠	—	7歳〜	1回10 mg　1日2回	1回10 mg　1日2回

表 2. 小児製剤を有する主なロイコトリエン受容体拮抗薬

商品名	剤形	適応年齢	投与量	（成人投与量）	適応
オノン	DS	記載なし	1回3.5 mg/kg　1日2回	1回225 mg　1日2回	アレルギー性鼻炎，気管支喘息
シングレア	細粒	1〜5歳	1回4 mg　1日1回	1回5〜10 mg　1日1回	※気管支喘息
キプレス	チュアブル	6歳〜	1回5 mg　1日1回		

※シングレア，キプレスの小児製剤はアレルギー性鼻炎に適応はない

をグレープフルーツなどのジュースとともに内服すると血中濃度が減少することを報告している[13]．

ロイコトリエン受容体拮抗薬は特に鼻閉に対する効果が強い．また，眠気の副作用がないので使いやすい．気管支喘息合併症例に対して鼻炎症状，喘息症状ともに改善を認めたとの報告や[14]，鼻閉以外の鼻汁・くしゃみ症状やQOLの改善効果の報告もある[15]．小児アレルギー性鼻炎に保険適用があるのはオノンDSのみであり，シングレア，キプレスの小児製剤はあるが適応は気管支喘息のみである（表2）．

近年ガイドラインに追加された第2世代抗ヒスタミン薬と塩酸プソイドエフェドリンの配合剤（ディレグラ）は小児適応がなく12歳以上から使用可能である．また，その他の抗アレルギー薬と

しては，Th2サイトカイン阻害薬およびメディエーター遊離抑制薬は小児製剤があるが，プロスタグランジンD_2・トロンボキサンA_2受容体拮抗薬には小児製剤がない．

小児における初期療法については抗ヒスタミン薬，鼻噴霧用ステロイドともにエビデンスがなく，その判断が難しい[16]．ロイコトリエン受容体拮抗薬も，小児アレルギー性鼻炎患児の初期療法として有用であるとの報告もある[17]．

2．点鼻薬

鼻噴霧用ステロイドは鼻炎の三主徴に効果があり，有用な薬剤とされている．小児でも保護者の協力があり鼻をかむことができれば使用可能であるが個人差があり，嫌がるようであれば無理強いはしない[12]．本人に鼻噴霧用ステロイド薬のサン

表 3. 小児アレルギー性鼻炎に保険適用のある
主な鼻噴霧用ステロイド

商品名	適応年齢	投与量	（成人投与量）
アラミスト	2歳～	1日1回1噴霧	1日1回2噴霧
ナゾネックス	3歳～	1日1回1噴霧	1日1回2噴霧
小児用フルナーゼ	5歳～	1日2回1噴霧	―

プルを見せ，使用できそうかどうか反応をみるの
も良い方法である[7]．個々人にあわせて，使用感
や好みなども加味して点鼻薬を選択することは成
人と同様である．

小児適応のある鼻噴霧用ステロイドの一覧を次
に示す（表3）．成人の使用量と比べ，噴霧回数が
少ないことに留意する．いずれもバイオアベイラ
ビリティが低く，全身への影響を起こしにくく
なっている[18]．2～15歳の通年性アレルギー性鼻
炎患児へのフルチカゾン点鼻薬12週投与では鼻
症状・鼻内所見を改善させ，しかも重篤な副作用
を認めないことが示されている[19]．3～15歳の通
年性アレルギー性鼻炎患児へのモメタゾンフラン
カルボン酸エステル水和物点鼻薬24週投与での
有効性・忍容性・安全性も示されている[20]．

抗ヒスタミン薬内服にて症状の改善が得られな
かった症例に対し，抗ヒスタミン点鼻薬を併用し
たところ奏効したとの報告もあるが[21]，小児アレ
ルギー性鼻炎に対して抗ヒスタミン点鼻薬の保険
適用はない．

点鼻用血管収縮薬は成人と同様に漫然とした使
用は避けるべきであり，必要に応じて倍量希釈，
短期間での切り替えを考慮するが，徐脈や昏睡な
どのリスクがあり2歳未満には禁忌である[12]．ほ
とんどの市販されている点鼻薬の中に血管収縮薬
が含まれており，家族を含めた注意喚起が必要で
ある．

3．アレルゲン免疫療法

アレルゲン免疫療法は薬物治療抵抗症例や長期
寛解希望症例に対して非常に有効である．今まで
は皮下免疫療法（SCIT）での加療であったが近年
舌下免疫療法（SLIT）も小児への適応が拡大され，
5歳以上のダニ・スギ抗原花粉症患児に対して使
用可能となった．気管支喘息の予防や新規アレル
ゲン感作の抑制効果が期待される．アレルギー性

鼻炎は自然治癒が期待しにくく，長期寛解が望め
るアレルゲン免疫療法も治療選択肢の1つとして
提示する必要がある[22]．

4．副鼻腔陰影併発時の対応

小児は感染防御機能が未熟なため，アレルギー
性鼻炎とともに感染性副鼻腔炎を合併することが
多い．粘膿性の鼻汁や咽頭発赤を認める場合は注
意が必要である．鼻汁細胞診が有用で，好酸球に
比べ好中球の集簇を多数認める場合にはアレル
ギー性鼻炎に加え感染に対しても治療追加を考慮
すべきである[9]．

感染の合併がないにもかかわらず，単純X線な
どで副鼻腔に陰影を認める症例は，特に小児にお
いてしばしば経験され，アレルギー性鼻副鼻腔炎
と呼ばれる[23]．上顎洞陰影を認めることが多く，
副鼻腔内に侵入した抗原へのアレルギー反応と考
えられている．アレルギー反応による粘膜腫脹や
鼻汁分泌過多を抑えることが重要であり，膿性鼻
汁でなく水様性鼻汁が主な場合は感染性鼻副鼻腔
炎としてではなくアレルギー性鼻炎として治療に
あたる必要がある[4]．

さいごに

小児アレルギー性鼻炎は長期間に治療を要する
ため患児や家族とのコミュニケーションを保ち治
療意欲を継続させることが重要である．通学のた
め受診時間・回数が制限されることもあるため
個々人の生活リズムに応じた対応も考慮するべき
である．成人とは使用可能な薬剤の種類や用法・
用量が異なるため注意を要する．また，合併する
その他のアレルギー疾患についても注意を払う必
要があり，各科との情報の共有，連携が大切である．

参考文献

1) 鼻アレルギー診療ガイドライン作成委員会：鼻
アレルギー診療ガイドライン―通年性鼻炎と花
粉症―．ライフ・サイエンス，2016.
2) 松原　篤，小川　洋，太田伸男ほか：東北地方
における小児アレルギー性鼻炎治療の実態調
査．アレルギー，**64**：1141-1152, 2015.

3) 増田佐和子：アレルギー性鼻炎と小児喘息. MB ENT, **197**：13-17, 2016.

4) 洲崎春海：アレルギー性鼻炎に併発するアレルギー疾患. 小児科臨床, **68**：983-988, 2015.

5) 下条直樹：身体的健康問題　アレルギー疾患. 小児内科, **48**：333-336, 2016.

6) Borres MP：Allergic rhinitis：more than just a stuffy nose. Acta Paediatr, **98**：1088-1092, 2009.
Summary　アレルギー性鼻炎では，くしゃみ，鼻汁，鼻のかゆみなどの局所症状のみならず不眠などの全身症状を引き起こし，学業において十分に能力を発揮できなくなる.

7) 藤枝重治：小児アレルギー性鼻炎はどのように治療するのか？　保存的治療の立場から. JOHNS, **31**：1739-1742, 2015.

8) 工藤典代：小児鼻疾患の治療　アレルギー性鼻炎と鼻副鼻腔炎について. 日耳鼻会報, **118**：176-181, 2015.

9) 大塚博邦：乳幼児のアレルギー性鼻炎の診療　私はこうしている　常に感染を念頭においた診療. JOHNS, **23**：166-170, 2007.

10) Yanai K, Tashiro M：The physiological and pathophysiological roles of neuronal histamine：an insight from human positron emission tomography studies. Pharmacol Ther, **113**：1-15, 2007.

11) 増田佐和子：小児アレルギー性鼻炎　ガイドラインを中心に. MB ENT, **204**：7-13, 2017.

12) 増田佐和子：アレルギー性鼻炎の標準治療のこれまでとこれから. チャイルド ヘルス, **19**：757-760, 2016.

13) 湯田厚司：小児スギ花粉症の治療　薬物治療の進歩と小児舌下免疫療法の将来への期待を込めて. 小児耳鼻, **36**：335-341, 2015.

14) 菅野訓子, 吉原重美, 福田啓伸ほか：小児のアレルギー性鼻炎合併気管支喘息に対する leukotriene 受容体拮抗薬の有用性. 小児科臨床, **69**：405-411, 2016.

15) 伊藤有未, 山田武千代, 大澤陽子ほか：小児スギ花粉症に対するプランルカストドライシロップの有用性の検討. Prog Med, **35**：1361-1366, 2015.

16) 大久保公裕：皮膚・アレルギー疾患　鼻アレルギー診療ガイドライン　通年性鼻炎と花粉症2016年度版(改訂第8版). 小児科臨床, **70**：831-837, 2017.

17) 松根彰志, 猿谷昌司, 澤木誠司ほか：小児スギ花粉症初期療法におけるロイコトリエン受容体拮抗薬の有用性の検討. アレルギー, **65**：57-65, 2016.
Summary　3〜9歳のスギ花粉症患者に対するプランルカストドライシロップによる初期療法では，飛散後投与に比べ症状スコアの上昇を抑え，特に夜間覚醒症状に対して有意に効果的であった.

18) 塩野　理, 石戸谷淳一, 佃　守：新規の鼻噴霧用ステロイド薬の特徴と使い方. JOHNS, **27**：821-825, 2011.

19) Okubo K, Okamasa A, Honma G, et al：Safety and efficacy of fluticasone furoate nasal spray in Japanese children 2 to <15 years of age with perennial allergic rhinitis：A multicentre, open-label trial. Allergol Int, **64**：60-65, 2015.
Summary　2歳以上15歳未満のアレルギー性鼻炎患者に対し，フルチカゾンフランカルボン酸エステル点鼻薬を1日1回12週投与した. 鼻症状スコアと鼻鏡検査所見が改善し，重篤な副作用は認めなかった.

20) 鈴木五男, 岡本美孝：小児通年性アレルギー性鼻炎に対するモメタゾンフランカルボン酸エステル水和物点鼻液の多施設共同長期投与試験. Prog Med, **34**：1475-1489, 2014.
Summary　3〜15歳のアレルギー性鼻炎患者に対し，モメタゾンフランカルボン酸エステル水和物点鼻液を1日1回24週投与した. 鼻症状の改善が認められ，副作用も軽度または中等度の発現のみであった.

21) 永倉俊和：治りにくいアレルギー性鼻炎の治療　自験例を中心に. MB ENT, **204**：69-71, 2017.

22) 増田佐和子：小児アレルギー性鼻炎の疫学と臨床. アレルギー, **65**：990-993, 2016.

23) 石川　哮：慢性副鼻腔炎と免疫・アレルギー. 大山　勝(編)：17-22, 耳鼻咽喉科・頭頸部外科 MOOK　No. 1　副鼻腔炎. 金原出版, 1986.

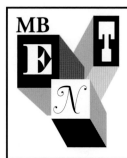

◆特集・耳鼻咽喉科医が頻用する内服・外用薬—選び方・上手な使い方—

II. 鼻疾患
4. 好酸球性副鼻腔炎に対する内服・外用薬の使い方

中丸裕爾*

Key words：好酸球性副鼻腔炎（eosinophilic rhinosinusitis），内服薬（oral drug），外用薬（topical drug），鼻茸を伴う慢性副鼻腔炎（chronic rhinosinusitis with nasal polyp），ガイドライン（guideline）

Abstract 好酸球性副鼻腔炎は慢性副鼻腔炎のフェノタイプの1つで，局所の好酸球浸潤と易再発性を特徴とする疾患である．好酸球性副鼻腔炎はマクロライド少量持続投与の効果が期待できず，非好酸球性副鼻腔炎とは異なる治療が求められる．本疾患に対する治療効果のエビデンスとしては，ステロイドの局所および全身投与の有効性が示されているが，現在副鼻腔炎に適応となっているその他の薬剤の効果は期待できない．現時点では，ステロイドの短期全身投与と局所投与の組み合わせ，手術，鼻腔洗浄を症例に合わせて使っていくことが推奨される．近年喘息，アトピー性皮膚炎に適応となった，IgE，IL-4，IL-5，IL-13に対する分子標的薬も好酸球性副鼻腔炎に対する有効性が確認されている．今後，好酸球性副鼻腔炎の重症，再燃例に対して適応追加が望まれる．

はじめに

慢性副鼻腔炎は副鼻腔粘膜の慢性炎症をきたす疾患である．その原因は，細菌や真菌の感染，アレルギー性炎症，粘膜線毛機能の低下，解剖学的異常など様々で，多くのフェノタイプを内包する[1]．

好酸球性副鼻腔炎は慢性副鼻腔炎のフェノタイプの1つで，鼻茸の多発，血中および組織中の好酸球浸潤，喘息の合併，篩骨洞優位の炎症，にかわ状の鼻汁などを特徴とする疾患である．手術治療にて，鼻茸やにかわ状の貯留物を完全に除去しても，再発率が高く難治性副鼻腔炎とされている[2)3]．好酸球性副鼻腔炎の治療として，最初に局所あるいは内服ステロイド治療などの保存的治療を試し，改善しない場合には手術を選択する．術後には全身，局所のステロイド投与，鼻副鼻腔洗浄が推奨されている[4]（図1）．しかし，上述のように治療をしても再発が高頻度に生じ，全身ステロイド治療を持続的に必要とする症例も存在する．本稿では，好酸球性副鼻腔炎に対する，現在の薬物治療のエビデンスについて述べる．また，今後登場する分子標的薬についても紹介する．

なお，欧米の慢性副鼻腔炎は，鼻茸の有無で2つに分類されており（chronic rhinosinusitis with nasalpolyp；CRSwNP/chronic rhinosinusitis without nasalpolyps；CRSsNP），好酸球性副鼻腔炎という分類にはなっていない．これは欧米においては，CRSwNPの大部分が日本の好酸球性副鼻腔炎に相当するためとされる．欧米の報告においては，CRSwNPのエビデンスをもって好酸球性副鼻腔炎のエビデンスと代用する．

現在使用されている薬剤

1. 局所ステロイド

プラセボと比較した試験において，局所ステロイド投与は，CRSwNP患者の鼻症状，鼻茸のサイズを有意に改善することが示されている．さら

---

* Nakamaru Yuji, 〒060-8638 北海道札幌市北区北15条西7丁目　北海道大学大学院医学研究院耳鼻咽喉科・頭頸部外科学教室，准教授

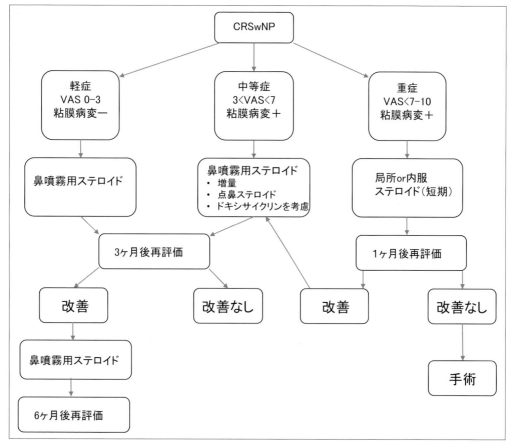

図 1. CRSwNP の治療シェーマ（EPOS ガイドライン）
（文献 4 の図を改変）

に，点鼻製剤は噴霧製剤より効果が高いとされる．有害事象としては，鼻出血，局所違和感であり，全身性の有害事象は軽微でプラセボと差は認められない[5]．また，喘息合併 CRSwNP 症例において，喘息吸入薬を使用する際に呼気を鼻から出すことにより，後鼻孔よりステロイドを鼻腔に噴霧できる．前鼻孔からの噴霧では届かない領域に薬を届けることが可能とされている[6]．CRSwNP は高率に喘息を合併しており，喘息合併症例では考慮すべき治療と考えられる．

2．内服ステロイド

内服ステロイド投与は局所ステロイド同様，患者の鼻症状，鼻茸のサイズ，鼻腔通気度を改善する．しかし，その効果は投与終了後急速に減弱し，2 ヶ月後には投与前の状態まで再増悪する[7]．また，全身ステロイドの長期投与には，糖尿病，高血圧，骨粗鬆症など全身性有害事象の危険を伴う．実際 1 年に 21 日以上の内服ステロイド（プレドニゾロン（PSL）1 mg/kg，6〜10 日間，3 コース以上）を投与された患者の約半数に骨粗鬆症と副腎不全を認めたと報告されている[8]．内服ステロイドは確かに効果があるが，内服ステロイドだけに頼った CRSwNP 治療は有害事象の観点から推奨されない[5]．

3．内服ステロイドと鼻噴霧用ステロイドの併用

内服ステロイド（PSL 25 mg/day）を 2 週間投与後，鼻噴霧用ステロイド fluticasone propionate 400 μg/day を 8 週間，200 μg/day を 18 週間投与した研究では，プラセボと比べ有意に鼻茸のサイズ，嗅覚を改善させ，その効果が，28 週まで持続した報告がある．有害事象も少なく，尿中コルチゾールの値も内服終了後には投与前の値に戻る[9]．

4．その他の治療

抗菌薬治療に関しては，細菌感染の合併時に短期間使われることが多い[10]．CRSwNP の治療とし

表 1. CRSwNP に対する治療法：欧州ガイドライン（EPOS）の推奨度

治療	エビデンスレベル	推奨	臨床的意義
局所ステロイド	Ⅰa	A	あり
内服ステロイド	Ⅰa	A	あり
短期抗生剤	ⅠbとⅠb（−）	C	あり（弱い効果）
長期抗生剤	Ⅲ	C	あり（IgE 上昇していない場合に弱い効果）
鼻腔洗浄	Ⅰb	D	あり（症状軽減効果）
内服抗ヒスタミン薬（アレルギー性鼻炎合併症例）	no data	D	なし
局所抗真菌薬	Ⅰa（−）	A（−）	なし
全身抗真菌薬	Ⅰb（−）	A（−）	なし
抗ロイコトリエン薬	Ⅰb（−）	A（−）	なし

Ⅰa（−），Ⅰb（−）：効果がないことのⅠa およびⅠb のエビデンス
A（−）：使用しないことの A レベルの推奨

（文献 4 の表を改変）

表 2. CRSwNP に対する分子標的薬治療

標的分子	薬剤名	関連する研究 著者，発表年度	研究デザイン	対象症例	結果
IgE	Omalizumab（ゾレア®）	Pinto et al. 2010	無作為化比較対照二重盲検試験	成人 CRSsNP と CRSwNP 30≦血清 IgE≦700 N＝14	対照群と有意差なし
		Gevaert et al. 2013	無作為化比較対照二重盲検試験	成人 CRSwNP，喘息合併症例 N＝24	ポリープサイズ，CT スコア，鼻閉鼻汁，嗅覚障害，喘鳴，呼吸困難の改善
IL-5	Mepolizumab（ヌーカラ®）	Bachert et al. 2017	無作為化比較対照二重盲検試験 観察期間 25 週間	成人 CRSwNP 再発性の鼻茸があり 手術を要する症例 N＝105	手術を必要とする症例数，ポリープスコア 症状の VAS スコア，症状スコア改善
	Reslizumab（日本未発売）	Gevaert et al. 2006	無作為化比較対照二重盲検試験 観察期間 36 週間	成人 CRSwNP 手術後再発症例 N＝24	症状スコア，鼻腔通気度に対照群と有意差なし 末梢血好酸球数，鼻汁 IL-5 濃度が減少
IL-4受容体α	Dupilumab（デュピクセント®）	Bachert C et al. 2016	無作為化比較対照二重盲検試験 観察期間 32 週	成人 CRSwNP 2 ヶ月以上の点鼻ステロイドにて改善なし N＝60	ポリープスコア，CT スコア，鼻腔通気度，症状スコア改善

CRSwNP：鼻茸を伴う慢性副鼻腔炎
CRSsNP：鼻茸を伴わない慢性副鼻腔炎

（文献 1 の表を改変）

ては，テトラサイクリン系の抗菌薬ドキシサイクリン（Doxycycline）の 3 週間投与が中等度の効果を示すとされ，中等症の CRSwNP に推奨されている[7]（図 1）．一方，マクロライドの長期投与は CRSwNP にはあまり効果が期待できない[3)11]．

抗ロイコトリエン薬，抗ヒスタミン薬，抗真菌薬は効果を認めるエビデンスがなく，EPOS のガイドラインでは投与が推奨されていない（表 1）．

分子標的薬

日本において現時点で CRSwNP に対し保険適用となっている分子標的薬はない．しかし，重症喘息患者やアトピー性皮膚炎患者に使用可能な分子標的薬には，CRSwNP に効果が確認されている薬剤が存在する．表 2 に CRSwNP に対する分子標的薬のエビデンスを記載する．

1．Anti-IgE

Omalizumab（ゾレア®）はヒト化抗 IgE 抗体で，アレルギー性喘息に対する有効性が確認されている薬剤である．血中遊離 IgE に結合することで，IgE 受容体を持つ肥満細胞，好塩基球，樹状細胞などの炎症細胞活性化を阻害する[1]．日本，米国，

欧州で重症喘息の適応が認められ，米国では CRSwNP の適応追加が審査中である．Omalizumab の CRS に対する効果であるが，最初の報告は CRSsNP も一緒に解析されており効果がないという結論であった[12]．しかし，CRSwNP のみに症例を限定した研究では，鼻症状，ポリープスコア，CT スコア，QOL の有意な改善が示されている[13]．

2．Anti-IL5

IL-5 は，好酸球の成熟，生存，活性化に関連し，好酸球性炎症の鍵となるサイトカインである．そのため，抗 IL-5 抗体による治療は，CRSwNP 治療に有望な薬剤である．

ヒト化抗 IL-5 抗体には Mepolizumab（ヌーカラ®）と Reslizumab（日本未発売）があり，IL-5 受容体に対する抗体としては Benralizumab（ファセンラ®）がある．Mepolizumab を 4 週おきに 6 回投与した研究では，CRSwNP 患者の VAS スコア，ポリープスコア，鼻症状を有意に改善し，手術を回避できる患者数が増加した．一方，有害事象は偽薬群と同等であった[14]．Reslizumab 単回投与の試験では，末梢血中好酸球数，鼻汁 IL-5 レベルで有意な改善を認め，約半数の患者において，ポリープスコアの改善を認めた．投与前の鼻汁中 IL-5 値が効果の予測をすることを示した[15]．Benralizumab はアレルギー性喘息に対する有効性が示されているが，CRSwNP に対するエビデンスは今のところ報告されていない．

3．Anti-IL-4/13

IL-4 と IL-13 は同じ IL-4 受容体 α を受容体とする．Dupilumab（デュピクセント®）はこの IL-4 受容体 α をブロックする抗体で，IL-4 と IL-13 の作用を減弱させる．Dupilumab は，アトピー性皮膚炎に保険適用となり 2018 年 4 月に本邦で発売となっている．近年 Dupilumab の CRSwNP に対する効果が報告された．Dupilumab は点鼻ステロイド治療で改善しない CRSwNP 患者のポリープスコア，CT スコア，嗅覚を有意に改善した[16]．

術後治療

CRSwNP の術後治療に限定した研究は少なく，保存的治療で有効な薬剤を単剤あるいは組み合わせで投与している．鴻らは東京慈恵会医科大学の方法として，内服ステロイド薬の 3〜4 週間投与と点鼻ステロイドの 2〜6 ヶ月投与を組み合わせた治療法を紹介している[10]．また，感染の合併時には抗菌薬を投与し，ポリープ再燃時には 7〜10 日間程度の内服ステロイド投与および点鼻ステロイド投与にて治療する．

多くの患者が，上記治療にてよい状態を保てるが，病態によっては内服ステロイドの減量が進まず，持続的にステロイド内服を続けざるを得ない場合がある．このような患者には，上記の分子標的薬の投与が福音となるのかもしれない．今後の適応拡大が望まれる．

文　献

1) Avdeeva K, Fokkens W：Precision Medicine in Chronic Rhinosinusitis with Nasal Polyps. Curr Allergy Asthma Rep, **18**：25, 2018.
   Summary　慢性副鼻腔炎の precision medicine（フェノタイプに基づいた治療法の選択）を示している論文．現時点での慢性副鼻腔炎治療に使えそうな，分子標的治療薬のエビデンスを示している．

2) Tokunaga T, Sakashita M, Haruna T, et al：Novel scoring system and algorithm for classifying chronic rhinosinusitis：the JESREC Study. Allergy, **70**：995-1003, 2015.
   Summary　日本の好酸球性副鼻腔炎診断基準作成の元となった論文．好酸球性副鼻腔炎の診断基準の意義がわかる．JESREC Study.

3) 春名眞一，鴻　信義，柳　清ほか：好酸球性副鼻腔炎（Eosinophilic Sinusitis）．耳展，**44**：195-201, 2001.

4) Fokkens WJ, Lund VJ, Mullol J, EPOS 2012：European position paper on rhinosinusitis and nasal polyps 2012. A summary for otorhinolaryngologists. Rhinology, **50**(1)：1-12, 2012.
   Summary　欧州の専門医向け副鼻腔炎ガイドライン．急性副鼻腔炎，慢性副鼻腔炎のエビデ

ンスに基づいたマネージメントの推奨が示され
ている.

5）Bachert C, Zhang L, Gevaert P：Current and future treatment options for adult chronic rhinosinusitis：Focus on nasal polyposis. J Allergy Clin Immunol, **136**：1431-1440, 2015.

6）小林良樹：鼻副鼻腔疾患と気管支喘息の診断と治療―呼吸器内科の立場から―. MB ENT, **197**：49-55, 2016.

7）Van Zele T, Gevaert P, Holtappels G, et al：Oral steroids and doxycycline：two different approaches to treat nasal polyps. J Allergy Clin Immunol, **125**(5)：1069-1076, 2010.
Summary CRNwNP に対するステロイド内服, ドキシサイクリン, プラセボの3アームでの無作為化対照試験. ステロイド治療が効果があるが, 内服中止後すぐに効果が失われ, 投与前の状態に戻ることが示されている. ドキシサイクリンもわずかながら効果を認めた.

8）Bonfils P, Halimi P, Malinvaud D：Adrenal suppression and osteoporosis after treatment of nasal polyposis. Acta Otolaryngol, **126**(11)：1195-1200, 2006.

9）Vaidyanathan S, Barnes M, Williamson P, et al：Treatment of chronic rhinosinusitis with nasal polyposis with oral steroids followed by topical steroids：a randomized trial. Ann Intern Med, **154**(5)：293-302, 2011.
Summary CRSwNP 内服ステロイド(PSL 25 mg/day)を2週間投与後, 鼻噴霧用ステロイド

fluticasone propionate 400ug/day を8週間, 200ug/day を18週間投与した研究では, プラセボと比べ有意に鼻茸のサイズ, 嗅覚を改善させ, その効果が28週まで持続した.

10）鴻 信義：再発時の対応. MB ENT, **209**：57-63, 2017.

11）清水猛史：耳鼻咽喉科領域におけるマクロライド療法の見直し. 日耳鼻, **120**：62-63, 2017.

12）Pinto JM, Mehta N, DiTineo M, et al：A randomized, double-blind, placebo-controlled trial of anti-IgE for chronic rhinosinusitis. Rhinology, **48**(3)：318-324, 2010.

13）Gevaert P, Calus L, Van Zele T：Omalizumab is effective in allergic and nonallergic patients with nasal polyps and asthma. J Allergy Clin Immunol, **131**(1)：110-116, 2013.

14）Bachert C, Sousa AR, Lund VJ, et al：Reduced need for surgery in severe nasal polyposis with mepolizumab：Randomized trial. J Allergy Clin Immunol, **140**(4)：1024-1031, 2017.

15）Gevaert P, Lang-Loidolt D, Lackner A, et al：Nasal IL-5 levels determine the response to anti-IL-5 treatment in patients with nasal polyps. J Allergy Clin Immunol, **118**(5)：1133-1141, 2006.

16）Bachert C, Mannent L, Naclerio RM, et al：Effect of Subcutaneous Dupilumab on Nasal Polyp Burden in Patients With Chronic Sinusitis and Nasal Polyposis：A Randomized Clinical Trial. JAMA, **315**(5)：469-479, 2016.

"めまい"診断の落とし穴
―落ちないための心得―

← No. 214(2018年1月号)
定価(本体価格 2,500円+税)
編集企画/堀井 新(新潟大学教授)
目 次◆◆◆◆◆
メニエール病・遅発性内リンパ水腫/BPPV(良性発作性頭位めまい症)/前庭性片頭痛/前庭神経炎/脳卒中によるめまい/上半規管裂症候群/聴神経腫瘍/起立性めまい/中耳炎によるめまい/PPPD(持続性知覚性姿勢誘発めまい)

No. 215(2018年2月号)→
定価(本体価格 2,500円+税)
編集企画/太田伸男(東北医科薬科大学教授)
目 次◆◆◆◆◆
難治性口内炎/舌癌/口腔癌/口腔咽頭アレルギー/扁桃病巣疾患/睡眠時無呼吸症候群/口腔底膿瘍・扁桃周囲膿瘍/口腔・咽頭異物/免疫関連唾液腺疾患/唾石症,顎下腺炎/歯周病

口腔・舌病変をみる
―初期病変も見逃さないポイント―

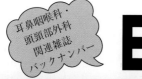

耳鼻咽喉科・頭頸部外科関連雑誌バックナンバー

編集主幹
本庄 巖 (京都大学名誉教授)
市川銀一郎 (順天堂大学名誉教授)
小林俊光 (仙塩利府病院耳科手術センター長)

← No. 216(2018年3月号)
定価(本体価格 2,500円+税)
編集企画/鴻 信義(東京慈恵会医科大学教授)
目 次◆◆◆◆◆
手術器具,支援機器の上手な使い方/篩骨洞手術のコンセプト/上顎洞手術/前頭洞手術―両側前頭洞単洞化手術を含めて―/蝶形骨洞手術―蝶形骨洞前壁の形状とアプローチ法―/好酸球性副鼻腔炎に対する手術―嗅裂の処置,再手術例への対応を含めて―/副鼻腔嚢胞に対する手術/鼻副鼻腔良性腫瘍に対する手術/内視鏡下鼻中隔手術/術中副損傷の予後と対応―眼窩損傷と頭蓋底損傷を中心に―

実践!内視鏡下鼻内副鼻腔手術
―コツと注意点―

No. 219(2018年5月号)→
定価(本体価格 2,500円+税)
編集企画/松根彰志(日本医科大学武蔵小杉病院教授)
目 次◆◆◆◆◆
耳鼻咽喉科ネブライザー療法概論/副鼻腔炎とネブライザー療法/喉頭疾患とネブライザー療法/携帯型吸入デバイスの特性からみる吸入指導/ネブライザー機器の使用法と留意点/ネブライザー療法に用いる薬剤の特性と適切な取り扱い/ネブライザー療法の効果判定の時期は?/ネブライザー機器の取り扱いと院内感染/「急性鼻副鼻腔炎に対するネブライザー療法の手引き」について

ネブライザー療法
―治療効果を高めるコツ―

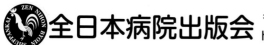

全日本病院出版会 〒113-0033 東京都文京区本郷 3-16-4 Tel:03-5689-5989
http://www.zenniti.com   Fax:03-5689-8030

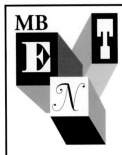

II. 鼻出血
5. 慢性鼻副鼻腔炎に対する内服・外用薬の使い方（ネブライザー療法も含めて）

兵　行義*

Key words：鼻副鼻腔炎(rhinosinusitis)，マクロライド療法(macrolide)，ネブライザー療法(neblizar therpy)

Abstract　慢性鼻副鼻腔炎は難治性の症例が増加しているといわれているが，軽症・中等症の副鼻腔炎も臨床的には多い．また，手術施行症例においても，術後治療が必要な疾患である．つまり，慢性鼻副鼻腔炎の場合には内服・外用薬に関する治療が重要である．内服薬マクロライド療法が中心になり，処置としては副鼻腔自然口開大処置が大切な処置である．しかし，感冒などを契機に急性増悪をきたすことが多いためにこれに対しても適切な対応が必要であると考える．

はじめに

慢性鼻副鼻腔炎は我々耳鼻咽喉科医にとって頻回に遭遇する疾患である．また，歴史的にも様々な治療や手術が行われた疾患であるが，この30年間で大きく病態の解明，治療法など疾患に対する考え方が変わったといっても過言ではない．マクロライド療法，内視鏡手術の進歩，アレルギー疾患の増加，好酸球性副鼻腔炎の疾患概念などが挙げられる．

好酸球性副鼻腔炎に対しては別項目を参考にしていただくとして，今回は従来型の慢性鼻副鼻腔炎の保存的治療として内服・外用薬について概説する．

病態

慢性鼻副鼻腔炎は急性鼻副鼻腔炎の治癒過程が遷延し，慢性炎症に移行したものである．3ヶ月以上，鼻閉，粘稠な鼻汁，後鼻漏などの症状が持続するものと定義される．ただ，副鼻腔自然口の状態，鼻中隔弯曲，鼻甲介粘膜腫脹，齲歯，歯牙など解剖学的条件が関与するものやアレルギー性鼻炎をはじめとする炎症の関与なども複雑に絡み合って慢性化すると理解されている[1]．

具体的には細菌感染による急性鼻副鼻腔炎がスタートである．細菌感染により局所に炎症細胞浸潤が起こり副鼻腔自然口の狭窄や閉鎖を生じる．これにより副鼻腔の換気排泄障害が起こる．長期に貯留液が停滞する．線毛輸送系が障害を受け，副鼻腔における組織障害や粘液産生が亢進し炎症が遷延化するという悪循環が生じる．この段階で細菌，ウイルス感染が終息しても閉鎖腔での炎症の負サイクルが回り続ける（図1）．つまり，慢性鼻副鼻腔炎の治療の基本は負のサイクルを止めることと排泄ルートをつけることが大切である．

ただ，慢性鼻副鼻腔炎の急性増悪症のように感冒などを契機に再増悪する症例も多く，増悪・改善傾向を繰り返しながら慢性鼻副鼻腔炎の病態が完成していくと考えられている．

治療

前述のように慢性鼻副鼻腔炎の治療は閉鎖腔と

---

* Hyo Yukiyoshi, 〒701-0192　岡山県倉敷市松島577　川崎医科大学耳鼻咽喉科学，講師

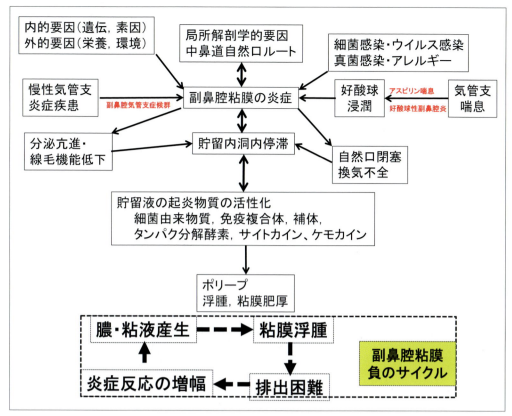

図 1. 慢性鼻副鼻腔炎概略
(文献 1 より改変)

表 1. 慢性鼻副鼻腔炎マクロライド療法について

(1) 投与薬剤
　14員環マクロライド系抗生物質(エリスロマイシン：EM, クラリスロマイシン：CAM, ロキシスロマイシン：RXM)
(2) 投与量
　成人では, EM で 400～600 mg, CAM で 200 mg, RXM で 150 mg, 小児では EM で 10 mg/kg, CAM で 5 mg/kg を基準として症例により適宜増減する.
(3) 投与期間
　3 ヶ月の投与で全く無効な症例は速やかに他の治療法に変更する. 有効症例でも投与期間は連続では 3～6 ヶ月で一度打ち切り, 症状再燃時に対して再投与で対処する.
(4) 効果不十分な病態
　以下の病態に対しては効果に限界があるので, 薬剤の変更や手術等の適切な治療の追加あるいは変更が必要である.
　　1) Ⅰ型アレルギー性炎症
　　2) 中鼻道の閉塞
　　3) 大きな鼻茸
　　4) 長期投与中の急性増悪
　　効果不十分な症例に対して長期間施行すると常在菌も耐性化する可能性もあり.
(5) 副作用, 薬剤相互作用
　長期投与に際しては副作用に十分な注意を払う. またテルフェナジン, アステミゾールなど一部の抗アレルギー薬との併用は重篤な副作用発生の危険があり避けなければならない.

(文献 1 より改変)

なった副鼻腔での炎症を収束させることが重要である. それだけでなく, 再燃しないためにも排泄路をしっかりと確保することが重要である. つまり, 薬物の全身投与だけでなく, 中鼻道に巨大なポリープのような中鼻道ルートが閉塞している症例では排泄路の確保が困難であるために, 保存的治療では困難な場合が多い.

1. 薬物療法

14員環マクロライド系抗菌薬(以下, マクロライド)少量長期療法が有効である(表1). クラリス

ロマイシン（CAM），ロキシスロマイシン（RXM）の通常量の半量で投与し，1～3ヶ月経過するまで投与を行う．もともとは 1987 年に工藤ら[2)3)]によりびまん性汎細気管支炎に対してエリスロマイシン投与によって施行した少量長期療法が報告されたあと，洲崎ら[4)]により慢性副鼻腔炎に対しても報告された．症状の改善でなく，画像所見や臨床所見から改善した段階で有効性を判断して終了，中止を行う．マクロライドは炎症性サイトカインの産生抑制や好中球の遊走抑制などの作用により抗炎症効果を生み出し，炎症によって生じた自然口の閉鎖を改善する他，粘液の産生過剰に関して阻止，粘液線毛機能の低下改善など負のサイクルの改善に働く．バイオフィルムの形成阻害[5)]なども報告されている．

同じマクロライドであっても 15 員環や 16 員環マクロライドではこの作用はない．そして，効果がみられない場合には手術などの他の治療法に切り替える．漫然と長期投与を行ってはならないことに注意を要する．長期投与によりマクロライド系抗菌薬に耐性を獲得した菌種は菌体を形態的に変化するという報告もある[6)]．

ただ，効果がみられない症例は I 型アレルギー性炎症が主体で，IgE 高値である症例では効果がみられないことが報告されている[7)]．また，鼻茸が多くあり，中鼻道閉塞が高度である場合も効果が乏しいと報告されている．

2012 年ヨーロッパから報告された慢性鼻副鼻腔炎の治療のエビデンスでレベルでは非好酸球性副鼻腔炎ではマクロライド療法は推奨度 C になっており強い推奨度ではない．欧米では鼻噴霧用ステロイド薬の使用が勧められている[8)]．

本邦ではアレルギー性鼻炎の合併が多く，スギ花粉飛散期に花粉飛散量が多いほうが副鼻腔陰影の合併が多いと報告されている[9)]．アレルギー性鼻炎は下鼻甲介での反応であり，中鼻道や副鼻腔には直接的には影響はないが，スギ花粉の飛散量が多く，コントロールが悪い場合には下鼻甲介の腫脹が激しくなり，これにより中鼻道の閉塞をき

たし，アレルギー性鼻炎の合併副鼻腔炎を併発することが多い．特に鼻閉症状を有するほうが，副鼻腔炎を併発しやすいともいわれている．そのためにもベースにアレルギー性鼻炎がある場合には，抗ヒスタミン薬の併用を行うことが望ましいと考える．また，スギ花粉最大飛散期に無治療の場合には血管収縮薬・抗ヒスタミン薬配合錠やステロイド内服を用いることにより鼻閉症状，つまり下鼻甲介の腫脹を早急に改善することを目的にすることが重要であると考える．

一方，急性増悪であれば中鼻道からの膿性鼻汁を確認し，細菌培養検査を施行し薬剤の感受性を確認し，抗菌薬の選択を行うことが重要である[10)]．

2．耳鼻咽喉科的処置・治療
1）副鼻腔自然口開大処置

前述のように慢性鼻副鼻腔炎は中鼻道の閉塞による換気障害が原因である．大きなポリープを有するような症例を除くと，副鼻腔自然口開大処置などにより中鼻道を開大させ，副鼻腔への換気ルートを確保することが重要である．以前の報告でも中鼻道処置を施行したほうがマクロライド系抗菌薬を内服後の画像所見が有意に改善しているとの報告もある[11)]（図 2）．

2）ネブライザー療法

1958 年に本邦では保険収載になった治療法である．もともとは 1945 年にアメリカで肺膿瘍に対する治療法としてペニシリン吸入療法が行われた[12)]．本邦では西端や兵らにより 1950 年前後に有効性が報告をされた治療法である．

そもそもネブライザー療法は吸入療法の 1 つである．薬剤を霧化し，標的臓器を到達させ，臓器に沈着させ，吸収することが目的である．したがって，鼻腔通気度の悪い症例では有効性が低下し，鼻茸などを有する重症ではなく，中等症から軽症の症例には有効である．

現在の保険上の適用があるのはセフメノキシムのみであり，他の抗菌薬はセフメノキシムにアレルギー症状を有する場合には使用してもよいとネブライザー療法の手引きでは記載をされてい

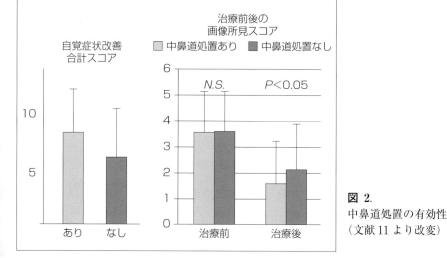

図 2. 中鼻道処置の有効性
（文献 11 より改変）

表 2. 副鼻腔炎に対するネブライザー療法を効果的に行うために

1. 十分な必要量の有効物質を鼻副鼻腔に送り込むこと
2. 鼻腔・副鼻腔の圧力変動をできるだけ大きくすること
3. 薬液を送り込む圧を耐えられる範囲で強くすること
4. 総鼻道を通過する層流を乱流にして中鼻道，鼻腔粘膜表面にエアロゾル粒子を密接させること
5. 侵入する粒子の有効物質含有量を大きくすること
6. 疾病に対し有効な薬剤を用いること
7. 副鼻腔自然口の開口度を大きくすること

（文献 14 より改変）

る[13]．つまり，セフェム系抗菌薬を用いたネブライザー療法では殺菌効果を利用していると考えると細菌学的関与が低いことから慢性鼻副鼻腔炎では効果は乏しく急性増悪症であれば有効性が上がると考える．ただし，ネブライザー療法の薬液において，抗菌薬単剤で使用している場合は少なく，ステロイド・血管収縮薬など他の薬剤の効果と考えると慢性鼻副鼻腔炎で無効であるとは言いにくいと考え，ステロイド投与により中鼻道や中鼻甲介の浮腫がとれることにより副鼻腔炎が改善傾向になる可能性も考えることができる．ただ，現段階ではセフメノキシムのみが保険適用であり，これに対するネブライザー療法は急性増悪症ではない場合には効果が乏しいということがいえる．

吸入療法の1つであるのでやはりネブライザー療法を行う際に大切なポイントが3つある．1つは「どれくらい薬剤を投与するか」である．つまり，標的部位でどれくらい吸収されるかを考え，薬剤が霧化するなどの薬剤の消費分を考え薬剤の量を勘案する．つまり，ネブライザー機器に入れた薬剤がすべて局所へ投与されるのではないために，その分上乗せをしてネブライザー機器に薬剤を注入すべきと考える．2つ目には「どのように呼吸を行うか」である．吸入薬である以上，抗インフルエンザ薬も同様，前もって薬剤の吸い方を練習するようにネブライザー療法においても呼吸方法は重要である．吸気から呼気へ変わる際に薬剤が局所へ沈着する．そのために「鼻から吸って口から出す」ことが推奨される治療法である．なお可能であれば圧変化を起こすほうが薬剤の沈着率が上昇することからネブライザー療法施行中に嚥下をすることだけでも圧変化は可能であると考える．そして，最後に前述のように中鼻道ルートをできるだけ確保してから行う必要がある．粘稠な鼻汁があると薬液の吸収が悪いことから鼻汁除去後にネブライザー療法を行うことが重要である．

1987年に医用エアロゾル研究会において，兵ら[14]が報告したものを表2に示す．

3. 術後治療

内視鏡下副鼻腔手術が普及し，多くの施設で行われるようになっている．副鼻腔自然口の狭窄や閉鎖を改善し，副鼻腔の換気と炎症成分を含んだ貯留液の排泄をつけることが目的とされている．つまり，手術で完治するよりも換気ルートを確保した後に内服，局所療法を行うことが重要であると考える．内視鏡手術後にマクロライド療法を行ったほうが効果がよいという報告や術後にネブライザー療法を行ったほうが治療成績がよいと報告されている．

まとめ

慢性鼻副鼻腔炎に対する保存的治療について概説した．マクロライド療法も含め漫然として治療を継続せず，無効症例は積極的に手術を検討すべきである．ただ，手術後であっても保存的治療が重要である．手術の役割はそれ自体で治癒が完成するわけではなく，中鼻道ルートを確保することが目的である．したがって，術後には再び保存的治療の必要性を術前に説明することが大切である．

参考文献

1) 日本鼻科学会(編)：第3章 成因と病態：17-22, 副鼻腔炎診療の手引き. 金原出版, 2007.
2) 工藤翔二, 植竹健司, 萩原弘一ほか：びまん性汎細気管支炎にたいするエリスロマイシン少量長期投与の臨床効果に関する研究4年間の治療成績. 日胸疾患誌, **25**：632-642, 1987.
3) 工藤翔二, 植竹健司, 平山雅清：シンポジウムⅡ：副鼻腔気管支症候群とその周辺 7. 治療—とくにびまん性汎細気管支炎に対するエリスロマイシン少量長期投与. 日気食道, **38**：193-196, 1987.
4) 洲崎春海, 杉田公一, 工藤翔二ほか：エリスロマイシンはどのような疾患・病態に有効か びまん性汎細気管支炎に併発する慢性副鼻腔炎に対する効果. Ther Res, **11**：961-963, 1990.

5) 清水猛史：慢性副鼻腔炎に対するマクロライド療法の現状と展望. 日本医事新報, **4667**：39-44, 2013.
6) Hyo Y, Yamada S, Harada T：Characteristic cell wall ultrastructure of a macrolide-resistant *Staphylococcus capitis* strain isolated from a patient with chronic sinusitis. Med Mol Morphol, **41**：160-164, 2008.
   Summary マクロライド療法無効症例に関して手術を施行し，上顎洞から分離された *Staphylococcus capitis* が細胞壁が肥厚する形態的特徴を有することを報告した．
7) Wallwork B, Coman W, Mackay-Sim A, et al：A double-blind, randomized, placebo-controlled trial of macrolide in the treatment of chronic rhinosinusitis. Laryngoscope, **116**：189-193, 2006.
8) Fokkens WJ, Lund VJ, Mullol J, et al：European Position Paper on Rhinosinusitis and Nasal Polyps 2012. Rhinol, **50**(Suppl 23)：s1-298, 2012.
9) 浜 雄光, 宮崎 信, 出島健司ほか：スギ花粉症に伴う副鼻腔病変に関する臨床的研究. 日耳鼻会報, **105**：1078-1086, 2002.
10) 日本鼻科学会, 急性鼻副鼻腔炎診療ガイドライン作成委員会：急性鼻副鼻腔炎診療ガイドライン 2010年度版. 日鼻誌, **49**：143-198, 2010.
11) 山田武千代, 斉藤 等, 藤枝重治ほか：耳鼻咽喉科処置—鼻副鼻腔炎における中鼻道処置の有効性. 耳鼻臨床, **95**(2)：153-157, 2002.
12) Barach AL, Garthwaite B, Rule C, et al：Penicillin aerosol and negative pressure in the treatment of sinusitis. Am J Med, **1**：268-290, 1946.
   Summary アメリカで報告されたペニシリン吸入療法. 現在のネブライザーの方法とは違い，圧縮空気を用いたデバイスを用いている．
13) 日本耳鼻咽喉科感染症・エアロゾル学会：急性鼻副鼻腔炎に対するネブライザー療法の手引き. 金原出版, 2016.
14) 兵 昇：ネブライザーの適応と限界—とくにエアロゾル発生装置, 病態の面から—. 第11回医用エアロゾル研究会報告：44-54, 1988.

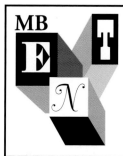

◆特集・耳鼻咽喉科医が頻用する内服・外用薬―選び方・上手な使い方―

II．鼻疾患
6．嗅覚障害に対する内服・点鼻薬の使い方

志賀英明[*1] 三輪高喜[*2]

Key words：気導性嗅覚障害(conductive olfactory dysfunction)，末梢神経性嗅覚障害(sensorineural olfactory dysfunction)，中枢性嗅覚障害(central olfactory dysfunction)，ステロイド(steroid)，当帰芍薬散(Tokishakuyakusan)

Abstract 嗅覚障害に対して確立された治療として，鼻茸を伴う慢性副鼻腔炎における嗅覚障害に対するステロイド内服療法と，ステロイド鼻噴霧薬との有効性が明らかとなっている．一方で，ベタメタゾン点鼻療法の有効性は確立しておらず，安易に長期間ベタメタゾン点鼻を継続することは，副作用の観点から好ましくない．アレルギー性鼻炎に伴う嗅覚障害に対する，ステロイド鼻噴霧薬や抗ヒスタミン薬の効果については一定の見解を得ていない．中高年女性に多い感冒後嗅覚障害では，当帰芍薬散の有効性が期待されており，現在ランダム化比較試験が進行中である．基礎研究の結果からは低エストロゲン状態が嗅上皮再生障害に関与している可能性が示唆されており，血中エストラジオール値に影響せずエストロゲン効果を有する当帰芍薬散は，閉経期の女性を中心に，嗅覚障害に対しても比較的安全に使用可能な薬剤といえる．

はじめに

嗅覚障害は，病態別に①気導性嗅覚障害，②嗅神経性嗅覚障害，③中枢性嗅覚障害に分類される．一方で，嗅神経の画像検査が確立していないため，嗅覚障害の正確な病態診断は困難である．一応，鼻腔内ファイバー所見やCT画像などで嗅裂を含めた鼻副鼻腔に異常所見を認めた場合は，気導性嗅覚障害と日常診療では診断されている．

確立した嗅覚障害の治療法は，気導性嗅覚障害に対するものが多い．本稿では慢性副鼻腔炎やアレルギー性鼻炎に伴う嗅覚障害に対する薬物療法を中心に解説する．特に本邦で以前より汎用されてきたベタメタゾン点鼻療法の今後の方向性について考察する．

さらに本邦では，当帰芍薬散が近年嗅覚障害の治療全般で頻用されている．基礎研究の成果も踏まえてどのような症例で最も効果が期待できるのか考察したい．最後に嗅神経性嗅覚障害に対して欧州を中心に有用性が指摘されている局所点鼻薬についても紹介する．

気導性嗅覚障害の内服・点鼻薬

慢性副鼻腔炎による嗅覚障害で有効な薬物療法はステロイド治療に限られる．点鼻薬ではモメタゾンフランカルボン酸エステル鼻噴霧薬(以下，モメタゾン)が複数のプラセボ対照二重盲検比較試験において，鼻茸を伴う慢性副鼻腔炎における嗅覚障害に対する有効性が示されている[1)2)]．これらの研究では重篤な有害事象は報告されていない．

Cochrane Library によるシステマティックレビュー[3)]と2つのランダム化比較試験[4)5)]で，鼻茸を伴う慢性副鼻腔炎による嗅覚障害に対して，ステロイド内服が有効であることが報告されている．これら2つのランダム化比較試験ではステロイド局所投与をステロイド内服治療の後に継続さ

[*1] Shiga Hideaki，〒920-0293 石川県河北郡内灘町大学1-1 金沢医科大学医学部耳鼻咽喉科学，准教授
[*2] Miwa Takaki，同，教授

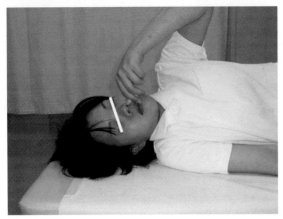

図 1. 枕なし側臥位点鼻法
ベタメタゾン点鼻の際に推奨される

せている．ステロイド内服療法を長期間継続すると有害事象の頻度が高くなるのに対し，嗅覚障害は一般に治療期間が長くなる傾向がある．鼻茸により嗅裂を含め鼻腔閉鎖を認める慢性副鼻腔炎症例には，一般的には数週間ステロイド内服療法を行った後に，ステロイド局所療法を数ヶ月単位で継続するのが望ましいと考えられる．

本邦で嗅覚障害の治療薬として一般的なベタメタゾン点鼻療法については，ランダム化比較試験での検討は行われていない．一方で，副作用として下垂体・副腎系の抑制が高頻度に出現することが問題となる[6)7)]．治療効果を詳細に評価せず安易に長期間ベタメタゾン点鼻を継続することは，副作用の観点から好ましくない．

一方で，モメタゾンなどステロイド鼻噴霧薬はアレルギー性鼻炎にのみ適応があるため，特に感染型の慢性副鼻腔炎には使用が難しい．ステロイド内服療法についても，好酸球性副鼻腔炎における有効性は確立しているが，感染型慢性副鼻腔炎での使用は一般的ではない．ベタメタゾン点鼻液も厳密にはアレルギー性鼻炎に適応が限られるが，嗅覚障害において汎用されてきた経緯もあり，感染型の副鼻腔炎における嗅覚障害に対して短期間に限定して使用するのが，ベタメタゾン点鼻液の妥当な使用方法と考えられる．ベタメタゾン点鼻の際の体位は枕なし側臥位が推奨される（図1）．

アレルギー性鼻炎における嗅覚障害に対するステロイド点鼻療法のランダム化比較試験は複数あるが，有効性についての一定した見解は得られていない．季節性アレルギー性鼻炎でのモメタゾン点鼻療法ランダム化比較試験において，Sniffin' Sticksでの閾値検査での改善が認められた一方で，同定検査や識別検査ではプラセボ群と有意差を認めなかった[8)]．また，モメタゾン点鼻療法群での嗅粘膜に浸潤する好酸球の有意な減少を認めたが，UPSITによる嗅覚検査（同定検査）ではプラセボ群との有意な変化を認めないとの報告もある[9)]．季節性アレルギー性鼻炎症例を対象とした，上記のランダム化比較試験の治療期間が2週間と短く，嗅覚同定能が改善するには十分な期間ではなかった可能性がある．今後，通年性アレルギー性鼻炎に伴う嗅覚障害に対する，ステロイド点鼻療法の検討が望ましいと思われる．

また，抗ヒスタミン薬の嗅覚障害に対する有効性を検討したランダム化比較試験は認めない．嗅覚障害を主訴とするアレルギー性鼻炎症例が少ないためと思われる．ステロイド噴霧薬での嗅覚閾値改善効果が示唆されており，病歴で嗅覚障害を認めるアレルギー性鼻炎症例では，積極的にステロイド噴霧薬の使用を考慮しても良いと思われる．

嗅神経性嗅覚障害の内服・点鼻薬

感冒後の嗅覚障害が嗅神経性嗅覚障害の代表的な病態と思われる．感冒後嗅覚障害症例の後方視的検討で，ベタメタゾン点鼻療法例よりも当帰芍薬散療法を行った症例のほうで良好な治療成績を認めたとの報告がある[10)]．嗅覚障害診療ガイドライン[11)]では，嗅覚障害に対する当帰芍薬散による漢方治療で重篤な副作用報告はなく，ランダム化比較試験が行われていないためエビデンスレベルは弱いが，感冒後嗅覚障害に対する当帰芍薬散投与の推奨素案が明記されている．現在，国内多施設共同研究で，感冒後嗅覚障害症例に対する当帰芍薬散と，ビタミンB_{12}製剤で末梢神経障害に適応を有するメコバラミンとのランダム化比較試験が進行中である．今後，当帰芍薬散の感冒後嗅覚

障害における有効性が明らかとなった場合には，プラセボとのランダム化比較試験を経て，将来の効能追加への道が開かれると期待される．

感冒後嗅覚障害は中高年女性に多いことが臨床的には明らかとなっている[11]．我々は低エストロゲン状態が嗅上皮再生に及ぼす影響を明らかとするために，卵巣摘出による閉経モデルマウス群と擬似手術群のメチマゾール嗅上皮障害後の嗅上皮再生について比較検討した．その結果，メチマゾール投与後において卵巣摘出群のほうが擬似手術群と比較して，成熟嗅神経細胞の指標であるolfactory marker protein(OMP)の発現低下と，嗅上皮基底部におけるKi-67(細胞分裂マーカー)の発現低下を認めた(投稿準備中)．以上より，閉経期を迎える女性は嗅覚障害の高リスク群と考えられる．インフルエンザの流行期における経口エストラジオール製剤による嗅覚障害の発症予防，あるいは発症早期の治療などが有効ではないかと考えられる一方で，乳がん，子宮がんや子宮内膜症のリスクを高める危険性も憂慮される．当帰芍薬散は血中エストラジオール値に影響することなく，生体内でエストロゲン作用を有することが明らかとなっており[12]，比較的使用しやすい薬剤と考えられる．

また，我々は若年マウス(雌)において，メチマゾール嗅上皮障害後の嗅上皮再生について，当帰芍薬散混合飼料群とコントロール飼料群とで比較検討した結果，当帰芍薬散の嗅上皮再生促進効果が明らかとなった[13]．当帰芍薬散は嗅上皮再生にかかわる嗅球の神経成長因子発現を促進するとの報告がある[14]．当帰芍薬散による嗅上皮再生機序の仮説を示した(図2)．以上より，年齢に関係なく当帰芍薬散の嗅覚障害に対する治療効果が期待できる可能性が示唆される．一方で，当帰芍薬散の適応には嗅覚障害は含まれていないため，現状では嗅覚障害を訴える閉経期の女性を中心に更年期障害の一症状として，当帰芍薬散を投与するのが妥当といえる．

外傷後嗅覚障害に対しランダム化比較試験で有

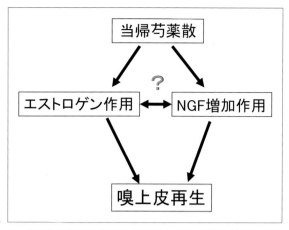

図2．当帰芍薬散による嗅上皮再生機序(仮説)
当帰芍薬散はエストロゲン作用とNGF増加作用の両者を介して嗅上皮再生を促進する可能性が示唆されている．エストロゲンとNGFとの相互作用について研究が進行中である

効性が示された治療薬は存在しない[11]．本学嗅覚外来では，外傷後嗅覚障害に対して効果が不明であるステロイド薬の投与は，内服および局所投与ともに行っていない．前述の当帰芍薬散や，神経症の適応を有する加味帰脾湯を処方しているが，効果は一定ではないのが現状である．

中枢性嗅覚障害への対応

パーキンソン病症例での運動障害に有用なドーパミン作動薬や，抗コリン薬は嗅覚障害に対しては効果が認められない[11]．アルツハイマー型認知症に伴う嗅覚障害に対して，ランダム化比較試験で有効性が示された薬剤の報告はない．原因不明の嗅覚障害例に対して，画像検査や神経学的検査で上記に示した神経変性疾患の診断が得られなかった場合，本学嗅覚外来では感冒が原因である可能性が完全には除外できない場合，当帰芍薬散による治療を開始している．治療開始後3ヶ月ないし半年を目途に効果を認めなければ中止としている．近年我々が開発した嗅神経イメージング"オルファクトシンチグラフィ"で嗅神経輸送能が保たれている原因不明の嗅覚障害例では，当帰芍薬散投与後の治療予後が比較的良好であることを明らかとしている[15]．当帰芍薬散により嗅球内で増加した神経成長因子が嗅上皮へ逆移送されるためには，ある程度嗅上皮から嗅球へ投射される嗅

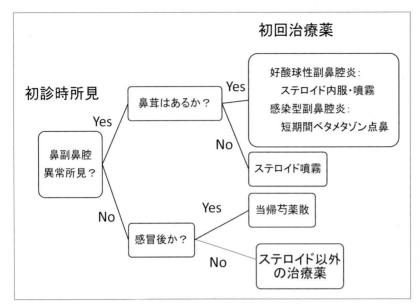

図 3.
嗅覚障害の初回治療薬選択への手順(試案)

神経軸索が保たれている必要があるからと推測される.

これまで原因不明の嗅覚障害でも頻用されてきたベタメタゾン点鼻療法は,鼻腔内に炎症所見がない場合,治療効果が得られる可能性は低いばかりか,長期間ベタメタゾン点鼻を継続すると前述したように副作用のリスクが高いため,中枢性や原因不明の嗅覚障害例への投与は避けたほうが妥当である.

おわりに

欧州からは非気導性嗅覚障害例におけるクエン酸ナトリウム点鼻療法の短時間での効果が報告されているが[16],点鼻2時間後の閾値検査のみの評価であり,長期成績や嗅覚同定能に対する効果は不明である.いまだ研究の域を超えておらず,臨床応用には今後の追試が必要と考えられる.

嗅覚障害の治療薬としてエビデンスの高い治療法は,鼻茸を伴った慢性副鼻腔炎に対する,ステロイド内服・鼻内噴霧療法のみである.嗅覚障害の原因として鼻副鼻腔炎に次いで多い,感冒や頭部外傷後の嗅覚障害の治療法は依然として確立されていない.

いずれにしても嗅覚障害の診療に携わるうえで,正確な嗅覚機能を定期的に評価することが重要である.例えば,一般耳鼻咽喉科外来で,当帰芍薬散などを投与開始し3ヶ月程度経過しても自覚的な嗅覚改善が認められない場合は,可能であれば嗅覚専門外来を設置した施設への紹介が望ましい.

また,エビデンスのない薬剤を複数併用して治療を開始することは避けるべきと考えられる.特に感冒後嗅覚障害でベタメタゾン点鼻療法と当帰芍薬散とを併用して投与すると,例えば3ヶ月後改善傾向を認めたとしても,どちらの薬剤が効果を発揮したか分からず,当帰芍薬散の継続の判断が困難になると予想される.最後に嗅覚障害に対する初回治療薬の選択への手順について試案を提示した(図3).

以上,嗅覚障害に対する治療薬について解説してきたが,選択肢の少なさをあらためて感じる.まだ十分解明されていない嗅覚障害の病態を明らかにして,新たな知見を活用した効果的な創薬が期待される.

参考文献

1) Small CB, Hernandez J, Reyes A, et al : Efficacy and safety of mometasone furoate nasal spray in nasal polyposis. J Allergy Clin Immunol, **116** : 1275-1281, 2005.
   Summary 鼻茸合併の慢性副鼻腔炎に対するモメタゾン点鼻療法の有効性と安全性について明らかとした.

2) Stjärne P, Mösges R, Jorissen M, et al：A randomized controlled trial of mometasone furoate nasal spray for the treatment of nasal polyposis. Arch Otolaryngol Head Neck Surg, **132**：179-185, 2006.
Summary ランダム化比較試験により鼻茸合併の慢性副鼻腔炎に対するモメタゾン点鼻療法の有効性を明らかとした.

3) Patiar S, Reece P：Oral steroids for nasal polyps. Cochrane Database Syst Rev 2007：CD005232.
Summary システマティックレビューにより鼻茸合併の慢性副鼻腔炎に対するステロイド内服療法の有効性について明らかとした.

4) Vaidyanathan S, Barnes M, Williamson P, et al：Treatment of chronic rhinosinusitis with nasal polyposis with oral steroids followed by topical steroids：a randomized trial. Ann Intern Med, **154**：293-302, 2011.

5) Alobid I, Benitez P, Cardelus S, et al：Oral plus nasal corticosteroids improve smell, nasal congestion, and inflammation in sino-nasal polyposis. Laryngoscope, **124**：50-56, 2014.

6) 小林正佳，今西義宜，石川雅子ほか：嗅覚障害に対するステロイド薬の長期点鼻療法の安全性と有用性の検討. 日耳鼻会報, **108**：986-995, 2005.

7) 牧野伸子，太田　康，石川敏夫ほか：嗅覚障害に対するステロイド点鼻の血中ホルモン動態に及ぼす影響. 日耳鼻会報, **108**：528-532, 2005.

8) Stuck BA, Blum A, Hagner AE, et al：Mometasone furoate nasal spray improves olfactory performance in seasonal allergic rhinitis. Allergy, **58**：1195-1216, 2003.
Summary 季節性アレルギー性鼻炎に伴う嗅覚障害に対するモメタゾン点鼻療法の有効性について明らかとした.

9) Sivam A, Jeswani S, Reder L, et al：Olfactory cleft inflammation is present in seasonal allergic rhinitis and is reduced with intranasal steroids. Am J Rhinol Allergy, **24**：286-290, 2010.

10) 三輪高喜：神経性嗅覚障害. MB ENT, **110**：30-35, 2010.

11) 嗅覚障害診療ガイドライン作成委員会：嗅覚障害診療ガイドライン. 日鼻誌, **56**：487-556, 2017.

12) Chung MH, Suzuki S, Nishihara T, et al：Estrogenic effects of a Kampo formula, Tokishakuyakusan, in parous ovariectomized rats. Biol Pharm Bull, **31**：1145-1149, 2008.
Summary 卵巣摘出ラットにおける当帰芍薬散のエストロゲン作用について報告した.

13) 能田拓也，志賀英明，山田健太郎ほか：当帰芍薬散による嗅細胞再生の観察. 耳鼻咽喉科ニューロサイエンス, **30**：61-63, 2016.

14) Song QH, Toriizuka K, Jin GB, et al：Long term effects of Toki-shakuyaku-san on brain dopamine and nerve growth factor in olfactory-bulb-lesioned mice. Jpn J Pharmacol, **86**：183-188, 2001.

15) Shiga H, Taki J, Okuda K, et al：Prognostic value of olfactory nerve damage measured with thallium-based olfactory imaging in patients with idiopathic olfactory dysfunction. Sci Rep, **7**：3581, 2017.
Summary 特発性嗅覚障害症例における当帰芍薬散治療の予後予測にタリウムの嗅神経移行度の評価が有用であることを明らかとした.

16) Philpott CM, Erskine SE, Clark A, et al：A randomized controlled trial of sodium citrate spray for non-conductive olfactory disorders. Clin Otolaryngol, **42**：1295-1302, 2017.

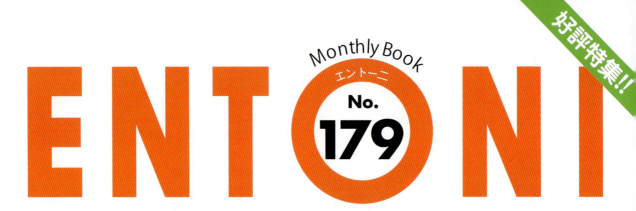

好評特集!!

Monthly Book ENTONI エントーニ No.179

2015年4月増刊号

診断・治療に必要な耳鼻咽喉科臨床検査
―活用の point と pitfall―

■編集企画　村上信五（名古屋市立大学教授）
190頁，定価（本体価格 5,400 円＋税）

日常診療でよく遭遇する疾患の鑑別や治療方法の選択に必要な検査をピックアップし，その症例を提示し，実践的な活用法，検査方法，解釈の point と pitfall について解説！！

☆ CONTENTS ☆

乳幼児・小児難聴の早期診断と鑑別 up to date ……………………………………増田佐和子	耳管機能検査の使い分け……………………大島　猛史
混合性難聴の鑑別………………………渡辺　知緒ほか	顔面神経麻痺の重症度と予後診断…………萩森　伸一
内耳性難聴と後迷路性難聴の鑑別……吉田　尚弘	味覚障害の診断………………………………任　　智美
詐聴，機能性難聴を如何にして見抜くか……和田　哲郎ほか	嗅覚障害の診断………………………………小林　正佳
変動する感音難聴の鑑別………………神崎　　晶	睡眠時無呼吸症候群…………………………澤井　理華ほか
耳鳴の重症度診断と治療に必要な検査……高橋真理子	声帯麻痺のない嗄声の診断…………………田口　亜紀
めまいの病巣診断………………………岩﨑　真一	一側性声帯麻痺の原因診断…………………片田　彰博
赤外線フレンツェル眼鏡とENGの使い分け…北原　糺	経口摂取判断のための嚥下機能検査………兵頭　政光
良性発作性頭位めまい症（BPPV）の病変部位診断……………………………池宮城芙由子ほか	慢性咳嗽の鑑別………………………………内藤　健晴
	唾液腺水腫の鑑別……………………………野村　一顕ほか
蝸牛水腫および内リンパ水腫の診断……曾根三千彦	咽喉頭炎の鑑別………………………………余田　敬子
肉芽腫性中耳炎の鑑別…………………岸部　幹	口腔・咽頭・喉頭の表在癌の早期診断……杉本　太郎ほか
	頭頸部腫瘍の穿刺細胞診……………………花井　信広

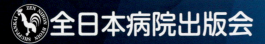

〒113-0033 東京都文京区本郷 3-16-4
Tel:03-5689-5989　Fax:03-5689-8030

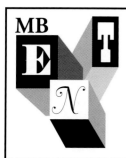

◆特集・耳鼻咽喉科医が頻用する内服・外用薬―選び方・上手な使い方―

II．鼻疾患
7．鼻前庭炎，ドライノーズに対する内服・外用薬の使い方

三輪正人*

Key words：鼻前庭炎(inflammation of the nasal vestibule)，ドライノーズ(dry nose)，アレルギー性鼻炎(allergic rhinitis)，上皮バリア機能(epithelial barrier function)

Abstract 鼻前庭は，気道の門戸である鼻の入り口にありその重要性はより考慮されなければいけないと思われる．鼻前庭炎，ドライノーズに対する内服・外用薬を概説した．「病気の上流」としての鼻前庭炎やドライノーズの病態のより詳細な検討が待たれる．

はじめに

鼻の語源は「自(はな)＋心」で，心臓の動きにつれて，鼻から息をすることを示している(漢字源)が，鼻呼吸が生きる根源であることを表している．

その鼻は，毎日24時間，様々な外来からの刺激にさらされている．周辺環境の温度・湿度変化，様々な抗原物質，細菌・ウイルスなどの病原体，PM2.5などの粉塵，化学物質から身を守り生体恒常性を維持するためのバリア機能を発揮している．なかでも，鼻前庭は最前線であり重要性が示唆される．その上皮は，他の気道粘膜と異なり重層扁平上皮から構成される．

鼻前庭の解剖

鼻前庭は外鼻孔から鼻限の間に位置し大鼻翼軟骨の内面をなす空間である．重層扁平上皮からなり，鼻毛，アポクリン汗腺，皮脂腺を有する皮膚で覆われている[1]．多列線毛円柱上皮部分とは異なることが大事であり，鼻前庭炎と鼻炎は分けて考える必要がある．

天然保湿因子の素となるフィラグリン(FLG)は，鼻副鼻腔粘膜にも存在することが証明されているが，扁平上皮，円柱上皮両者に存在している[2]．

鼻前庭炎

鼻前庭の炎症は細菌感染の要素の強い鼻前庭炎と細菌感染の要素の少ない鼻前庭湿疹に大別されるが，実際には両者が混在していることが多い[3]．

自覚症状としては痛痒感・灼熱感から始まり増悪すると耳痛・腫脹が出現する[4]．

岸本らによると，発症年齢は，小児と高齢者の二峰性の分布を示すが，60歳以上で68％を示す[5]．

多くの鼻前庭炎は鼻毛の毛包に細菌が侵入することにより起こる．黄色ブドウ球菌やレンサ球菌によることが多い．感染が表皮や皮下組織に進み局所に膿瘍が形成されると，発赤・疼痛・波動のある鼻癤となる．また，鼻の先端の皮下組織に感染が広がって(蜂巣炎)，外鼻に腫脹や耳痛が起こる[6]．

鼻前庭部の発赤・腫脹，隆起病変の鑑別疾患として，真皮の溶連菌感染である丹毒や繰り返す炎症である反復性多発性軟骨炎，鼻根部の発赤で始まるSLE，皮下のしこりや鼻閉として気づかれる

---

* Miwa Masato, 〒113-8603 東京都文京区千駄木1-1-5 日本医科大学大学院医学研究科頭頸部感覚器学分野，臨床教授／〒113-8421 東京都文京区本郷2-1-1 順天堂大学アトピー疾患研究センター，客員教授／〒112-0012 東京都文京区大塚1-5-18 大伴ビル9F はりまざかクリニック，院長

サルコイドーシスなどを全身疾患の部分症または初発症として認めることがある[7].

鼻前庭の細菌叢

起炎菌は黄色ブドウ球菌とレンサ球菌が多いとされる[6].

なかでも黄色ブドウ球菌が重要である.皮膚常在菌である黄色ブドウ球菌は,10%の高濃度食塩の中でも増殖可能であり,その点で鼻腔は適した環境となっている[8].

健康成人の鼻前庭に2割検出されており,また,MRSA保菌者は1.66%であったとの報告がされている[9].

我々の統計でも,鼻前庭には黄色ブドウ球菌が多く検出されているが,鼻乾燥感のある症例では細菌叢が異なり,乾燥群でのみMRSAが検出されている.また,季節によっても細菌叢の変化が生じることを確認している[10].

黄色ブドウ球菌は鼻の常在菌として通常は病原性を発揮しないが,鼻粘膜上皮障害による過敏性亢進を起こす可能性[11]や黄色ブドウ菌同士のクオラムセンシング機構により炎症を惹起することが知られている[12].

鼻前庭炎の治療

軽度の毛嚢炎の段階であれば局所を清潔にして触らないようにすることやレチノイン酸外用薬の使用により,数日間で瘢痕形成を伴わず治癒する.しかし,症状が進行,増悪している際は抗菌薬の外用や内服を併用する[13].

1.外用治療

とにかく潤すことはいいことである.

軟膏は乾燥した病変にも湿潤した病変にも使用できるためクリーム製剤より好ましい[14].

リンデロンVG軟膏®(ベタメタゾン+ゲンタマイシン)2~3回／日塗布をまず考える.ただ,そのようなステロイド抗生剤合剤の軟膏処置がどの程度効いているのかは不明である.他にテラ・コートリル軟膏®(ヒドロコルチゾン十オキシテト

ラサイクリン)も用いる.MRSAが疑われる場合は,バクトロバン軟膏®(ムピロシン軟膏)の塗布を考慮する[15)16].

2.内服治療

局所治療で改善されないときに抗菌薬,第2世代抗ヒスタミン薬の内服を考慮する.膿瘍形成が疑われる場合は,切開排膿後強力な化学療法を行う.

MRSAが疑われる場合は,バクタ(スルファメトキサゾール十トリメトプリム)4錠分2で投与する[6].

ドライノーズとの関連性

ドライスキン,ドライアイ,ドライノーズはそれぞれ様々な疾患におけるバリア機能障害の前駆段階あるいは増悪因子として考慮すべき重要な病態であると思われる.筆者は以前より,鼻粘膜上皮機能の包括的評価システムの構築を目指してきた[17)~19].鼻粘膜はelectric organであり,電気的バリアを形成している.その電気的バリア機能の指標として鼻粘膜上皮間電位差を,また表皮バリア機能評価のゴールドスタンダードである経表皮水分蒸散量の測定を鼻に応用した経鼻粘膜上皮水分蒸散量を *in vivo* で,あわせて初代培養正常ヒト鼻粘膜上皮を用いて上皮膜抵抗を測定し鼻粘膜上皮バリア機能を *in vitro* で評価しているが,ヒト鼻粘膜水分蒸散量は年齢とともに増加したことを確認している[20].この結果から加齢に伴う鼻粘膜の乾燥性変化は分泌低下により起こるだけではなく,水分蒸散の亢進も寄与している可能性が示された.

相対湿度を10%にした人工気象室内では,4時間後に鼻粘膜上皮バリア機能は低下するが,表皮バリアは保たれ,鼻のほうがより敏感に反応することが示されている[18].

荻野ら[21]は純度の高いワセリンを使用している鼻クリームの有効性についてかつて示唆しているが,これに関しても,アレルゲンが鼻粘膜に付着するのをブロックすることだけではなく,保湿に

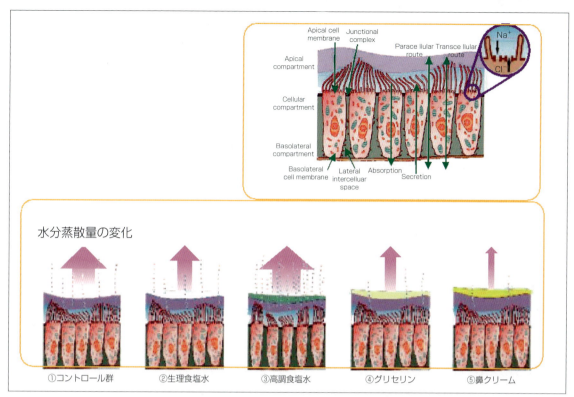

図 1. 鼻粘膜水分蒸散量の局所処置による変化
（文献 20 より改変）

よるバリア機能亢進が効いている可能性がある．生理食塩水の点鼻やグリセリン，鼻クリームの塗布により，上皮バリア機能のスタンダードである経鼻粘膜上皮水分蒸散量が低下し，バリア機能が亢進される可能性が示唆されており有用な局所治療になると思われる[20]（図 1）．

ステロイド点鼻もバリア機能に効く．一般的にアレルギー性疾患の治療に用いられているステロイド点鼻は，抗原鼻誘発時の鼻粘膜上皮バリア機能低下を回復させることが証明されている[22]．

おわりに

鼻副鼻腔炎の鼻汁により，また手指による損傷が原因となるため，鼻副鼻腔炎の専門医による治療と同時に，鼻のかみ方や鼻を触らないなどの指導も大事である．

我々が生体恒常性を保ちながら健やかに生き続けるためには，外界との境である上皮バリア機能維持が重要であることが再認識されている．「病気の上流」を制御するという意味では，気道の門戸である鼻の入り口である鼻前庭は非常に大事である．

参考文献

1) 野村恭也(監)，加我君孝(編)：新耳鼻咽喉科学 改訂 11 版．南山堂，2013．
2) Miwa M, Hasan S, Miwa M, et al：Filaggrin exists in human nose. Allergol Int, 65(3)：338-340, 2016.
3) 小西一夫：鼻前庭炎，鼻前庭湿疹．JOHNS, 31：1242-1244, 2015．
4) 杉本一郎，平川勝洋：外耳道湿疹・口内炎・鼻前庭炎．耳喉頭頸，85(9)：702-707, 2013．
5) 岸本麻子，井野千代徳，多田直樹ほか：鼻前庭炎の起炎菌について．耳鼻，59(3)：108-114, 2013．
6) 峯田周幸：鼻科学領域 鼻前庭炎．JOHNS, 27(9)：1370, 2011．
7) 新井寧子：外鼻・鼻前庭の炎症．夜陣紘治(編)：138-139, 新 図説耳鼻咽喉科・頭頸部外科学講座 3 鼻・副鼻腔．メジカルビュー社，2000．
8) Kanemasa Y, Takatsu T, Sasai K, et al：The salt-resistance mechanism of Staphylococcus

aureus examined by salt-sensitive mutants. Acta Med Okayama, **30**(4)：271-276, 1976.

9）藤田直久：MRSA の院内感染対策（手指衛生, 環境整備と保菌者の除菌に注目して）．日外感染症会誌, **10**(3)：283-292, 2013.

10）佐藤一樹, 三輪正人, 大久保由布ほか：ドライノーズの鼻腔細菌叢．耳鼻免疫アレルギー, **36**(2)：124, 2018.

11）Otsuka H, Takanashi I, Tokunou S, et al：Involvement of Staphylococcus aureus and Moraxella catarrhalis in Japanese cedar pollinosis. Am J Rhinol Allergy, **30**(2)：99-106, 2016.

12）Novick RP：Autoinduction and signal transduction in the regulation of staphylococcal virulence. Mol Microbiol, **48**：1429-1449, 2003.

13）清水　宏：24 章 細菌感染症：488-493, あたらしい皮膚科学　第 2 版．中山書店, 2011.

14）中川尚志：局所抗菌薬の使用法．JOHNS, **27**(1)：102-105, 2011.

15）佐久間康徳, 石戸谷淳一, 佃　守：鼻炎．MB ENT, **92**：76-81, 2008.

16）横井秀格：毛嚢炎, 鼻前庭炎．JOHNS, **33**：1676-1678, 2017.

17）三輪正人：アレルギー性鼻炎の疫学．最新醫学診断と治療の ABC, **127**：10-18, 2017.

18）三輪正人：鼻粘膜バリアとアレルギー．アレルギー・免疫, **24**(6)：768-776, 2017.

19）三輪正人：鼻粘膜上皮バリア機構と免疫・アレルギー．アレルギー, **67**(6)：725-733, 2018.

20）Miwa M, Nakajima N, Matsunaga M, et al：Measurement of water loss in human nasal mucosa. Am J Rhinol, **20**(5)：453-455, 2006.
Summary 表皮バリア機能の測定のゴールドスタンダードとなっている経上皮水分蒸散量の測定を初めて鼻粘膜に応用した.

21）荻野　敏, 竹田真理子, 入船盛弘ほか：アレルギー性鼻炎患者を対象とした鼻用クリームの有用性の検討．耳鼻, **52**：109-115, 2006.

22）Shiozawa A, Miwa M, Ono N, et al：Alteration of the values of nasal epithelial barrier function after one time application of topical corticosteroids around cedar pollen antigen provocation. Proc Airway Sec Res, **18**：1-5, 2016.

"知りたい"めまい
"知っておきたい"めまい薬物治療

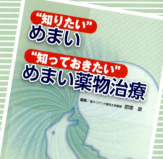

おかげさまで大好評!!

編集／聖マリアンナ医科大学教授　肥塚　泉
B5判　166頁　定価（本体価格4,500円＋税）
2012年10月発行

めまい領域を専門としない耳鼻咽喉科医をはじめ、診療科を超えた幅広い分野の先生方にも理解しやすい、境界領域としてのめまい疾患の診断と治療について解説!!

目次

I　ここだけは"知りたい"めまい
1. 救急外来でめまい……寺澤秀一
2. 突然起こる"めまい"―"耳からくるめまい"か"脳からくるめまい"か？―……伊藤彰紀, 柴﨑　修
3. 見逃してはならない"脳からくるめまい"の特徴……城倉　健
4. 手術治療が必要なめまい……清水重敬, 鈴木　衞
5. めまい診断の検査方法……山本昌彦, 吉田友英

II　ここだけは"知りたい"めまいへの初期対応
1. 子どものめまい―起立性調節障害を中心に―……田中英高
2. 高齢者のめまい……工田昌也
3. 精神疾患とめまい……清水謙祐
4. 産婦人科疾患のめまい……日高隆雄

III　ここだけは"知っておきたい"めまい薬物治療
1. 急性期めまいの薬物治療……肥塚　泉
2. メニエール病・遅発性内リンパ腫の薬物治療……北原　糺, 武田憲昭
3. 前庭神経炎の薬物治療……清川佑介, 喜多村健
4. 良性発作性頭位めまい症の薬物治療……中村　正
5. 突発性難聴の薬物治療……小川　郁
6. 心循環系疾患の薬物治療……長田尚彦, 木村健二郎
7. 心因性めまいの薬物治療……五島史行
8. 頭痛めまいの薬物治療……室伏利久
9. 高齢者に多い慢性めまい感の病態と薬物治療……成冨博章
10. めまい診療における漢方治療……渡辺行雄
11. 投薬の禁忌・併用注意・副作用……梅田悦生

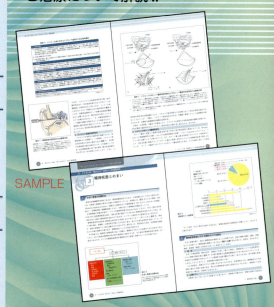

SAMPLE

投薬の禁忌・併用注意・副作用一覧表付!

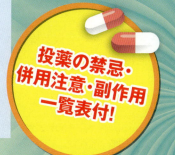

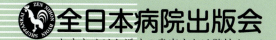

全日本病院出版会

〒113-0033　東京都文京区本郷3-16-4
Tel:03-5689-5989　　Fax:03-5689-8030

おもとめはお近くの書店または弊社ホームページ(http://www.zenniti.com)まで！

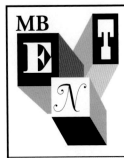

◆特集・耳鼻咽喉科医が頻用する内服・外用薬—選び方・上手な使い方—

III. 口腔咽喉頭疾患
1. 口内炎に対する内服・外用薬の使い方

渡邊　毅[*1]　金子賢一[*2]

Key words：口腔粘膜（oral mucosa），口内炎（stomatitis），局所治療（local medication）

Abstract　口腔粘膜は局所刺激が加わりやすいうえに，安静を保ちにくい．このため局所の二次感染が起きやすいといわれる．また，口内炎が全身疾患および皮膚疾患を反映することによって生じていることもあり，注意が必要である．
　本稿では，口内炎についての定義と原因，臨床分類，一般的な外用薬を用いた口内炎局所治療から，内服薬などを用いた口内炎の治療について概説する．

はじめに

　口腔粘膜は局所刺激が加わりやすいうえに，安静を保ちにくい．このため局所の二次感染が比較的起きやすいといわれている[1)2)]．また，口内炎がストレスや全身疾患および皮膚疾患を反映することによって生じていることもあり，単なる口内炎として経過をみるだけではなく，注意深い治療介入が必要な場合もある．
　難治性の口内炎ではそれぞれの病態に応じて，原因の除去を行うのが最も重要であるが，実臨床においては原因疾患の鑑別に苦慮することがある．また，口内炎によってもたらされた疼痛が原因で食事摂取量の著しい低下をきたすことがある．このことは患者自身の生活の質低下のみではなく，抗がん薬治療などの負荷が強い治療の完遂を阻む恐れもあり，早期に介入することが肝要である．
　本稿では口内炎についての定義と原因，一般的な外用薬を用いた口内炎局所治療から，内服薬などを用いた口内炎の治療について概説する．

口内炎の定義

　高橋[3)]は，一般的に口内炎（舌炎を含む）というものは『口腔粘膜に発赤・腫脹・浮腫・アフタ・びらん・潰瘍・水疱・出血・白苔・角化・肉芽・壊死などを形成するが，奇形や腫瘍などによらない病変』，と定義している．

口内炎の原因

　口内炎の原因（表1）は大きく分けて ① 局所性，② 全身性，③ 原因不明，の3つに分類される[4)]．
　① **局所性**：不正咬合や齲歯による物理的刺激，放射線照射による物理的刺激，細菌・真菌・ウイルスなどの感染による局所刺激によって口内炎が形成される場合．
　② **全身性**：栄養障害やストレス，自己免疫疾患や血液疾患などの全身疾患の部分症状として口内炎が形成される場合．
　③ **原因不明**：その他として，原因不明であるが難治性の再発性アフタ性口内炎および難治性口腔咽頭潰瘍として口内炎が形成される場合．

[*1] Watanabe Takeshi，〒852-8501　長崎市坂本1-7-1　長崎大学病院耳鼻咽喉科・頭頸部外科，講師
[*2] Kaneko Kenichi，同，准教授

表1　口内炎の原因

<局所性>
1. 外傷：物理的刺激(不正咬合・齲歯・義歯など)
　　　　化学的刺激(pH，抗癌剤など)，温度刺激，放射線照射の刺激
2. アレルギー：(歯冠などの金属による)
3. 感染症：細菌感染(梅毒・結核も含む)
　　　　　ウイルス感染(ヘルペス属・エンテロ・麻疹・水痘など)
　　　　　真菌感染(カンジダが多い)

<全身性>
1. 体力低下・ストレス
2. 栄養障害(ビタミンB群・葉酸・鉄・亜鉛などの欠乏)
3. 血液疾患(貧血・無顆粒球症・免疫不全状態)
4. 自己免疫疾患(SLE・天疱瘡・類天疱瘡)
5. 糖尿病
6. その他(Behçet病・潰瘍性大腸炎・クローン病・扁平苔癬・多形滲出性紅斑・多発性血管炎性肉芽腫症など)

<原因不明>
1. 再発性アフタ性口内炎
2. 難治性口腔咽頭潰瘍

(文献4，6より改変)

表2　RASの臨床的特徴

性状	RASの型		
	小アフタ	大アフタ	発疹状アフタ
好発年齢	10歳台	0〜20歳	20歳台
アフタの数	1〜5個	1〜3個	5〜20程度(100まで)
潰瘍の大きさ(mm)	<10	>10	1〜2
罹病期間	7〜14日間	0.5〜3ヶ月間	7〜14日間
瘢痕形成	なし	あり	なし
好発部位	口唇・頬粘膜の非角化粘膜舌背部および舌外側縁.	角化・非角化に関係なく粘膜であればどこでも. 特に軟口蓋に多い.	非角化粘膜であればどこでも. 特に口腔底・舌裏面部に多い.

表3　RASの診断基準と治療

<予測環境因子>	<重要な因子>
・性ホルモン変化	・家族歴
・外傷	・罹病頻度/罹病期間
・薬剤	・潰瘍の個数・場所・大きさ・形
・食物アレルギー	・陰部潰瘍の有無
・栄養状態不良	・皮膚疾患の合併
・ストレス	・消化管障害
・喫煙	・服薬歴
・遺伝的素因	・潰瘍の周堤・辺縁
・免疫学的素因	・周囲の組織の状態
・全身疾患の合併	

<治療方法>
・含嗽　・局所治療(ゲル剤・クリーム・軟膏)　・薬剤の内服投与

難治性の再発性アフタ性口内炎の診断・治療

Tarakjiら[5]は，難治性の再発性アフタ性口内炎(recurrent aphthous stomatitis；以下，RAS)を臨床形態によって大きく小アフタ，大アフタ，発疹状アフタの3種類に分類(表2)し，発症の環境因子，診断のための背景，検査および治療方法を報告している(表3).

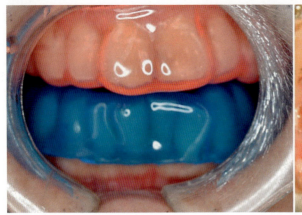 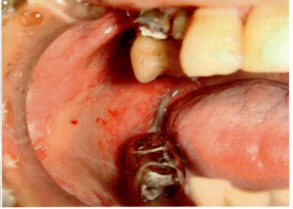

図1.
a：スペーサーを上下の歯に装着したところ
b：金属冠に接した頬粘膜の口腔粘膜炎

口内炎の局所治療

1．前提としての治療

　口内炎の局所治療を行う前に，前提として身体的および精神的なストレスの除去が肝要であり，また生活習慣の是正（偏食を避け喫煙および飲酒を控える，など）や口腔内の清浄化を心がける．含嗽薬としてポビドンヨード含嗽薬（イソジン®ガーグル液7％など）やアズレンスルホン酸ナトリウム含嗽薬（アズノール®うがい薬4％など）を用いた口腔内清浄化が一般的に行われている．歯科医師・歯科衛生士の介入による口腔ケアも有効である[6]．特に頭頸部癌に対する放射線療法や化学療法を行う際には重症の口内炎を伴いやすい．当科では，周術期口腔管理センター所属の歯科医師と連携し，放射線治療で口腔が照射野に入る際には，頬粘膜と歯とに距離を置く目的でスペーサーを作成している（図1-a）．放射線が歯を被覆する金属冠に当たると散乱して頬粘膜が余分な被曝を受けることになり，その結果，口腔粘膜炎が重症化する（図1-b）．それを予防するためにスペーサーを作成し使用している．なお，金属で被覆されていなくてもエナメル質でも散乱するといわれており，歯がある場合はほぼ全例でスペーサーを作成している．

2．外用薬の使い方

　口内炎は疼痛が強く，実際には自発痛よりも接触時の疼痛が強い[1]という性格から，外用薬には疼痛のコントロールも含めた薬剤が望ましいとされる．以下に一般的に使用される外用薬について概説する．

1）局所麻酔薬

　塩酸リドカイン（キシロカイン®）ゼリーやビスカスの局所塗布，ポンプスプレーを用いることがあるが，あくまでも対症的で口内炎自体の消炎を目的としたものではない．

2）口腔内ステロイド薬

　おそらく一番汎用されていると推察される薬剤である．デキサメタゾン製剤（デキサルチン®口腔用軟膏1 mg/g）やトリアムシノロンアセトニド軟膏（ケナログ®口腔内軟膏0.1％）などのステロイド軟膏を1日数回患部に塗布する．貼付薬としてトリアムシノロンアセトニドのパッチ剤（アフタッチ®）もあるが，患者によっては貼付時の疼痛や保持困難から敬遠されがちな薬剤である印象を受けている．

　当科では放射線治療中の口腔内の消炎および疼痛緩和を目的として，デキサルチン®軟膏とオリーブ油を基にした塗布薬（図2）を使用している（以下，デキサルチン・オリーブ塗布薬）．このデキサルチン・オリーブ塗布薬は，オリーブ油の粘性で口腔粘膜によくなじみ，乾燥を避けステロイドの成分が粘膜に保持しやすくなる[7]．放射線照射による口腔粘膜炎は生じることが不可避なので重症化させないことを目標にしている．口腔粘膜に塗布可能なデキサルチン®軟膏はmediumクラ

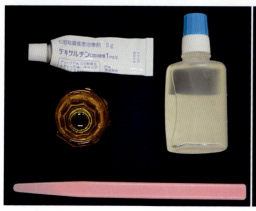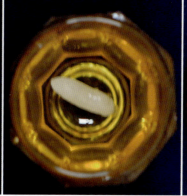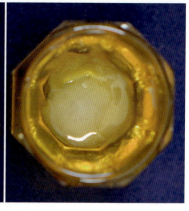

a|b|c　　　　　　　　　　　　　図2.
　　　a：デキサルチン®軟膏とオリーブ油
　　　b：デキサルチン®軟膏にオリーブ油を加えたもの（撹拌前）
　　　c：デキサルチン®軟膏をオリーブ油内で撹拌したところ（オリーブ油で溶解する理由は，
　　　　 軟膏が粘膜へなじみやすくするためと，粘膜の乾燥防止のため）

スのため放射線性口腔粘膜炎の抗炎症作用には限界があり，場合によっては口角炎に適応のあるリンデロン V®軟膏のような，strong クラスを使用することもある．

3）ステロイド含有含嗽薬

清野ら[6]は口腔内の消炎および疼痛緩和を目的として，デスパコーワ®クリームとグリセリンを基にした含嗽薬を使用している（以下，デスパコーワ・グリセリン含嗽薬）．これは，グリセリンの特性である粘稠性および保湿性と，デスパコーワの主成分であるヒドロコルチゾン（抗炎症作用）・ジフェンヒドラミン（抗ヒスタミン作用）・クロルヘキシジンとベンザルコニウム（殺菌消毒作用）が合わさることで粘膜に広範囲かつ長時間作用させることができ，実臨床ではデスパクリーム 1 g・グリセリン 5 ml 混合を 8 倍希釈して 1 日 3～4 回の使用を推奨している．

3．内服薬の使い方

1）漢方薬

口内炎治療における漢方薬で，エビデンスがあるものは半夏瀉心湯である[8,9]．この半夏瀉心湯には抗炎症作用のみではなく，抗菌作用，鎮痛作用，そして抗酸化作用を有し，局所に作用する．内服のみでは効果は薄く，白湯 50～100 ml に半夏瀉心湯 1 包を溶解した懸濁液を毎食後に口腔内でしばらく保持し局所に作用させたあとに服用するように指導する．半夏瀉心湯は白湯でも溶けにくいの

が難点である．その他にも桔梗湯[10]や黄連解毒湯，茵蔯蒿湯[11]などが口内炎に有効であるという報告もあるが，エビデンスはない．

2）粘膜保護薬

通常は胃粘膜保護薬として用いられる薬剤を，口腔内粘膜保護を目的として含嗽を中心に使用する．アルギン酸ナトリウム（アルロイド G®）やポラプレジンク（プロマック®）[7,12]，レバミピド（ムコスタ®）[6,13]を使用した含嗽薬の効果が報告されている．これらの含嗽薬を口内に含むことで直接粘膜に作用させることができ，口腔内粘膜を保護することができる．また，最近では平ら[14]が放射線化学療法中の口内炎に対し，アズレンスルホン酸ナトリウムを用いたアイスボールを口腔内に含むことで粘膜の冷却効果も伴い，患者の QOL を上げている．また，原，諸富らはマレイン酸イルソグラジン（ガスロン®）内服によって口内炎治療に有用性を示したと報告している[15,16]．

3）抗真菌薬

感染症による口内炎のうち，擦ると容易に剥離できる白苔を多数伴う口腔・咽頭カンジダ症は表在性カンジダ症に分類されるために，外用薬での局所治療を行う．使用薬剤としてはアムホテリシン B（ファンギゾン®）シロップで含嗽し，口腔内で保持し局所に作用させたあとに服用する[17]．また，ミコナゾールゲル剤（フロリードゲル口腔用 2%®）の使用も効果的とされる．この薬剤も口腔

内にまんべんなく塗布し，口腔内にできるだけ長く含んだあとに嚥下して使用することが推奨されている[18]．注意点として，ミコナゾールゲル剤はチトクローム P450 との親和性を有するために，ワルファリンカリウム・トリアゾラムなどの併用注意の薬剤があることを念頭において使用するべきである[6)18)]．

おわりに

口内炎を引き起こす疾患は多彩であり，疼痛などにより患者自身の QOL に深くかかわる．まずは適切な診断と原因の除去をすることが大切ではあるが，その次のステップとして対症療法を行うことが重要である．現在知られている方法のすべてがエビデンスに基づくものとはいえないが，日常臨床に応用できるものも多数ある．様々な用途に応じて組み合わせることで症例によっては効果を倍増させることができるため，口内炎の疼痛緩和の方策をたくさん持っておくことが望ましい．

本稿を終えるにあたり，周術期口腔管理センター助教　川下由美子歯科医師に謝辞を述べる．

参考文献

1) 赤木博文，土井　彰，假谷　伸：難治性口内炎. MB ENT, **215**：1-5, 2018.
2) 赤木博文，土井　彰：再発性アフタ性口内炎. MB ENT, **199**：8-12, 2016.
3) 高橋廣臣：口腔疾患・炎症性疾患. 荒牧　元（編）：124-133, CLIENT21　No.13　口腔・咽頭. 中山書店, 2001.
　 Summary　口内炎(舌炎を含む)を定義して病因による分類を行い，病因別の各々の口内炎について，病状，診断法や治療法などを解説している．
4) 稲木勝英，渋谷　清：口内炎の局所療法. JOHNS, **15**：649-654, 1999.
　 Summary　口内炎の病因による分類を行い，基本治療，疾患別局所治療および特に化学療法による口内炎について解説している．
5) Tarakji B, Gazal G, Ali S, et al：Guideline for the Diagnosis and Treatment of Recurrent Aphthous Stomatitis for Dental Practitioners：J Int Oral Health, **7**：74-80, 2015.
6) 清野由輩，山下　拓：口内炎に対する処置.

JOHNS, **34**：795-799, 2018.
　 Summary　口内炎の成因や各種局所治療を概説し，デスパコーワ・グリセリン含嗽薬について紹介している．院内製剤の使用指針についての記載もある．
7) Kawashita Y, Hayashida S, Funahara M, et al：Prophylactic bundle for radiation-induced oral mucositis in oral or oropharyngeal cancer patients. J Cancer Res Ther, **2**(1)：9-13, 2014.
8) 山下　拓：漢方薬を使いこなす〜頭頸部癌〜. 耳喉頭頸, **87**：1114-1120, 2015.
9) Yamashita T, Araki K, Tomifuji M, et al：A traditional Japanese medicine—Hangeshashinto (TJ-14) —alleviates chemoradiation-induced mucositis and improves rates of treatment completion. Support Care Cancer, **23**：29-35, 2015.
10) 田中ふみ，井上潤一，中村武人ほか：桔梗湯により放射線照射による食道炎・喉頭炎，口内炎の痛みを緩和できた2症例．日本ペインクリニック学会誌, **24**：341-344, 2017.
11) 米永一理：漢方薬の使い方　各論：口内炎・舌痛症に使える漢方薬の特徴．The Quintessence, **37**：854-3855, 2018.
12) 仲盛健治，砂川　元，平塚博義ほか：化学放射線療法による口内炎に対する各種含嗽剤の応用．日口腫瘍, **16**：49-55, 2004.
13) 河田圭司，花輪剛久，中島新一郎：患者の QOL 向上と薬剤師の関わり　院内製剤　口内炎発症予防を目的としたレバミピド含嗽液の使用経験．医薬ジャーナル, **37**：1610-1618, 2001.
14) 平　亜樹子，内　洋子：頭頸部癌放射線治療における口腔ケアの充実と冷却効果の有効性　アズレンスルホン酸ナトリウムアイスボールの導入．日本看護学会論文集：成人看護Ⅱ, **41**：57-59, 2011.
15) 原　歩，三浦聡之，新井　潤ほか：再発性アフタ性口内炎におけるマレイン酸イルソグラジンの効果的な投与法の検討と治癒機転の内視鏡的観察．Ther Res, **21**：385-392, 2000.
16) 諸富伸夫：私の処方箋　口内炎．Modern Physician, **38**：595, 2018.
17) 赤木博文：口内炎・舌炎．JOHNS, **27**：1406-1407, 2011.
　 Summary　口内炎を病因・罹患部位・臨床形態的病型によって分類し，治療法のうち，特に薬物療法における処方例を提示した．
18) 岸本裕充：最近話題の皮膚疾患 口内炎を見直す　外用薬の適正な使用のために．臨床皮膚科, **63**：22-25, 2009.

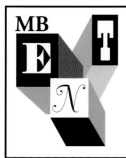

◆特集・耳鼻咽喉科医が頻用する内服・外用薬―選び方・上手な使い方―

Ⅲ．口腔咽喉頭疾患
2．口腔・咽頭真菌症に対する内服・外用薬の使い方

鈴木真輔*

Key words：口腔・咽頭真菌症（oropharyngeal mycosis），口腔カンジダ症（oral candidiasis），真菌症（mycosis），カンジダ症（candidiasis），日和見感染症（opportunistic infection），高齢者（elderly）

Abstract 真菌は口腔咽頭の常在菌であるが，免疫状態の変化などの患者背景に伴い日和見感染的に口腔・咽頭真菌症を発症する．発症には疾患による免疫不全状態のみでなく，口腔乾燥や義歯の使用，薬剤などが原因となることがある．近年，様々な合併症を有する高齢者の増加に伴い，口腔・咽頭真菌症は増加傾向にあり，臨床現場における重要性が高まっている．
口腔真菌症の多くはカンジダ属によるものであり，特に*Candida albicans*がその大部分を占める．口腔カンジダ症は典型的な白斑を伴う急性病変（鵞口瘡）以外にも多彩な臨床像を呈することから，それらの特徴を理解する必要がある．また，表在性真菌症である口腔カンジダ症の治療では局所に対する外用薬が主体となるが，治療にあたってはそれぞれの薬剤の利点を生かす選択が重要である．

はじめに

真菌は口腔咽頭の常在菌として存在し，約600種の細菌とともに100種の真菌が口内菌叢を形成している[1]．

この真菌類は一般に病原性は低いが，様々な原因から局所あるいは全身の抵抗力が低下した際に日和見感染症としての病原性を示す．

最近では高齢化によるADL（日常生活動作）や口腔機能の低下の他，多種多様な基礎疾患をもつ患者の増加に伴い，口腔・咽頭真菌症の増加傾向が指摘されている[2]．

本稿では，口腔・咽頭真菌症，特に臨床的に最も重要である口腔カンジダ症の特徴と治療について概説する．

背 景

口腔・咽頭真菌症の原因としてはカンジダ属が最も多く，その種類は約150種が知られる．この中でも口腔カンジダ症の主な原因となるのは*Candida albicans*であり，その検出率は健常な成人においても30～45％とされる[3]（表1）．通常これらの*C. albicans*は常在菌として病原性を持たないが，様々な要因を背景として病原性を示し，口腔カンジダ症の原因の50～90％以上を占めるとされる[4)5]．

カンジダ属ではこの他*C. glabrata*, *C. guillier-*

表1．*C. albicans* 口腔保菌率

対象	*C. albicans* 口腔保菌率
新生児	45％
健康な小児	45～65％
健康な成人	30～45％
義歯使用者	50～65％
長期入院患者	65～88％
急性白血病患者（化学療法中）	約90％
HIV感染者	約95％

（文献3より）

---

* Suzuki Shinsuke，〒010-8543 秋田市本道1-1-1 秋田大学医学部耳鼻咽喉科・頭頸部外科学，准教授

表 2. 口腔カンジダ症の背景因子

局所的因子	全身的因子
局所防御機能の障害	全身防御機能の障害
唾液分泌低下	免疫抑制剤の使用
喫煙	内分泌障害(糖尿病)
粘膜萎縮	栄養失調
粘膜病変(口腔扁平苔癬)	悪性腫瘍
局所薬剤(ステロイド吸入・塗布)	抗菌薬使用
血流低下(放射線治療)	免疫不全状態
口腔不衛生	：先天的
義歯	DiGeorge 症候群
口腔細菌叢の変化や未熟さ	ミエロペルオキシダーゼ欠損症
	Chediak-Higashi 症候群　など
	：後天的
	HIV 感染/AIDS

(文献 6 より改変)

表 3. 口腔カンジダ症

急性	偽膜性
	萎縮性
慢性	肥厚性
	萎縮性
	偽膜性
関連病変	義歯性口内炎
	口角口唇炎
	正中菱形舌炎

(文献 6 より改変)

mondii, C. krusei, C. lusitaniae, C. parapsilosis, C. pseudotropicalis, C. stellatoidea および *C. tropicalis* が原因となりうるとされるが，最近ではこれらの *C. albicans* 以外のカンジダ属による口腔カンジダ症の増加も指摘されている[6]．

　口腔カンジダ症の危険因子としては，局所的な因子と全身にかかわる因子に大別される．

　局所的危険因子として，唾液分泌低下(頭頸部癌に対する放射線治療歴，シェーグレン症候群，高齢者)，義歯装着，薬剤(口腔咽頭局所へのステロイド使用：吸入，軟膏)，喫煙などが挙げられる．また，全身的な危険因子としては，年齢，栄養不良，薬剤(免疫抑制薬，抗菌薬の長期投与)，内分泌障害(糖尿病，クッシング病)，免疫不全(AIDS)，悪性腫瘍などが挙げられる(表2)．

　小児においては先天性疾患などによる免疫不全，また抗がん薬使用などの症例の他，ステロイド薬の吸入による口腔・咽頭カンジダ症が問題となることがある．ステロイドは様々なサイトカインやケモカインの産生を抑制し，組織マクロファージなどによるカンジダの貪食を抑制する可能性が指摘されている．このため，吸入後には洗口や含嗽で口腔や咽頭に存在するステロイドを洗い流すことなどの指導も有効とされる[7]．

症状・分類

　真菌症は病変部位により表在性と深在性に分類

される．深在性真菌症は多くの場合，免疫不全状態における日和見感染症として発症するが，病変が口腔咽頭粘膜に限局する口腔・咽頭カンジダ症は表在性真菌症に分類され，免疫不全状態でない場合でも発症する．

　口腔カンジダでは口の中や舌がヒリヒリ痛む，口の中の違和感，味覚異常などの症状を訴えることがあるが，客観的所見が乏しく激しい症状を伴わないこともある[8]．一方，自覚的症状が乏しいこともあり，この場合には局所の臨床像による肉眼的な診断が重要となる．本邦ではこの臨床像から分類がなされるが，大きく，急性，慢性およびカンジダ関連病変に大別される(表3)．

　急性型としては偽膜性と萎縮性がある．急性偽膜性カンジダ症はいわゆる鵞口瘡であり，口蓋，頬，舌，歯肉粘膜に点状，斑状の白色偽膜を呈する．この偽膜は容易に剥離が可能であり，これがはがれるとびらんや発赤が認められる．

　慢性型では肥厚性と萎縮性がある．前者は稀な

疾患であるが，偽膜が厚くなり白斑化し，病変部を拭っても偽膜は取れない．萎縮性では病変部は周囲の粘膜に比較して赤くなっており，疼痛や灼熱感が強い傾向にある．また，痛みは安静時よりも摂食時に強いとされる[8]．

また，口腔カンジダ症の関連疾患として，カンジダ性口角炎・口唇カンジダ症，正中菱形舌炎，義歯性カンジダ症（紅斑性カンジダ症），カンジダ性難治性潰瘍がある．

血液疾患，HIV 感染，臓器移植後などの免疫機能が低下している例では，口腔・咽頭カンジダ症が食道へ進展し嚥下時痛や嚥下障害が増悪することもあるが，通常，口腔・咽頭カンジダ症がカンジダ血症などの深在性真菌症に発展することはないとされる[9]．

診　断

診断には局所所見が重要であり，典型的な例では白苔や黄白色の菌塊が付着する．ただし，赤くびらん状になり白色病変を認めない場合もあるため注意する．

菌体の検出法には，主に培養検査と塗抹標本による病理学的診断がある．

培養で真菌を検出する場合，一部の菌種をのぞいて通常の分離用培地で発育するが，クロモアガーカンジダ培地などの真菌分離培地を用いることによりコロニー数と菌種の確認を行うことが可能である．

これに対して病理学的検査では擦過した標本の直接検鏡法と病理組織学的検査がある．直接検鏡による場合は KOH 法が簡便で迅速である[9]．また，塗抹標本では病変部位を擦過し染色を行うが，通常用いられる HE 染色ではカンジダを含め多くの真菌は染色されない．PAS 染色，グラム染色，Grocott 染色などを用い，カンジダの仮性菌糸や酵母を確認する[10]．

ただし，真菌は前述の如く健常人の口腔内にも存在することから，いずれの検査法で真菌が検出されても，真菌の検出がすなわち真菌症とは断定

できない点に注意が必要である．症状，局所所見，治療効果などからの総合的判定が重要である．

発熱などの全身症状を伴う場合には，深在性真菌症を疑い β-D グルカンや真菌抗体価を測定する．ただし，β-D グルカンは真菌の膜成分であるが，感度，特異度も高くなく，陽性にならない菌も存在するためこの検査のみで深在性真菌症を否定することはできない[11]．

また，補助的血清診断は主として早期診断を目的とした深在性真菌症の診断に用いられるもので，通常は表在性カンジダ症における有用性に関する報告はないとされる[9]．

治　療

治療において重要なことは，抗真菌薬の使用と同時に原因となる背景因子の改善である．糖尿病などの既往症などの他，抗菌薬やステロイド薬の全身あるいは局所への使用の有無についての確認も欠かせない．義歯や口腔内の不衛生がある場合や口腔乾燥が認められる症例では，口腔ケアや保湿が必要である．口腔ケアではブラッシングによる口腔清掃の他，ポビドンヨード含嗽液による治療効果の報告もある[12][13]．

真菌症の薬物治療は局所療法と全身療法があるが，口腔咽頭領域ではほとんどが表在性感染であるため，抗真菌薬による局所療法が基本である（表4）．なお，抗菌薬にあたっては，肝障害，腎障害の有無を確認すると同時に，併用禁忌薬（ワルファリン，トリアゾラム，シンバスタチンなど）への注意が必要である．

1．局所療法（表4）

1）ミコナゾール（フロリードゲル経口用）

ゲル剤であり口内に停滞しやすい．口腔内にまんべんなく塗布するか，病変が広範な場合には口腔内にできるだけ長く保持したのちに少量ずつ嚥下する．コンプライアンスが低い場合には，「吐き出し法」の有効性も報告されている[14]．本剤はチトクロム P450 に親和性があるため併用薬剤に注意が必要であり，ワルファリン，トリアゾラムな

表 4. 口腔カンジダ症に対する局所療法剤

一般名	商品名	効能・効果	用法・用量
ミコナゾール	フロリードゲル経口用 2%	口腔カンジダ症，ほか	・1日200～400 mg（ミコナゾールゲル10～20 g）を 4 回（毎食後および就寝前）に分け，口腔内にまんべんなく塗布する． ・病巣が広範囲に存在する場合には，口腔内にできるだけ長く含んだ後，嚥下する．
アムホテリシン B	ファンギゾンシロップ 100 mg/ml	消化管におけるカンジダ異常増殖	・通常小児に対し 1 回 0.5～1 ml（アムホテリシン B として 50～100 mg（力価））を 1 日 2～4 回食後経口投与する． ・舌で患部に広く行きわたらせ，できるだけ長く含んだ後，嚥下させる．
イトラコナゾール	イトリゾール内用液 1%	口腔咽頭カンジダ症，ほか	・20 ml（イトラコナゾールとして200 mg）を1日1回空腹時に経口投与する． ・数秒間口に含み，口腔内に薬剤を行きわたらせた後に嚥下する．
クロトリマゾール	エンペシドトローチ 10 mg	HIV 感染症患者における口腔カンジダ症	・通常，成人には 1 回 1 錠（クロトリマゾールとして 10 mg）を 1 日 5 回口腔内投与する（起床から就寝までの間に，3～4 時間毎に使用する）． ・口腔内で唾液により徐々に溶解しながら用いるもので，噛み砕いたり，呑み込んだり，強くしゃぶったりせずに，完全に溶解するまで口腔内に留めて使用する．

どとの併用が禁忌である．

2）アムホテリシン B シロップ（ファンギゾンシロップ）

シロップ剤であり，口腔内に含ませ，患部に広く行きわたらせた後に嚥下する．内服薬であるが，消化管からほとんど吸収されないため副作用の危険性が低く比較的安全に使用できる．その反面，全身性の真菌感染症に対しては無効である．

3）イトラコナゾール（イトリゾール内用液）

消化管から吸収され全身に移行するため，口腔粘膜に対する直接作用の他，深在性真菌症にも効果がある．本薬剤はCYP3A4に対する阻害作用のため，併用薬剤に注意が必要である．

4）クロトリマゾール（エンペシドトローチ）

アズール系薬剤．適応はHIV感染症患者における口腔カンジダに限られる．

2．全身療法

免疫不全状態の患者や，深在性カンジダの患者，また表在性であっても局所療法の効果が得られにくい慢性肥厚性カンジダ症では抗真菌薬の経口あるいは点滴静注による投与が行われる[15]．経口薬としてアムホテリシン B，イトラコナゾール，フルコナゾール，注射剤としてアムホテリシン B，フルコナゾール，ミコナゾール，ミカファ

ンギンナトリウムなどが使用されている．抗真菌薬は腎機能障害の副作用が強いため，全身投与では十分な注意が必要である．

まとめ

近年，口腔カンジダ症は高齢者の増加をその一因として増加傾向にあり，臨床現場における重要性が増している．口腔カンジダ症は多彩な臨床像を呈するため，所見が乏しい場合であっても口腔内の症状を訴える患者にはカンジダ症を念頭におく必要がある．また，治療にあたっては適切な薬剤選択のみならず，原因となる疾患や背景の確認と対策が欠かせない．

参考文献

1) Peters BA, Wu J, Hayes RB, et al：The oral fungal mycobiome：characteristics and relation to periodontitis in a pilot study. BMC Microbiol, **17**：157, 2017.

2) Arendrup MC, Fuursted K, Gahrn-Hansen B, et al：Seminational surveillance of fungemia in Denmark：notably high rates of fungemia and numbers of isolates with reduced azole susceptibility. J Clin Microbiol, **43**：4434-4440, 2005.

3) Akpan A, Morgan R：Oral candidiasis. Post-

grad Med J, **78**：455-459, 2002.

4）Garcia-Cuesta C, Sarrion-Pérez M-G, Bagán JV：Current treatment of oral candidiasis：A literature review. J Clin Exp Dent, **6**：e576-582, 2014.
Summary 口腔カンジダ症の治療について，文献調査を通じた詳細な検討がなされている.

5）鈴木幹夫，喜友名朝則：特徴的な病変 真菌症. JOHNS, **23**：1795-1798, 2007.

6）Patil S, Rao RS, Majumdar B et al：Clinical Appearance of Oral Candida Infection and Therapeutic Strategies. Front Microbiol, **6**：1391, 2015.
Summary 口腔カンジダ症の疫学，背景，臨床像および治療法などに関して詳細な解説がなされている.

7）南部光彦：アレルギー疾患に伴う真菌感染症 おもに吸入ステロイド療法に伴う口腔，咽頭，食道カンジダ症について. 小児内科, **46**：1752-1756, 2014.
Summary 吸入ステロイド療法に伴う口腔，咽頭，食道カンジダ症の基礎的病態から，その予防法や治療について詳細な解説がなされている.

8）北川善政：口腔咽頭カンジダ症治療の新たな選択肢（第1回）口腔カンジダ症とは. 感染と抗菌薬, **20**：315-321, 2017.

9）加瀬康弘：病原体をマスターする 真菌症 カンジダ. 耳喉頭頸, **83**：136-140, 2011.

10）本田耕平，石川和夫：口腔真菌症. 耳喉・頭頸, **79**：2017-320, 2007.

11）高倉俊二：抗真菌薬の使い方. Medicina（B Aires）, **47**：663-668, 2007.

12）吉川裕子，寺井陽彦，西川美幸ほか：口腔カンジダ症に対して「ポビドンヨード・マウスホールド法」による口腔ケアが奏功した2例. 日本口腔ケア学会雑誌, **11**：30-33, 2016.

13）笹岡邦典，茂木健司，神野恵治ほか：各種口腔ケアの効果に関する検討―口腔常在菌数を指標として―. 北関東医学, **58**：147-151, 2008.

14）田中久夫：口腔真菌症に対するフロリードゲル経口用の使用経験 嚥下法と吐き出し法の比較. Prog Med, **17**：1442-1446, 1997.
Summary フロリードゲルの「吐き出し法」がもたらすコンプライアンスの向上と，良好な臨床効果について報告している.

15）平林まり，丹生健一：症状からみた感染症の診断と治療 口内痛. JOHNS, **21**：207-209, 2005.

好評書籍

みみ・はな・のど
感染症への上手な抗菌薬の使い方
―知りたい、知っておきたい、知っておくべき使い方―

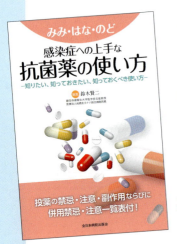

編集／鈴木　賢二
藤田保健衛生大学医学部名誉教授
医療法人尚徳会ヨナハ総合病院院長

B5判　136頁　定価（本体価格 5,200 円＋税）　2016 年 4 月発行

耳鼻咽喉科領域の主な感染症における抗菌薬の使用法について、使用にあたり考慮すべき点、疾患の概念、診断、治療等を交えながら、各分野のエキスパート達が詳しく解説！

**投薬の禁忌・注意・副作用
ならびに併用禁忌・注意一覧付き！！**

目　次

Ⅰ　これだけは"知りたい"抗菌薬の使い方
1．PK/PD を考慮した使い方
2．耳鼻咽喉科領域の感染症治療薬と併用薬との薬物相互作用
3．乳幼児・小児への使い方
4．高齢者への使い方
5．妊婦，授乳婦への使い方
6．肝腎機能を考慮した使い方

Ⅱ　これだけは"知っておきたい"抗菌薬の使い方
1．慢性中耳炎
2．慢性鼻副鼻腔炎
3．慢性扁桃炎，習慣性扁桃炎
4．咽喉頭炎
5．唾液腺炎

Ⅲ　これだけは"知っておくべき"抗菌薬の使い方
1．急性中耳炎
2．急性鼻副鼻腔炎
3．急性扁桃炎
4．扁桃周囲炎，扁桃周囲膿瘍
5．喉頭蓋炎
6．蜂窩織炎
7．深頸部膿瘍

投薬の禁忌・注意・副作用
　ならびに併用禁忌・注意一覧

 全日本病院出版会
〒113-0033　東京都文京区本郷 3-16-4　Tel：03-5689-5989
http://www.zenniti.com　　　　　　　　Fax：03-5689-8030

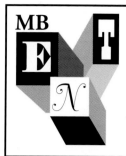

◆特集・耳鼻咽喉科医が頻用する内服・外用薬―選び方・上手な使い方―

Ⅲ. 口腔咽喉頭疾患
3. 口腔乾燥症に対する内服・外用薬の使い方

高野賢一*

Key words：口腔乾燥症(dry mouth, xerostomia)，コリン作動薬(cholinergic drug)，漢方薬(herbal medicine)，人工唾液(artificial saliva)，口腔保湿剤(oral moisturizer)

Abstract 口腔乾燥症は高齢化社会，ストレス社会にあって，その患者数は増加傾向にある．口腔乾燥症は唾液分泌量の低下を伴うものと，唾液分泌量にかかわらず乾燥症状を訴えるものがあるが，その背景や原因疾患は多様であり，丁寧な問診と検査によって診断を行い，適切な薬剤を使用する．口腔乾燥症に用いられる治療薬は，コリン作動薬(塩酸セビメリン，塩酸ピロカルピン)，漢方薬(五苓散，白虎加人参湯など)，人工唾液などが挙げられる．コリン作動薬はその副作用が問題となることが多く，少量から開始したり，他剤に変更したりする工夫が求められる．市販化されている口腔保湿剤なども組み合わせて，患者の症状や嗜好に合わせて使用することも勧められる．

はじめに

口腔乾燥症(ドライマウス)は，唾液分泌低下や口腔粘膜の水分喪失に伴い生じる症状の総称であり，超高齢社会を迎えた今日，その患者数も増加している．その罹患率は高齢者の約1～4割とも報告されている[1]．口腔乾燥症の定義は，狭義として唾液分泌量が低下している唾液分泌低下症と，広義として唾液分泌が低下していないにもかかわらず乾燥感を呈する2つがある．原因疾患も多様で，患者のQOLにも大きく影響することが多いため，耳鼻咽喉科医として適切な診断と対応が求められる．本稿では，口腔乾燥症について，その原因と検査法，実際の薬物療法を中心とした治療法について概説する．

口腔乾燥症の原因と診断

1. 原因

口腔乾燥症の病態は多様であり，その原因も多岐にわたる[2]．そのため，時に診断に苦慮することも少なくない．欧米では唾液分泌低下を認める"hypo salivation"，唾液分泌量にかかわらず口腔乾燥感を強く訴える"xerostomia"と区別している．口腔乾燥症をきたす主な原因を表1にまとめるが，医原性，自己免疫性疾患などの全身的要因，精神神経疾患などに大別される．患者相は60歳以降の女性が多く，原因の頻度としては大学病院などではシェーグレン症候群が高く，市中病院や診療所などでは高齢者の薬剤性および摂食・咀嚼機能低下による廃用性の口腔乾燥症が多い[3]．原因薬剤としては，抗コリン作用をもつ抗パーキンソン病薬，抗アレルギー薬，抗うつ薬，抗精神病薬，尿失禁治療薬などをはじめ，降圧薬，高脂血症治療薬，胃潰瘍治療薬なども挙げられる．また，薬剤の種類にかかわらず，多剤併用でも口腔乾燥を呈することがあり，最近増える傾向にある．

2. 診断

まずは問診が重要となる．糖尿病などの全身合併症の有無，使用している薬剤，喫煙・飲酒の有無，閉経，ストレス，放射線治療などの治療既往

* Takano Kenichi, 〒060-8556 北海道札幌市中央区南1条西16丁目 札幌医科大学耳鼻咽喉科，教授

表 1. 口腔乾燥症の主な原因

1. **医原性**
    薬剤性(抗コリン薬, 抗アレルギー薬, 抗うつ薬, 降圧薬, 抗パーキンソン病薬など)
    多剤併用
    頭頸部癌放射線治療
    移植片対宿主病
    アイソトープ治療
    外科的外傷
2. **筋骨格系疾患**
    膠原病(Sjögren 症候群, 関節リウマチ, 全身性エリテマトーデス, 強皮症, 混合性結合組織病)
3. **神経系疾患**
    中枢外傷, 脳性麻痺, ベル麻痺, パーキンソン病, アルツハイマー病, 自律神経障害(ホームズ・アディー症候群など)
4. **消化器系疾患**
    クローン病, 潰瘍性大腸炎, セリアック病, 自己免疫性肝炎
5. **内分泌系疾患**
    1 型および 2 型糖尿病(特にコントロール不良例), 甲状腺機能亢進症, 甲状腺機能低下症, クッシング症候群, アジソン病
6. **感染症**
    耳下腺炎, HIV/AIDS, C 型肝炎, EB ウイルス感染, 結核, 細菌性唾液腺炎
7. **遺伝性疾患**
    唾液腺無形成, 嚢胞性線維症, 無汗(低汗)性外胚葉形成不全症, プラダー・ウィリ症候群
8. **摂食障害**
    拒食症, 過食症
9. **その他**
    鬱, ストレス, 不安, 脱水, ビタミン・ミネラル欠乏, 口呼吸

(文献 2 より引用改変)

表 2. 唾液分泌量測定検査

検査目的	検査法		異常値
刺激時の分泌能	ガムテスト	ガムを 10 分間噛み, 唾液をコップなどに集め測定	10 ml/10 分 以下
	サクソンテスト	乾燥したガーゼを 2 分間噛み, 前後の重量差を測定	2 g/2 分 以下
	酒石酸刺激法	1/4 M 酒石酸 2 ml を舌背に散布し 2 分後に吐唾, さらに 8 分間随時吐唾し, 計 10 分間の分泌量を測定	5 ml 以下
安静時の分泌能	吐唾法	安静状態で 10 分間, 口腔内にたまった唾液をコップなどに吐き出し, 泡を除いた量を測定	1 ml/10 分 以下

について詳細に問診を行う. 口腔乾燥症状については, 感じる時間帯や普段の対処法, 付随症状(痛み, 痺れ, 口臭, 味覚障害, 咀嚼・嚥下障害, 構語・発声障害など)についても問診する. 摂食時の乾燥感, 口唇乾燥感などの 11 項目について 5 段階で回答する xerostomia inventory(XI)[4]や, 会話時の乾燥感や咀嚼・嚥下時の困難感などを問診する xerostomia questionnaire(XQ)[5]などを用いてもよい.

視診では, 口腔・咽頭粘膜の乾燥状態, 舌の状態(色調, 大きさ, 舌炎や舌乳頭萎縮の有無, 舌苔の性状など), 唾液性状(耳下腺や顎下腺マッサー

ジによる唾液流出), 齲歯・歯周病の有無などを観察する.

唾液分泌量の検査法を表 2 にまとめる. 刺激時唾液量の測定法には, ガムテスト, サクソンテスト, 酒石酸刺激法があり, それぞれの特徴を理解したうえで行いたい. 安静時唾液量の測定は吐唾法が一般的であり, シェーグレン症候群の診断基準に従い, 1 ml/10 分以下を異常値とすることが多い. 唾液分泌量は様々な因子で変動することが知られており, 例えば日内変動であれば 15 時頃に唾液分泌量が最大となり, 季節変動であれば冬季より夏季に減少する[7]. もちろん摂食の影響もあ

表 3. Rubin-Holt による唾液腺造影像のグレード分類

Stage 1（Punctate）	腺内に 1 mm 以下の点状陰影が散在性に認められる
Stage 2（Globular）	腺内に 1～2 mm 程度の顆粒状陰影が散在性に認められる
Stage 3（Cavitary）	顆粒状陰影の大きさや分布がより不均一となり，嚢胞状拡張を呈する
Stage 4（Destructive）	腺実質内に造影剤が漏洩したような破壊像を呈する

るので，摂食前後 1 時間程度は検査を避け，また検査日や時間を変えて複数回行うことも望ましい.

画像検査としては，唾液腺造影，唾液腺シンチグラフィ（^{99m}Tc^{O4-}シンチグラフィ），CT 検査，MRI 検査，超音波検査が挙げられる．唾液腺造影は，唾液腺管開口部からヨード造影剤を注入し X 線撮影を行う．比較的簡便な検査であり，シェーグレン症候群では apple tree appearance といわれる特徴的な顆粒状陰影と造影剤排出遅延が認められ，グレード分類として Rubin-Holt による分類が有名である（表3）．唾液腺シンチグラフィは，^{99m}Tc^{O4-}を静脈内投与後，集積とクエン酸などによる刺激後の排出を経時的に評価する検査で，シェーグレン症候群の診断基準に含まれている.

シェーグレン症候群の診断目的に，血液検査（抗 SS-A 抗体や抗 SS-B 抗体測定）や口唇生検を行うことも多い．抗 SS-A 抗体はシェーグレン症候群の約 70％で検出されるが，他の膠原病でも陽性となることがあるため注意を要する．一方，抗 SS-B 抗体はシェーグレン症候群患者における陽性率が約 30％と感度は低いものの，他の膠原病で陽性となることが少なく，疾患特異度は高い．通常，抗 SS-A 抗体と同時に陽性となる．抗 SS-A 抗体陽性の場合は，抗 SS-B 抗体を測定するのが望ましい[8].

口腔乾燥症に対する治療薬

1．内服薬

唾液分泌促進薬は唾液腺腺房細胞にあるムスカリン受容体サブタイプの M3 刺激によって唾液分泌を促す薬剤である．ピロカルピン塩酸塩（サラジェン®）とセビメリン塩酸塩水和物（エボザック®，サリグレン®）があり，前者は放射線治療に伴う口腔乾燥症とシェーグレン症候群に，後者はシェーグレン症候群に保険適用がある．これらの唾液分泌促進薬の効果であるが，塩酸ピロカルピンの試験において，約 5 割の有効率が得られ，用量依存性ではなく，効果発現まで12週間以内の期間とされている[6]．また，重篤な虚血性心疾患，

気管支喘息などがある場合は禁忌であるため注意する．さらに，発汗，動悸，吐気などの消化器症状，心迫数低下，頻尿などの副作用が問題となることが多い．これは M3 受容体が唾液腺以外の全身の外分泌腺や平滑筋に分布するためである．塩酸ピロカルピンでは消化器症状の副作用頻度が比較的高く，一方で塩酸セビメリンでは発汗の副作用頻度が高いとされる[3]．唾液分泌促進薬は副作用により投与を断念せざるを得ないことも少なく，あらかじめ患者に説明する必要のうえ，常用量の半量程度から投与開始し，効果や副作用の状態をみながら投与量を調節していくのもよい[9]．また，2 種類の唾液分泌促進薬は副作用の出現頻度が異なるため，もう一方の種類に変更することも有効な場合がある．消化器症状の副作用には，H$_2$ 受容体遮断薬であるニザチジン（アシノン®）が副交感神経終末でのコリンエステラーゼ阻害作用によってアセチルコリン濃度を上昇させ，唾液分泌促進作用をもつので，併用するのによい．その他，保険適用はないが，塩酸アンブロキソール（ムコソルバン®）や塩酸ブロムヘキシン（ビソルボン®）が口内粘稠感の改善に効果がある場合がある.

塩酸セビメリン，塩酸ピロカルピンには口腔内リンス法もある．これは塩酸セビメリン 3 カプセル（150 mg）の内容，もしくは塩酸ピロカルピン 3 錠（15 mg）を水 150 ml に混ぜ，口渇時に 10～15 ml を口内に含み，約 2 分後に吐き出す方法がある．保険適用外にはなるが，副作用を軽減でき，合併症がある患者でも安全に投与可能である.

口腔乾燥症には，東洋医学的アプローチも有効である．詳細は成書を参照いただきたいが，「口渇」に保険適用があり，口腔乾燥症状に効果が期

表 4. 口腔乾燥症に対して処方される主な薬剤

	一般名	商品名	用法	特徴など
コリン作動薬	塩酸セビメリン	エボザック® サリグレン®	30 mg/回 1 日 3 回食後	適応：シェーグレン症候群 唾液腺の M3 受容体を刺激して唾液分泌を促す. 服用1～2時間後に効果が認められる. 長期投与により唾液分泌量が期待できる.
	塩酸ピロカルピン	サラジェン®	5 mg/回 1 日 3 回食後	適応：シェーグレン症候群および頭頸部の放射線治療に伴う口腔乾燥症状 唾液腺の M3 受容体を刺激して唾液分泌を促す.
漢方薬	五苓散		7.5 g/日を 1 日 2～3 回，食前または食間に分服	利水剤で体内の水分を整える作用がある.
	白虎加人参湯			清熱剤で体にほてりがある場合に使用. 糖尿病，シェーグレン症候群，放射線治療などによる口腔乾燥症に有効.
	麦門冬湯		9 g/日を 1 日 2～3 回，食前または食間に分服	滋陰剤で脱水症状に対して正常に戻す作用がある. シェーグレン症候群患者の唾液分泌を増加させ，口腔乾燥症状に比較的高い有効性を示す.
H₂受容体遮断薬	ニザチジン	アシノン®	300 mg/回　就寝前，または 150 mg/回 1 日 2 回，朝・就寝前	副交感神経終末でのコリンエステラーゼ阻害作用により，アセチルコリン濃度を上昇させ，唾液分泌を促す. 保険適用外.
気道粘液溶解薬	塩酸アンブロキソール	ムコソルバン® ムコソルバン L カプセル®	錠：15～30 mg/回，1日 3 回 カプセル：45 mg/回，1 日 1 回	口腔内粘稠感の改善が期待できる場合がある. 保険適用外.
	塩酸ブロムヘキシン	ビソルボン®	4～8 mg/回　1 日3 回，食間または食後	
人工唾液	塩化 Na，塩化 K，塩化 Ca，塩化 Mg，リン酸二 K 等	サリベート®	1～2 秒/回 4～5 回/日 口腔内に噴霧	適応：シェーグレン症候群および頭頸部の放射線治療に伴う口腔乾燥症状 エアゾール製剤.

待できる代表的薬剤として五苓散，白虎加人参湯が挙げられ，保険適用はないが麦門冬湯の有効性も示されている. 利水剤である五苓散には，体内の水分バランスを整える作用がある. 清熱剤である白虎加人参湯は，体のほてりや疲れやすい，多汗，脱水症状や寒気などを訴える患者によい. 滋陰剤である麦門冬湯は，脱水症状に対して正常に戻す作用があり，痩せていて水気の少ない人で，のどの乾きを伴うような患者によいとされる.

2. 外用薬

口腔内保湿効果を期待して，スプレー式，ジェル，洗口液に大別される. スプレー式は口腔内に直接噴霧するもので，人工唾液（サリベート®）が挙げられる. 簡便に使用でき，さっぱり感がある一方で，効果持続時間が短い短所がある.

ジェルおよび洗口液は，現在多くの種類が複数のメーカーから市販されている. ジェルタイプは

1 cm 程度を舌にのせ，舌で口腔全体に塗布する. 粘性が高いので効果持続時間が比較的長いが，口腔内のいわゆるネバネバ感を訴える患者には不向きである. 洗口液は 1 日数回含嗽するもので，アルコール成分を含まず刺激が少ないため，口の中がしみる症状を呈する患者によい.

外用薬は患者の乾燥症状や付随症状，嗜好などを考慮して選択し，複数の保湿剤を組み合わせることも有用である. また，ステロイド軟膏剤が処方されていることが時々見受けられるが，唾液分泌低下がある場合などは口腔カンジダ症を発症しやすいため，安易にステロイド薬を投与しないよう留意したい.

おわりに

口腔乾燥症に対する主な処方薬を表4にまとめる. それぞれに特徴があるため，患者の症状や病

態に合わせて，上手に処方したい．超高齢社会の到来に加え，ストレス社会ともいえる現代において，口腔乾燥症患者は今後も増加し続けることが予想される．口腔乾燥症の背景となる疾患や病態は多岐にわたり，医家として口腔咽頭領域の専門家である耳鼻咽喉科医の役割はさらに増していくものと考える．

文　献

1) Thomson WM：Issues in the epidemiological investigation of dry mouth. Gerodontology, **22**：65-76, 2005.

2) Pedersen AML, Sorensen CE, Proctor GB：Salivary secretion in health and disease. J Oral Rehabil, **45**：730-746, 2018.
　　Summary　唾液腺における唾液分泌の生理学および分泌機能低下の病態について，総説として詳しくまとめられている．

3) 山村幸江：ドライマウスの診かた．口咽科，**29**：91-98, 2016.

4) Thomson WM, Chalmers JM, Spencer AJ, et al：The Xerostomia Inventory：a multi-item approach to measuring dry mouth. Community Dent Health, **16**：12-17, 1999.

5) Eisbruch A, Kim HM, Terrell JE, et al：Xerostomia and its predictors following parotid-sparing irradiation of head-and-neck cancer. Int J Radiat Oncol Biol Phys, **50**：695-704, 2001.

6) Davies AN, Shorthose K：Parasympathomimetic drugs for the treatment of salivary gland dysfunction due to radiotherapy. Cochrane Database Syst Rev, **18**：3, 2007.

7) Navazesh M：Methods for collecting saliva. Ann NY Acad Sci, **694**：72-77, 1993.

8) 高野賢一：口腔・咽頭・唾液腺の検査　免疫関連検査．耳喉頭頸，**89**：250-253, 2017.

9) 田嶋理江，高橋喜浩，河野憲司：シェーグレン症候群患者に対するピロカルピン塩酸塩（サラジェン®錠）漸増投与法のコンプライアンスと臨床効果の検討．日口腔内会誌，**19**：1-7, 2013.

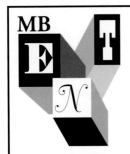

◆特集・耳鼻咽喉科医が頻用する内服・外用薬—選び方・上手な使い方—

III. 口腔咽喉頭疾患
4. 扁桃炎に対する内服・外用薬の使い方

木村文美[*1] 中田誠一[*2]

Key words：扁桃炎(tonsilitis)，A群β溶連菌(group A βhemolytic streptococcus；GABHS)，ガイドライン(guideline)，重症度スコア(clinical score)，抗菌薬(antibiotic)

Abstract 扁桃炎は日常診療で頻回に遭遇する疾患である．現在，扁桃炎研究会にて急性咽頭・扁桃炎に対して治療診療ガイドラインが提唱されている．発熱と咽頭痛を主訴に受診した患者に対しては，まず問診と局所所見から感冒やウイルス性の扁桃炎を除外する．除外したらA群β溶連菌迅速抗原検出検査を実施し，重症度スコアを用いて重症度を分類する．重症度に応じて治療法を選択する．3～5日後の再診で再度重症度スコアを評価し，治療の継続や終了の目安とする．

はじめに

扁桃炎は，日常診療でよく遭遇する上気道感染症の1つである．本疾患は，扁桃炎研究会により診療ガイドラインが提唱されており，重症度スコアやそれに沿った診療方針が提案されている．本稿でも，ガイドラインを参考に急性扁桃炎の病態から症状，治療法について概説する．

病　態

まず原因として細菌性とウイルス性に分けられる．細菌感染で最も多い起炎菌はレンサ球菌属で，他にもインフルエンザ菌，黄色ブドウ球菌などが報告されている．2011～12年にかけて行われた全国サーベイランスの報告では，年齢別に検出菌頻度をみると，19歳以下の症例は15例と少ないが，若年者では肺炎球菌，溶連菌や常在菌のレンサ球菌属が多く検出され，成人から高齢者では菌種は少ないながら黄色ブドウ球菌をはじめ種々雑多な菌が検出されている（表1）[1)]．

特にA群β溶連菌(group A βhemolytic streptococcus；GABHS)はリウマチ熱を続発することで重要視されており，小児では扁桃炎の15%程度，成人で10%程度を占めるとされている[2)]．ウイルス性の割合は小児で40～70%と報告され，成人では20～30%と報告されている[3)4)]．小児においては，アデノウイルスやEBウイルスが主な原因ウイルスとして挙げられる．

ここで，EBウイルスが主な原因となる伝染性単核球症について少し述べておく．

伝染性単核球症は，主にEBウイルスの初感染によって発症する．主な感染経路はEBウイルスを含む唾液を介した感染であり，乳幼児期に初感染をうけた場合は不顕性感染であることが多いが，思春期以降に感染した場合に伝染性単核球症を発症することが多く，kissing diseaseとも呼ばれている．EBウイルス以外でも同様の症状をきたすことがある．起因ウイルスとしては，サイトメガロ，風疹，アデノ，コクサッキー，A型・B型肝炎，HHV-6やHHV-7などがある．診断基準はSumaya[5)]やEvans[6)]らの診断基準が使用されることが多い（表2）．主な症状は発熱，頸部リンパ

[*1] Kimura Ayami，〒454-8509 愛知県名古屋市中川区尾頭橋3-6-10 藤田医科大学ばんたね病院耳鼻咽喉科，助手
[*2] Nakata Seiichi，同科，教授

表 1. 急性扁桃炎患者の年齢別の分離菌

分離菌＼年齢	0〜5		6〜19		20〜59		60〜	
	n	%	n	%	n	%	n	%
S. aureus					2	2.1%	1	11.1%
S. pneumoniae	1	20%	1	10%	2	2.1%	1	11.1%
S. pyogenes	1	20%	3	30%	32	33%		
Other *Streptcoccus* spp.	3	60%	5	50%	47	48.4%	4	44.5%
H. influenzae					2	2.1%		
P. aeruginosa					1	1%		
others			1	10%	11	11.3%	3	33.3%
合計	5	100%	10	100%	97	100%	9	100%

（文献 1 より引用・改変）

表 2. 小児伝染性単核球症の診断基準

> **1．臨床所見**
> 　　以下のうち 3 項目以上満たす
> 　　・発熱
> 　　・扁桃・咽頭炎
> 　　・頸部リンパ節腫脹
> 　　・肝脾腫を触知
>
> **2．血液所見**
> 　　リンパ球≧50％もしくは≧5,000/μl かつ以下のいずれかを満たす
> 　　・異形リンパ球≧10％もしくは≧1,000/μl
> 　　・CD8＋DR＋細胞≧10％もしくは≧1,000/μl
>
> **3．血清学的所見**
> 　　急性期 EBNA 抗体陰性で以下のうち 1 項目以上満たす
> 　　・VCA-IgM が急性期陽性，後に陰性化
> 　　・VCA-IgG 抗体価がペア血清で 4 倍以上の上昇
> 　　・EA 抗体が急性期〜回復初期に一過性の上昇
> 　　・VCA-IgG が急性期から陽性で EBNA 抗体が回復期以降に陽性化

（文献 5 より引用）

節腫脹，咽頭痛であり，いずれも 90％以上で認められる（表3）．両側性の滲出性扁桃炎も半数以上の症例でみられる．特異的な治療はなく，対症療法で経過をみる．

症状と所見

　発熱や咽頭痛，嚥下時痛を伴う．所見としては，扁桃や咽頭粘膜の発赤・腫脹を認める．他に扁桃の白苔，軟口蓋の発疹，出血斑，頸部リンパ節の腫脹，皮疹，関節痛を認めることがある．ウイルス性では軟口蓋の点状出血斑や咽頭粘膜のびらん，アフタ性歯肉炎，口唇炎など細菌性と比較して多彩な粘膜病変を認めることが多い．ウイルス感染でも，扁桃に白色や黄白色の滲出物の付着は

観察されるため，白苔や膿栓をみたら即細菌感染と判断することは誤りである．

診　断

　まず感冒やインフルエンザを除外する．感冒では咳や鼻汁を伴うことが多く，血液検査では細菌性と比較し炎症反応は軽度である．原因微生物は主にウイルスであり，ライノウイルス，コロナウイルスが多く，RS ウイルス，パラインフルエンザウイルス，アデノウイルスなどが続く．偽膜性扁桃炎では，細菌性の他に 4 歳未満ではアデノウイルスについて迅速キットで検査する．小児，青年では伝染性単核球症，成人では単純ヘルペスウイルスなどを考え血液検査を行う．上記以外の場合

表 3. 伝染性単核球症の臨床症状

症状	頻度：（ ）は複数の文献における報告例の範囲
発熱	94.6%（86〜96%）
リンパ節腫脹	39.3%（91〜98%）
咽頭・扁桃炎	73.6%（62〜97%）
肝腫大	82.1%（50〜91%）
脾腫大	62.5%（30〜62%）
発疹	31.4%（25〜51%）
眼瞼浮腫	30.4%（12〜24%）
口蓋出血斑	12.5%（0〜20%）

（文献 7 より引用）

表 4. Centor criteria

基準	点数
体温＞38℃	1 点
咳がない	1 点
前頸部リンパ節の腫脹と圧痛	1 点
扁桃の腫脹または白苔	1 点
3〜14 歳	1 点
15〜44 歳	0 点
45 歳以上	一1 点

合計点	A 群 β 溶連菌感染のリスク
4 点以上	51〜53%
3 点	28〜35%
2 点	11〜17%
1 点	5〜10%
0 点以下	1〜2.5%

（文献 8，9 より引用）

は，まず A 群 β 溶連菌迅速抗原検出検査を行う．A 群 β 溶連菌感染は，以前から centor criteria が提唱されており，問診と局所所見からも感染のリスクをある程度推測することができる（表 4）[8)9)]．A 群 β 溶連菌迅速抗原検出検査が陰性であった場合は，細菌検査を行う．細菌検査は扁桃表面の白苔を綿棒で擦過するか，扁桃陰窩へ検査用スワブを挿入して採取する．ただし，細菌培養で検出された分離菌が常在菌で，必ずしも起炎菌であるとは限らないことも念頭におく必要がある．また，保険診療上，A 群 β 溶連菌迅速抗原検出検査と細菌培養検査を同時に施行した場合，迅速検査の点数のみしか算定できないので注意する．そして最後に，重症度スコアを用いて重症度分類を行う．重症度スコアでは，症状スコアと咽頭・扁桃スコアの大きく 2 つに分けられている．症状スコアでは ① 日常生活の困難度，② 咽頭痛・嚥下痛，③ 発熱の 3 項目を評価する．咽頭・扁桃スコアでは ① 咽頭粘膜の発赤・腫脹，② 扁桃の発赤・腫脹，③ 扁桃の膿栓の 3 項目を評価する．小児の場合，症状スコアにおいては ① 不機嫌，活動性の低下，② 咽頭痛による摂食量の低下，③ 発熱の 3 項目で評価をする．各項目を 0〜2 点の 3 段階で点数をつけていく（表 5）．合計スコアが 0〜3 点では軽症，4〜8 点で中等症，9〜12 点で重症と分類される．

治　療

重症度スコアに応じて治療を決めていく．

1．軽症例

重症度スコアで合計が 0〜3 点の軽症例では抗菌薬を使用せず，非ステロイド系鎮痛薬（NSAIDs)による対症療法や，ネブライザー吸入，ポビドンヨードによる含嗽などの局所療法を行う．小児では NSAIDs の副作用を考慮しアセトアミノフェンの使用が好ましい．軽症例であっても A 群 β 溶連菌陽性例では次の中等症に準じた治療を行う．

2．中等症例

スコアで合計が 4〜8 点の中等症例では抗菌薬を使用する．第一選択薬はペニシリン系抗菌薬である．β ラクタマーゼ産生菌の重複感染を考慮して複合系ペニシリン抗菌薬や第 1・第 2 世代セフェム系抗菌薬も適応となる．

3．重症例

スコアで合計が 9〜12 点の重症例では第 3 世代セフェム系抗菌薬やニューキノロン系抗菌薬が候補として挙げられる．抗菌薬内服で改善がない場合や，頸部リンパ節腫脹，脱水などの全身症状を伴い，WBC≧15000/μl，CRP≧10 mg/dl を認める場合は抗菌薬の点滴を行う．経口摂取困難な症例では入院での治療も検討する．

以上の重症度スコアに応じた治療を 3〜5 日間継続し，再診時に重症度スコアの合計が 0，1 となった症例は治癒と判定し治療を打ち切り，改善例では同じ薬剤を 3〜4 日間追加投与する．スコアの不変，悪化例にはランクを上げた治療を行う（図 1，表 6）．

表 5. 重症度スコア

a. 成人例

		0 点	1 点	2 点
症状スコア	日常生活の困難度	さほど支障なし	支障はあるが，休むほどではない	仕事，学校を休む
	咽頭痛・嚥下痛	違和感または軽度	中等度	摂食困難なほど痛い
	発熱	37.5℃未満	37.5〜38.5℃	38.6℃以上
咽頭・扁桃スコア	咽頭粘膜の発赤・腫脹	発赤のみ	中等度	高度に発赤・腫脹
	扁桃の発赤・腫脹	発赤のみ	中等度	高度に発赤・腫脹
	扁桃の膿栓	なし	扁桃に散見	扁桃全体

b. 小児例

		0 点	1 点	2 点
症状スコア	不機嫌，活動性の低下	なし	軽度（活動性が鈍る）	高度（常時，ぐったりしている）
	咽頭痛による摂食量の低下	なし	軽度（固形物は食べない）	高度（ほとんど食べない）
	発熱	37.5℃未満	37.5〜38.5℃	38.6℃以上
咽頭・扁桃スコア	咽頭粘膜の発赤・腫脹	発赤のみ	中等度	高度に発赤・腫脹
	扁桃の発赤・腫脹	発赤のみ	中等度	高度に発赤・腫脹
	扁桃の膿栓	なし	扁桃に散見	扁桃全体

軽症：合計スコア 0〜3，中等症：合計スコア 4〜8，重症：合計スコア 9〜12

(文献 10, 11 より引用)

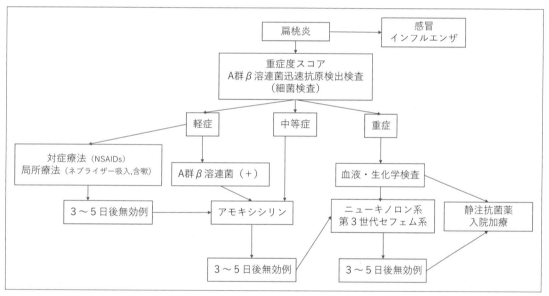

図 1. 急性扁桃炎の治療フローチャート
(文献 12 より引用，一部改変)

小児の A 群 β 溶連菌陽性例では，扁桃炎治療だけではなくリウマチ熱の発症予防のため，標準的治療はペニシリン系抗菌薬（アモキシシリン，30〜50 mg/kg/日 分 2）の 10 日間投与である．他に，セフェム系抗菌薬や複合系ペニシリン系抗菌薬の 5 日間の短期投与も推奨されている．内服期間がペニシリン系抗菌薬の 10 日と比較すると短期間であり，コンプライアンス向上が期待できるため有用な選択肢の 1 つと考えられる[14]（表 7）．

処方上の注意

伝染性単核球症による扁桃炎の場合は，ペニシ

表 6. 処方例（成人）

重症度	処方例		一般名
軽症	・トランサミン錠 250 mg®	3 錠/日，分 3	・トラネキサム酸
	カロナール錠 200®	3 錠/日，分 3	アセトアミノフェン
	アズノールうがい液 4%®	5 ml，1 日数回含嗽	アズレンスルホン酸 Na
	3 日間		
	・葛根湯エキス顆粒®	3 包/日，分 3	・葛根湯
	5 日間		
	※A 群 β 溶連菌陽性		
	・サワシリンカプセル 250®	3 カプセル/日，分 3	・アモキシシリン
	6 日間		
中等症	・サワシリンカプセル 250®	3 カプセル/日，分 3	・アモキシシリン
	6 日間		
	・ケフレックスカプセル 250 mg®	4 カプセル/日，分 4	・セファレキシン
	5 日間		
重症	・クラビット錠 250 mg®	2 錠/日，分 1	・レボフロキサシン
	5 日間		
	・ジェニナック錠 200 mg®	2 錠/日，分 1	・ガレノキサシン
	5 日間		
	・フロモックス錠 100 mg®	3 錠/日，分 3	・セフカペンピボキシル
	5 日間		
	・ロセフィン静注用 1 g®	2 g/日，1 日 1 回点滴	・セフトリアキソン
	3 日間		
	・ユナシン-S 静注用 1.5 g®	3 g/日，1 日 2 回点滴	・スルバクタム・アンピシリン
	3 日間		

（文献 13 より引用，改変）

表 7. 処方例（小児：A 群 β 溶連菌陽性例）

	処方例		一般名
推奨	・バイシリン G 顆粒®		・ベンジルペニシリン
	5 万単位/Kg/日，分 3〜4	10 日間	
	・サワシリン細粒 10%®		・アモキシシリン
	30〜50 mg（力価）/Kg/日，分 2〜3	10 日間	
短期療法	・メイアクト MS 小児用細粒 10%®		・セフジトレンピボキシル
	9 mg（力価）/Kg/日，分 2	5 日間	
	・セフテラムピボキシル細粒小児用 10%®		・セフテラムピボキシル
	9〜18 mg（力価）/Kg/日，分 3	5 日間	
	・セフゾン細粒小児用 10%®		・セフジニル
	9〜18 mg（力価）/Kg/日，分 2〜3	5 日間	
	・フロモックス小児用細粒 100 mg®		・セフカペンピボキシル
	9〜18 mg（力価）/Kg/日，分 3	5 日間	
	・クラバモックス小児用配合ドライシロップ®		・クラブラン酸/アモキシシリン
	96.4 mg（力価）/Kg/日，分 2	5 日間	

（文献 14 より引用，改変）

リン系抗菌薬で高率に薬疹が出現するため注意する．

セフェム系抗菌薬は，溶連菌の耐性株は出現していないが，患者の上咽頭の細菌叢に作用し，中耳炎起炎菌の耐性株を増やす可能性があることに留意する[15]．

予 防

日常から規則正しい生活を送り，手洗いや含嗽を行うことが大切である．感冒の流行期には特に注意して，外出時のマスク着用も有効である．

また，扁桃処置によって陰窩膿栓を除去すると

扁桃の炎症や過剰な免疫反応を抑えることが可能とされており，陰窩洗浄法やレーダー吸引法も有用である[12]．陰窩洗浄法では，生食を入れたシリンジの先に陰窩洗浄器の嘴管を付け，陰窩内に深く挿入して洗浄する．また，レーダー吸引法ではレーダー吸引管を扁桃に当てると膿栓が吸着される．

参考文献

1) 鈴木賢二，黒野祐一，池田勝久ほか：第5回耳鼻咽喉科領域感染症臨床分離菌全国サーベイランス結果報告．耳鼻感染症・エアロゾル，**3**(1)：5-19, 2015.
   Summary 中耳炎，副鼻腔炎，扁桃炎患者からの検出菌と，薬剤耐性株の出現頻度について全国調査を行いまとめたもの．

2) Mandel GL, Bennett JE, Dolin R：Pharyngitis principle and practice of infection diseases(6th cd)：752-758, Churchill Livingston, Philadelphia, 2005.

3) Putto A：Febrile exudative tonsillitis：viral or streptococcal? Pediatrics, **80**：6-12, 1987.

4) Huovinen P, Lahtonen R, Ziegler T, et al：Pharyngitis in adults：the presence and coexistence of viruses and bacterial organisms. Ann Intern Med, **110**：612-616, 1989.

5) Sumaya CV, Ench Y：Epstein-Brr virus infectious mononucleosis in children. Ⅱ. Heterophil antibody and viral specific responses. Pediatrics, **75**：1011-1019, 1985.

6) Evans AS, Williams HJ：Hematology：843-853,

McGraw Hill, New York, Chapt. 100, 1972.

7) 脇口　宏：EBウイルスと伝染性単核球症：251-258, ヘルペスウイルス感染症．臨床医薬研究協会/中外医学社, 1996.

8) ESCMID Sore Throat Guideline Group, Pelucchi C, Grigoryan L：Guideline for the management of acute sore throat. Clin Microbiol Infect, **1**：1-28, 2012.

9) McIsaac WJ, Kellner JD, Aufricht P, et al：Empirical validation of guidelines for the management of pharyngitis in children and adults. JAMA, **291**：1587-1595, 2004.

10) 原渕保明，坂東伸幸：扁桃炎の治療指針について　急性咽頭・扁桃炎．口咽科, **17**：189-195, 2005.
   Summary 咽頭・扁桃炎について症状や局所所見からスコア化を行い，重症度を分類することによって治療方針を決定する．

11) 高原　幹，原渕保明：急性咽頭・扁桃炎の治療診療ガイドライン．JOHNS, **26**：737-742, 2010.

12) 坂東伸幸，原渕保明：咽頭炎・扁桃炎．MB ENT, **131**：101-108, 2011.

13) 渡辺哲生：急性咽頭・扁桃炎．JOHNS, **31**：1308-1311, 2015.

14) 黒木春朗：急性咽頭扁桃炎．小児科診療, **80**：175-180, 2017.

15) 林　達哉：咽頭・扁桃炎に対する抗菌薬適正使用に関する諸問題．口咽科, **23**(1)：17-21, 2010.
   Summary 咽頭・扁桃炎に対してはウイルス性が原因であることも多く，抗菌薬が必要かどうかを常に念頭におき使用することが必要である．

好評書籍

のどの病気 Q&A

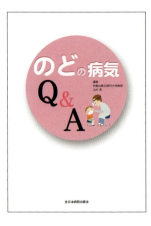

のどの病気 Q&A

編著
和歌山県立医科大学教授
山中 昇

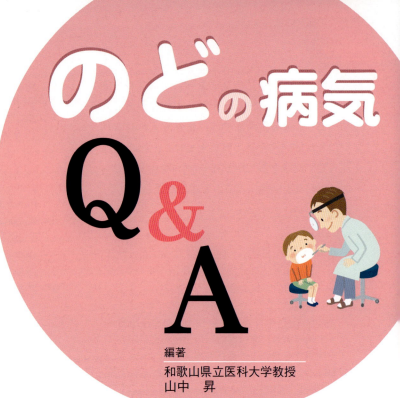

"今さら聞けない基本的な質問"を含め，のどの病気に関する情報を網羅した1冊!!

定価（本体価格6,000円＋税）
オールカラー 208頁　B5判
2014年5月発行

日常臨床において極めて頻度の高い"のどの病気"について，診療や看護に携わる耳鼻咽喉科医，小児科医，内科医，看護師の方々にも読んでいただけるような分かりやすいQ&A方式となっています．扁桃（構造，関連疾患，摘出術），中耳炎とアデノイドの関係，いびき・睡眠時無呼吸から，のどのイガイガ感，うがいの効果的なやり方までを，オールカラーの紙面にてわかりやすく解説！！

CONTENTS

- Q1　扁桃はどこにありますか？，扁桃の名前の由来は？
- Q2　扁桃腺と扁桃，どちらが正しいのですか？
- Q3　小学校の検診で扁桃肥大と言われたら？
- Q4　アデノイドはどこにありますか？
- Q5　中耳炎とアデノイドは関係があるのですか？
- Q6　子どものいびきの原因は？
- Q7　睡眠時無呼吸症候群とは何ですか？
- Q8　睡眠時無呼吸症候群と扁桃，アデノイドとの関連は？
- Q9　成人の睡眠時無呼吸症候群を外来で治療できますか？
- Q10　のどのイガイガ感の原因は？
- Q11　うがいはどうすれば効果的ですか？
- Q12　急性上気道炎や「かぜ」とは何ですか？
　　急性咽頭炎，急性扁桃炎，急性喉頭炎の違いは？
- Q13　扁桃炎はウイルス感染なのですか？
- Q14　急性咽頭・扁桃炎を起こす溶連菌とはどのような細菌ですか？
- Q15　咽頭・扁桃炎は子どもの病気ですか？
- Q16　咽頭・扁桃炎は家族内でうつりますか？
- Q17　なぜ咽頭・扁桃炎を繰り返すのですか？
- Q18　咽頭・扁桃炎の治療は？
- Q19　海外での急性咽頭・扁桃炎の治療は？
- Q20　溶連菌性咽頭・扁桃炎の後に腎炎やリウマチ熱はどの程度起こるのですか？
- Q21　急性咽頭・扁桃炎や急性上気道炎の合併症は？
- Q22　どのような患者さんに扁桃摘出術を勧めますか？
- Q23　扁桃は取っても大丈夫なのですか？
- Q24　扁桃摘出術はどのような手術ですか？
- Q25　扁桃摘出術は痛い手術ですか？
- Q26　扁桃摘出術は安全な手術なのですか？
- Q27　扁桃と関連した皮膚や腎臓の病気（扁桃病巣疾患）は何ですか？
- Q28　IgA腎症は扁桃を取ると良くなるのですか？
- Q29　扁桃を取ると良くなる皮膚病はあるのですか？
- Q30　片方の扁桃がはれていたら？

全日本病院出版会

〒113-0033　東京都文京区本郷3-16-4
Tel:03-5689-5989　　Fax:03-5689-8030

おもとめはお近くの書店または弊社ホームページ（http://www.zenniti.com）まで！

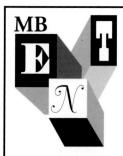

◆特集・耳鼻咽喉科医が頻用する内服・外用薬─選び方・上手な使い方─

Ⅲ．口腔咽喉頭疾患
5．喉頭アレルギーに対する内服・外用薬の使い方

片田彰博*

Key words：喉頭アレルギー(laryngeal allergy)，胃食道逆流症(gastro esophageal reflux disease；GERD)，後鼻漏症候群(post nasal drip syndrome)，咳喘息(cough variant asthma)，気管支喘息(bronchial asthma)

Abstract 経過が長く鎮咳薬の無効な乾性咳嗽や咽喉頭異常感を主訴に耳鼻咽喉科を受診する患者は少なくない．最近，慢性の乾性咳嗽および咽喉頭異常感を呈する代表的な疾患として喉頭アレルギーが認知されつつある．喉頭アレルギーの診断を適正に行うために，喉頭アレルギー診断基準検討委員会から喉頭アレルギーの診断基準が示されている．喉頭アレルギーと鑑別すべき疾患としては，胃食道逆流症，後鼻漏症候群，咳喘息，気管支喘息などが挙げられる．喉頭アレルギーはヒスタミンH_1拮抗薬で症状が改善することが診断基準の中に盛り込まれており，これが治療の第一選択となる．ヒスタミンH_1拮抗薬で症状のコントロールが不十分な症例については，GERD や後鼻漏症候群の合併を考慮するべきである．また，咳喘息や気管支喘息が疑われる場合には専門診療科の受診を促すべきである．

はじめに

アレルギー性鼻炎の患者は，鼻症状だけではなく咳嗽や咽喉頭異常感などの咽喉頭症状を訴えることがよく経験される．アレルギー性鼻炎患者の咽喉頭症状の出現には，喉頭粘膜でのアレルギー反応が関与していると推察されており[1]，この病態に対して喉頭アレルギーという疾患概念が提唱されている．本稿では喉頭アレルギーの診断と治療のポイントについて解説したい．

喉頭アレルギーの病態

喉頭アレルギーは，鼻や口から吸入された抗原が喉頭粘膜に到達し，そこで抗原特異的なⅠ型アレルギー反応を生じる疾患である．これまでの基礎的研究では，スギ花粉で感作したラットの喉頭粘膜に好酸球浸潤が認められること[2]，ヒト喉頭粘膜には microfold cell，マクロファージ，肥満細胞が存在すること[3)~5)]，鼻呼吸障害によって口呼吸が主体になると花粉が直接喉頭粘膜に到達することなどが確認されており[6]，喉頭粘膜は感作の成立やアレルギー反応の場になり得ると考えられている．

喉頭アレルギーの診断

喉頭アレルギーの報告は 1970 年頃から散見されるが[7)8)]，本邦で広く認知されるには至らなかった．本邦では 1988 年に喉頭アレルギー研究会が組織され，1995 年に喉頭アレルギーの診断基準(1995 年版)が示された[9]．この診断基準には，喉頭アレルギーを疑う病歴として"食餌が発症に関係する"という項目があった．喉頭アレルギーで出現する咽喉頭症状は口腔アレルギー症候群(oral allergy syndrome；OAS)の症状と類似しており，この診断基準を用いると OAS の症例が高率に喉頭アレルギーを合併していると診断される

---

* Katada Akihiro，〒 078-8510 北海道旭川市緑が丘東 2 条 1-1-1 旭川医科大学耳鼻咽喉科・頭頸部外科，准教授

表 1. 通年性喉頭アレルギーのきびしい診断基準
（2011 年版）

1．喘鳴を伴わない 8 週間以上持続する乾性咳嗽．
2．8 週間以上持続する咽喉頭異常感（瘙痒感，イガイガ感，痰が絡んだような感じ，チクチクした感じの咽頭痛など）．
3．アトピー素因を示唆する所見[注1]の 1 つ以上を認める．
4．急性感染性喉頭炎，特異的喉頭感染症（結核，梅毒，ジフテリアなど），喉頭真菌症，異物，腫瘍などその他の咳や異常感の原因となる局所所見がないこと（典型所見としては披裂部蒼白浮腫腫脹を認める）．
5．胸部 X 線撮影，肺機能検査が正常．
6．胃食道逆流症[注2]，後鼻漏[注3]が想定されない．
7．症状がヒスタミン H_1 拮抗薬で著明改善もしくは消失する．

追加事項：a．上記の内，1．が欠落した場合には，5．は満たさなくてもよい．
注 1．アトピー素因を示唆する所見
　(1) 喘息以外のアレルギー疾患の既往あるいは合併
　(2) 末梢血好酸球増加
　(3) 血清総 IgE 値の上昇
　(4) 特異的 IgE 陽性
　(5) アレルゲン皮内テスト即時型反応陽性
注 2．胃食道逆流症が想定される所見（1 つ以上を認める）
　(1) 24 時間食道 pH で胃食道逆流陽性
　(2) 食道ファイバーで胃食道逆流所見陽性
　(3) 食道透視で胃食道逆流所見陽性
　(4) 咳嗽や異常感がプロトンポンプ阻害薬で著明改善もしくは消失する
　(5) 吃逆，胸焼け，呑酸がある
注 3．後鼻漏が想定される所見（1 つ以上を認める）
　(1) 後鼻漏を明確に訴える
　(2) 咽頭後壁に後鼻漏を視診で認める
　(3) 鼻咽腔ファイバーで鼻咽腔に後鼻漏を認める

（文献 11 より引用）

表 2. 季節性喉頭アレルギーのきびしい診断基準
（2011 年版）

1．原因花粉飛散期間の前後を含めた喘鳴を伴わない乾性咳嗽．
2．原因花粉飛散期間の前後を含めた咽喉頭異常感（瘙痒感，イガイガ感，痰が絡んだような感じ，チクチクした感じの咽頭痛など）
3．原因花粉即時型アレルギーの証明[注1]．
4．急性感染性喉頭炎，特異的喉頭感染症（結核，梅毒，ジフテリアなど），喉頭真菌症，異物，腫瘍などその他の咳や異常感の原因となる局所所見がないこと．
5．胸部 X 線撮影，肺機能検査が正常．
6．胃食道逆流症[注2]，後鼻漏[注3]が想定されない．
7．症状がヒスタミン H_1 拮抗薬で著明改善もしくは消失する．

追加事項：a．上記の内，1．が欠落した場合には，5．は満たさなくてもよい．
　　　　　b．原因花粉による鼻炎，結膜炎症状があっても診断に支障ない．
注 1．原因花粉即時型アレルギーの証明
　(1) 原因花粉アレルゲン皮内テスト即時型反応陽性
　(2) 末梢血原因花粉特異的 IgE 抗体陽性
注 2．胃食道逆流症が想定される所見（1 つ以上を認める）
　(1) 24 時間食道 pH で胃食道逆流陽性
　(2) 食道ファイバーで胃食道逆流所見陽性
　(3) 食道透視で胃食道逆流所見陽性
　(4) 咳嗽や異常感がプロトンポンプ阻害薬で著明改善もしくは消失する
　(5) 吃逆，胸焼け，呑酸がある
注 3．後鼻漏が想定される所見（1 つ以上を認める）
　(1) 後鼻漏を明確に訴える
　(2) 咽頭後壁に後鼻漏を視診で認める
　(3) 鼻咽腔ファイバーで鼻咽腔に後鼻漏を認める

（文献 11 より引用）

表 3. 通年性喉頭アレルギーのあまい診断基準
（2011 年版）

1．喘鳴を伴わない 3 週間以上持続する乾性咳嗽．
2．3 週間以上持続する咽喉頭異常感（瘙痒感，イガイガ感，痰が絡んだような感じ，チクチクした感じの咽頭痛など）．
3．アトピー素因を示唆する所見[注1]の 1 つ以上を認める．
4．急性感染性喉頭炎，特異的喉頭感染症（結核，梅毒，ジフテリアなど），喉頭真菌症，異物，腫瘍などその他の咳や異常感の原因となる局所所見がないこと（典型所見としては披裂部蒼白浮腫腫脹を認める）．
5．症状の改善にはヒスタミン H_1 拮抗薬が有効である．

追加事項：a．上記の内，1．が欠落してもよい．
注 1．アトピー素因を示唆する所見
　(1) 喘息以外のアレルギー疾患の既往あるいは合併
　(2) 末梢血好酸球増加
　(3) 血清総 IgE 値の上昇
　(4) 特異的 IgE 陽性
　(5) アレルゲン皮内テスト即時型反応陽性

（文献 11 より引用）

表 4. 季節性喉頭アレルギーのあまい診断基準案
（2011 年版）

1．原因花粉飛散期間の前後を含めた喘鳴を伴わない乾性咳嗽．
2．原因花粉飛散期間の前後を含めた咽喉頭異常感（瘙痒感，イガイガ感，痰が絡んだような感じ，チクチクした感じの咽頭痛など）．
3．原因花粉即時型アレルギーの証明[注1]．
4．急性感染性喉頭炎，特異的喉頭感染症（結核，梅毒，ジフテリアなど），喉頭真菌症，異物，腫瘍などその他の咳や異常感の原因となる局所所見がないこと．
5．症状の改善にはヒスタミン H_1 拮抗薬が有効である．

追加事項：a．上記の内，1．が欠落してももよい．
　　　　　b．原因花粉による鼻炎，結膜炎症状があっても診断に支障ない．
注 1．原因花粉即時型アレルギーの証明
　(1) 原因花粉アレルゲン皮内テスト即時型反応陽性
　(2) 末梢血原因花粉特異的 IgE 抗体陽性

（文献 11 より引用）

ことになるため[10]，OAS と喉頭アレルギーが類似疾患であるという誤った認識を持たれることが多かった．しかし，前述のように喉頭アレルギーは吸入抗原によって生じるアレルギー反応であり，決して食餌によって誘発されるものではない．このような問題を解決するため，喉頭アレルギー診断基準の見直しが数年ごとに行われてきた．そして現在は，喉頭アレルギーを通年性と季節性に分け，咳嗽や咽喉頭異常感を生じる他の疾患との鑑別を明確化した診断基準（2011 年版）[11]が設けられている（表 1～4）．

喉頭アレルギー診断のポイントは ① 遷延性もしくは慢性の乾性咳嗽や咽喉頭異常感があること，② アトピー素因があること，③ 症状がヒスタミン H_1 拮抗薬で軽快することの 3 点である．喉頭アレルギーにおける乾性咳嗽は，通年性では 8 週以上，季節性は原因花粉飛散時期に一致したものと定義される．特に通年性喉頭アレルギー患者で長期間にわたって咳嗽が持続している場合には，すでに内科や他の耳鼻咽喉科で診察を受け，何かしらの治療を受けている場合がほとんどである．そのために咳嗽の持続が断続的になっている可能性も十分に考えられる．あまい診断基準にあるように 3 週間以上の遷延性咳嗽があり，それが乾性咳嗽であれば喉頭アレルギーを鑑別するべきであろう．また，季節性喉頭アレルギーの場合では，原因花粉の飛散量や飛散期間が地域や年度によって変化するので注意が必要である．

喉頭アレルギーの典型的な喉頭所見として，披裂部粘膜の蒼白浮腫状腫脹が挙げられている．井門らの報告[12]によると，通年性喉頭アレルギーのきびしい診断基準を満たした症例の中で，披裂部粘膜が蒼白であった症例は 65％，披裂部粘膜に浮腫状変化が認められた症例は 53％であった．また，当科のシラカンバ花粉症を背景とする季節性喉頭アレルギー症例の検討では，それらの典型的な所見が観察された症例はごくわずかであり，大部分の症例では披裂部粘膜に病的な所見を認めなかった（図 1）．これらの結果から，喉頭アレル

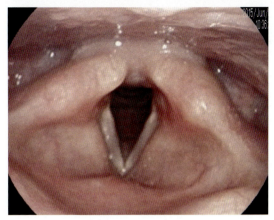

図 1．季節性喉頭アレルギー患者の喉頭所見
特に病的な所見は認められない

ギーでは披裂部粘膜に典型的な所見が認められる症例は半数以下と推察され，喉頭所見のみで喉頭アレルギーを診断することは難しいと思われる．

鑑別疾患

1．胃食道逆流症（GERD）

欧米では慢性咳嗽の三大原因疾患の 1 つに胃食道逆流症（GERD）が挙げられている[13]．また，当科の検討では，咽喉頭異常感を主訴に受診した 151 人の患者の中で 51 人（34％）が GERD の診断基準を満たしていた[14]．したがって，喉頭アレルギーが疑われる場合，GERD との鑑別は非常に重要である．GERD の客観的な診断には上部消化管造影，食道内視鏡検査，24 時間食道 pH モニタリング，pH-インピーダンスモニタリングが開発されている．しかし，食道内視鏡検査ではびらんなどの異常所見が認められないことが多く，検査の普及度や侵襲度を考慮すると，GERD が疑われる症例すべてにこれらの検査を施行することは難しい．病歴，酸逆流症，消化管運動不全症状を評価する FSSG（frequency scale for the symptoms of GERD）[15]などの問診票を活用し，GERD が疑われた場合にはプロトンポンプ阻害薬や消化管運動賦活薬の治療効果を確認するのが現実的であろう[16]．

喉頭アレルギーのきびしい診断基準には "胃食道逆流症が想定されない" ことが明記されているため，喉頭アレルギーを診断するうえで GERD を鑑別することは極めて重要と考える．しかしその

表 5. 咳喘息の診断基準

以下の 1. ～2. のすべてを満たす
1. 喘鳴を伴わない咳嗽が 8 週間(3 週間)以上持続.
   聴診上も wheeze を認めない.
2. 気管支拡張薬(β刺激薬またはテオフィリン製剤)が有効.

参考所見
 1) 末梢血・喀痰好酸球増多,呼気中 NO 濃度高値を認めることがある(特に後 2 者は有用)
 2) 気道過敏性が亢進している
 3) 咳症状にしばしば季節性や日差があり,夜間～早朝優位のことが多い

(文献 16 より引用,一部改変)

一方で,プロトンポンプ阻害薬の治療によって咳嗽や咽喉頭異常感が軽減はするものの,完全には消失しない症例が存在する.このような症例はGERD の診断が誤っているわけではなく,GERDと喉頭アレルギーを合併している可能性が考えられ,ヒスタミン H_1 拮抗薬の併用を考慮しながら慎重に経過を観察していくことが重要と思われる.

2. 後鼻漏症候群

咳嗽に関するガイドライン[16]では小児の遷延性および慢性咳嗽の原因疾患として後鼻漏症候群が挙げられている.さらに,日常診療では後鼻漏や後鼻漏感を訴え耳鼻咽喉科を受診する成人の症例も少なくない.喉頭アレルギーを厳密に診断するには後鼻漏による咳嗽を除外することが必要であり,喉頭アレルギーのきびしい診断基準にはGERD と同様に "後鼻漏が想定されない" と明記されている.後鼻漏を想定する所見としては,①後鼻漏を明確に訴える,②咽頭後壁に後鼻漏を視診で認める,③鼻咽腔ファイバーで鼻咽腔に後鼻漏を認める,の3点が挙げられている.また,後鼻漏を喀出するための咳嗽は湿性咳嗽となる場合が多いことも鑑別のポイントになるだろう.後鼻漏の診断は必ずしも容易ではないが,慢性副鼻腔炎やアレルギー性鼻炎などの鼻疾患を念頭においた丁寧な診察や画像診断が必要である.

3. 咳喘息

咳喘息は喘鳴や呼吸困難を伴わない慢性咳嗽が唯一の症状であり,呼吸機能はほぼ正常で,気道過敏性が軽度亢進し,気管支拡張薬が有効である喘息の亜型と考えられる[17].本邦での慢性咳嗽の原因疾患としては最も頻度が高い[18]～[20].

咳喘息の咳嗽は多様であり,咳嗽の性質のみで咳喘息を診断することは難しい.「咳嗽に関するガイドライン」に示されている咳喘息の診断基準[16]を表5に示した.咳喘息の診断には気管支拡張作用をもつ吸入 $β_2$ 刺激薬で症状が改善することが重要な所見となる[16].気道過敏性の検査を行うことが難しい耳鼻咽喉科医は,気管支拡張薬による咳嗽の改善を問診で確認する必要がある.しかし,咳喘息は経過中に成人で 30～40%,小児ではさらに高頻度で典型的喘息へ移行するといわれている[21]～[23].また,診断確定時から適切に吸入ステロイドを使用することによって典型的喘息への移行率が低下することも確認されている[21][22].したがって,咳喘息が疑われた場合には専門診療科への受診を勧めるべきである.

4. 気管支喘息

成人の気管支喘息は気道の慢性炎症,可逆性のある種々の程度の気道狭窄と気道過敏性の亢進,そして臨床的には繰り返し起こる咳,喘鳴,呼吸困難で特徴づけられる閉塞性呼吸器疾患である[24].小児と成人の喘息は同一の疾患(群)ではあるが,多くの相違点がみられる.小児に比して成人では慢性化しやすく,気流制限が非可逆性になり,気道組織の質的変化・改築(リモデリング)を伴いやすく,臨床的には慢性重症例が多いことが知られている.免疫反応としては,小児が吸入性アレルゲン(ダニ,ペット,カビなど)を主とするアレルゲンに対するアトピー反応によるのに対し,成人は非アトピーによるアレルギー反応の割合が高くなる[24].

診断は典型的な喘息発作を繰り返す場合には容易とされているが,発症初期で咳の程度が軽い場合には診断が困難なことが少なくない.診断は,①喘息に基づく特徴的な症状,②可逆性の気流制限,③気道の過敏性亢進,④アトピー素因の存在(成人喘息では参考程度),⑤喀痰中の好酸球などの気道炎症の存在,⑥喘息に類似した症状を示す疾患の除外,などを参考にして総合的に判断される[24].しかし,下気道病変の診療に不慣れな耳

鼻咽喉科医にとってはいずれの項目も判断が難しい. 喉頭アレルギーのきびしい診断基準では肺機能検査が正常と明記されているが, 日常診療ではあまい診断基準を用いることが多く, 喘鳴の有無については患者の申告に頼らざるを得ない部分がある. 患者が発作性の呼吸苦を訴えたり喘鳴が認められる場合には, 早期診断や重症化防止の観点からも専門診療科の受診を勧めるべきだろう.

喉頭アレルギーの治療

喉頭アレルギーは診断基準にも明記されているように, ヒスタミン H_1 拮抗薬がきわめて有効である. スギ花粉症による季節性喉頭アレルギーではヒスタミン H_1 拮抗薬である塩酸フェキソフェナジン[25)26)], オロパタジン塩酸塩[27)]の内服が, 初期治療のみならず花粉飛散期間中の導入でも臨床的に有効であることが報告されている. また, 通年性喉頭アレルギーでも塩酸セチリジン内服の有用性がきわめて高いと報告されている[28)].

また, 前述のように喉頭アレルギーの患者はアレルギー性鼻炎を背景としている可能性が非常に高い. アレルギー性鼻炎のコントロールが不十分であれば, 鼻閉による口呼吸によって抗原が喉頭に直接到達しやすい状況が生じていることも考えられる. ヒスタミン H_1 拮抗薬の投与で鼻症状のコントロールが不十分な症例については, 鼻アレルギー診療ガイドラインを参考に, 抗ロイコトリエン薬, 抗プロスタグランジン・トロンボキサン A_2 薬, Th2 サイトカイン阻害薬, 鼻噴霧用ステロイド薬などの併用を検討するべきである.

一方で, 咳嗽が難治化している場合には喘息用の吸入ステロイドも理論的には有効である[29)]. しかし, ヒスタミン H_1 拮抗薬の効果判定を行わずに吸入ステロイドの投与を開始することは, 前述の咳喘息との鑑別を困難にする可能性がある. 気道過敏性の診断が難しい場合では, 吸入ステロイドの投与は慎重に行うべきであろう.

文 献

1) 前山忠嗣, 津田邦良: 咽喉頭異常感症とスギ花粉症. JOHNS, **15**: 231-234, 1999.

2) Naito K, Iwata S, Yokoyama N: Laryngeal symptoms in patients exposed Japanese cedar pollen: allergic reactions and environmental pollution. Eur Arck Otorhinolaryngol, **256**: 209-211, 1999.
   Summary スギ花粉抗原で感作したラットの喉頭粘膜では好酸球が有意に増加し, NO_2 が増悪因子であると報告している.

3) Kihara T, Fujimura Y, Uchida J, et al: Structure and origin of microfold cell (M cell) in solitary lymphoid follicle of human larynx. J Clin Electron Microscopy, **19**: 5-6, 1986.

4) 石田春彦, 岩江信法, 天津睦郎ほか: ヒト喉頭における抗原提示細胞. 喉頭アレルギー研究会記録集, **15**: 10-11, 1995.

5) Ishida H, Yoshida T, Iwae S, et al: Immunohistochemical study on distribution of mast cell phenotypes in human laryngeal mucosa: evidence for laryngeal type I allergy. Ann Otol Rhinol Laryngol, **114**: 139-143, 2005.
   Summary ヒト喉頭粘膜における肥満細胞の分布を解析し, 喉頭粘膜が I 型アレルギー反応の場となる可能性を示した論文.

6) 山口幹夫, 近藤明男, 嶋田高明ほか: モルモット喉頭におけるネブライザー粒子の付着性の検討. 喉頭アレルギー研究会記録集, **8**: 21, 1991.

7) Williams RI: Allergic laryngitis. Ann Otol, **81**: 558-565, 1972.
   Summary 喉頭アレルギーについて 1972 年までの欧米における研究, 症例, 治療を歴史的にまとめた重要な総説.

8) Pang LG: Allergy of the larynx, trachea, and bronchial tree. Otolaryngol Clin North Am, **7**: 719-734, 1974.
   Summary 喉頭, 気管, 気管支のアレルギーについての総説で, 早期から喉頭アレルギーを急性と慢性に分類している.

9) 内藤健晴, 岩田重信, 妹尾淑郎ほか: 喉頭アレルギー. 耳鼻臨床, **90**: 835-841, 1997.

10) 野中 聡, 片田彰博, 國部 勇ほか: シラカンバ花粉症患者における喉頭アレルギー 特に oral allergy syndrome との関係について. 喉頭, **13**: 47-50, 2001.
   Summary 喉頭アレルギー診断基準(1995 年

版)では口腔アレルギー症候群を合併するシラ
カンバ花粉症患者の 90％が喉頭アレルギー（疑
い例を含む）と診断された.

11) 内藤健晴：喉頭アレルギー. 耳喉頭頸, **87**：673-677, 2015.
Summary 最新の喉頭アレルギー診断基準
（2011 年版）が掲載されている論文.

12) 井門謙太郎, 平川勝洋, 渡部　浩：通年性喉頭
アレルギーの抗原および喉頭所見について―き
びしい診断基準に基づいた検討―. 喉頭, **29**：1-7, 2017.
Summary 通年性喉頭アレルギーの喉頭所見
と治療効果の関連性をまとめた論文.

13) Niimi A：Geography and cough aetiology.
Pulm Pharmacol Ther, **20**：383-387, 2007.

14) 太田　亮, 野中　聡, 今田正信ほか：咽喉頭異
常感と胃食道逆流症（GERD）の関係. 口咽科,
18：459-467, 2006.

15) Kusano M, Shimoyama Y, Sugimoto S, et al：
Development and evaluation of FSSG：fre-
quency scale for the symptoms of GERD. J
Gastroenterol, **39**：888-891, 2004.

16) 日本呼吸器学会　咳嗽に関するガイドライン第
2 版作成委員会：咳嗽に関するガイドライン第
2 版. 日本呼吸器学会, 2012.

17) Corrao WM, Braman SS, Irwin RS：Chronic
cough as the sole presenting manifestation of
bronchial asthma. N Engl J Med, **300**：633-637,
1979.
Summary 咳喘息の概念を世界に示したこの
領域では嚆矢となる論文.

18) Fujimura M, Abo M, Ogawa H, et al：Impor-
tance of atopic cough, cough variant asthma
and sinobronchial syndrome as causes of
chronic cough in the Hokuriku area of Japan.
Respirology, **10**：201-207, 2005.

19) Shirahata K, Fujimoto K, Arioka H, et al：
Prevalence and clinical features of cough vari-
ant asthma in a general internal medicine out-
patient clinic in Japan. Respirology, **10**：354-

358, 2005.

20) Matsumoto H, Niimi A, Takemura M, et al：
Prevalence and clinical manifestations of gas-
tro-oesophageal reflux-associated chronic cough
in the Japanese population. Cough, **3**：1, 2007.

21) Fujimura M, Ogawa H, Nishizawa Y, et al：
Comparison of atopic cough with cough vari-
ant asthma：is atopic cough a precursor of
asthma? Thorax, **58**：14-18, 2003.

22) Matsumoto H, Niimi A, Takemura M, et al：
Prognosis of cough variant asthma：a retro-
spective analysis. J Asthma, **43**：131-135, 2006.

23) Nakajima T, Nishimura Y, Nishiuma T, et al：
Characteristics of patients with chronic cough
who developed classic asthma during the
course of cough variant asthma：a longitudinal
study. Respiration, **72**：606-611, 2005.

24) 一般社団法人日本アレルギー学会喘息ガイドラ
イン専門部会：喘息予防・管理ガイドライン
2012. 協和企画, 2012.

25) 伊藤周史, 内藤健晴, 齋藤正治ほか：塩酸フェ
キソフェナジンのスギ花粉症に対する野外比較
試験による臨床効果の検討. 鼻アレルギーフロ
ンティア, **5**：80-85, 2005.

26) 内藤健晴：スギ花粉症に対する初期治療（季節
前投与）の臨床効果. 鼻アレルギーフロンティ
ア, **4**：70-75, 2004.

27) 齋藤正治, 内藤健晴, 伊藤周史ほか：スギ花粉
症の咽喉頭症状に対する塩酸オロパタジンによ
る初期治療の有用性. 診療と新薬, **44**：13-21,
2007.

28) 内藤健晴, 馬場　錬, 齋藤正治ほか：厳格に喉
頭アレルギーと診断した症例に対する塩酸セチ
リジンの有効性. 耳鼻免疫アレルギー, **24**：25-29, 2006.
Summary 通年性喉頭アレルギーのきびしい
診断基準に従って診断した症例に対する抗ヒス
タミン薬の有効性が高いことを示した論文.

29) 内藤健晴：喉頭アレルギーのエアロゾル療法.
耳展, **47**：33-37, 2004.

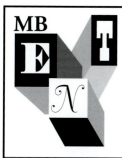

◆特集・耳鼻咽喉科医が頻用する内服・外用薬―選び方・上手な使い方―

Ⅲ．口腔咽喉頭疾患
6．喉頭肉芽腫症に対する内服・吸入薬の使い方

高畑淳子*

Key words：喉頭肉芽腫症(laryngeal granuloma)，プロトンポンプ阻害薬(proton pump inhibitor)，ステロイド吸入薬(steroid injection)，六君子湯(Rikkunshito)，小柴胡湯(Syosaikoto)

Abstract 喉頭肉芽腫症は，胃食道逆流症(gastroesophageal reflux disease；GERD)などを原因とする声帯後方に形成される肉芽性病変である[1]．当科では以前より，プロトンポンプ阻害薬(proton pump inhibitor；PPI)やステロイド吸入薬などに六君子湯を併用し良好な治療効果が得られていたが，手術を行っても再発し治療に難渋する症例も散見されていた．諸家の報告でも手術後の再発は多く[2]，十分な消炎に成功しなければ手術をしても再発しやすいことが示唆される．当科では六君子湯と小柴胡湯の併用によって，多くの喉頭肉芽腫症が保存的治療のみで治癒するようになった．ただし，腫瘍の除外のため病変の性状に注意を払い，腫瘍を疑う場合や改善が乏しい場合には生検も考慮する必要がある．

はじめに

喉頭肉芽腫症は声帯後方に形成される肉芽性病変である．保存的な治療で軽快する症例が多く，手術が行われることは少なくなったものの，難治な症例がしばしばみられ，手術を行っても再発する症例が多い[2]．また，使用される薬剤は定まりつつあるが，具体的な治療方法が確立されているわけではなく，医療機関によって使用方法は異なるのが現状である．今回，2012～16年の間に当科で加療した 23 例(男性 16 例，女性 7 例：26～76歳)の喉頭肉芽腫症の治療状況を含め，喉頭肉芽腫症の治療方法について述べる．

喉頭肉芽腫症について

喉頭肉芽腫症は声帯後方の肉芽性病変であり，肉芽以外の病変は極めて発生が少ない部位であることから，喉頭ファイバーによる観察で容易に診断が可能である(図 1)．疫学的には，中高年以降の男性に多いが[3]，20代から高齢者まで幅広い年齢でみられる．原因には，GERD(gastroesophageal reflux disease)[1]，気管挿管[2]，音声酷使[4]などがあるが，原因が明らかではない特発性も少なくない．症状としては嗄声や咽喉頭違和感が多く，それ以外には咽頭痛，咳嗽が挙げられ，無症状の場合もある[3,4]．

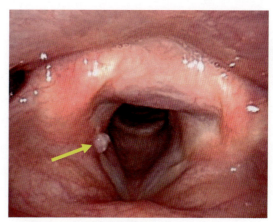

図 1．喉頭肉芽腫症の喉頭ファイバー所見
喉頭肉芽腫(黄矢印)は主に声帯後方に形成される

---

* Takahata Junko, 〒036-8562 青森県弘前市在府町 5 弘前大学医学部耳鼻咽喉科学教室，講師

表 1. 喉頭肉芽腫症の治療

```
<薬物療法>
・PPI(GERD 症状に応じて増減)
・クエン酸モサプリド
・六君子湯
・小柴胡湯(難治症例に)
・ステロイド吸入薬
<その他の保存的治療>
・GERD 予防の日常生活指導
・音声治療
 (力んだ発声や咳払いをしない、腹式発声・腹式呼吸、喉頭
 マッサージ、ハミング法などの発声指導など)
<手術治療>
・肉芽の摘出(再発が多いので、腫瘍の除外が主目的)
```

喉頭肉芽腫症の一般的な保存的治療

　喉頭肉芽腫症の治療に用いられる薬剤は[5]，GERD をターゲットにした薬剤(proton pump inhibitor；PPI，クエン酸モサプリド，六君子湯)と，消炎を目的としたステロイド吸入薬の併用が一般的である．

　GERD に対する薬剤は，胃酸を抑制する PPI[3][4][6]や，消化管運動促進薬のクエン酸モサプリド[5]，および漢方薬の六君子湯[5][7]が中心の処方となる(表1)．六君子湯は，食道クリアランス改善や胃貯留能改善などの機能を持つため GERD に有効と考えられている．必ずしも喉頭肉芽腫症に GERD 症状が伴うとは限らないが，胃酸の逆流と肉芽腫形成に密接な関連があることは多くの医師に認識されており[2]，PPI が処方されることが多いと思われる．しかし，PPI 単独投与で肉芽が改善しないことはしばしば経験されることで，クエン酸モサプリドや六君子湯を追加することによって肉芽が消失するような症例も報告されている[5][8]．

　消炎を目的としたステロイド吸入薬も喉頭肉芽腫症の治療薬として多く用いられる[3][7]．ステロイド吸入薬には，肉芽に対する消炎効果や肉芽形成抑制の他，気道の炎症を抑え咳嗽を抑えることで喉頭への慢性刺激を抑えることが期待できる．ステロイド吸入薬単独で治療されることもしばしばあるものの，改善が認められないだけでなく，増悪する症例を経験することも少なくない[7][9]．症例によって治療薬への反応が異なるため，薬剤を単独で使用するか併用するかについて医療機関や担当する医師によって様々な報告がなされており，未だに統一的な治療方法は示されていない．

　喉頭肉芽腫症に対する投薬以外のアプローチとしては，GERD を予防する生活習慣指導や音声指導がある．GERD 予防の生活習慣指導については，当科でも患者にお渡しするパンフレットを作成し，食事後2時間以内の臥床や脂肪の多い食事などを避けるように指導している(図2)．音声指導については，力んだ発声をやめて腹式呼吸・腹式発声を心がけるなどがある．PPI に音声指導を併用することで，高い有効性が報告されている一方で[4]，術後の再発予防には効果がなかったという報告もある[3]．当科では，喉頭への慢性刺激となって肉芽腫の原因となりうる咳払いが多い症例については，咳払いをしないように指導するが，特別な音声指導は行っていない．

喉頭肉芽腫症に対する手術治療

　喉頭肉芽腫症において保存的治療に反応しない症例は散見されるが，このような症例に対して腫瘍の除外を主な目的に肉芽を手術的に除去することがある．しかし，多くの報告では術後に再発をきたす例が多く[2]，十分な消炎ができなければ容易に再発することが示唆される．切除後の基部にステロイドの局注を行う方法や，CO_2レーザーで焼灼する方法も試されてきたが[2]，効果は十分なものではないうえに，保存加療で軽快する症例も多いため手術治療はあまり行われなくなっている．ただし，肉芽の性状をよく観察し，腫瘍が疑われる場合や保存的治療に長期間反応しない症例については，生検を考慮する必要がある．声帯後方の腫瘤においては，生検により4%に悪性腫瘍がみられたとの報告があり[10]，腫瘤の性状の十分な観察が重要である．

当科における喉頭肉芽腫症治療

　喉頭肉芽腫症治療の保存的治療として，PPI とステロイド吸入薬のいずれにおいても単独で肉芽

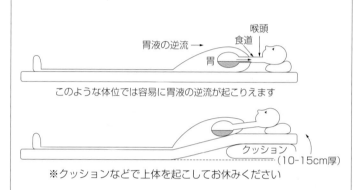

図 2.
喉頭肉芽腫症に対する日常生活の注意点
睡眠前2時間以内の摂食，飲酒制限や脂肪分やアルコールの摂りすぎに注意を促すなど，日常生活の注意点についてまとめているものを患者に配布している

が消失する症例がある一方，他剤の併用を要する症例が多く存在する．これらのことを踏まえて，当科ではPPIとステロイド吸入薬に，クエン酸モサプリドと六君子湯を加えた4剤の併用で保存治療を開始しており，多くの症例で肉芽の改善や消失が得られている．投薬後2～4週間で肉芽の縮小が始まり，1～3ヶ月で多くの肉芽は消失する．しかし，肉芽が消失しない症例もしばしばみられる．その場合には，腫瘍の除外の目的を含めて全身麻酔下に摘出を行っているが，半数の症例で再発がみられていた．また，術後の再発に対して術前の投薬を継続しても，ほとんどの場合で肉芽の消失は得られない．

再発後の肉芽が改善せず治療に難渋しているときに，境らの報告により小柴胡湯と六君子湯を併用する治療法を知り[11]，難治の症例に対して小柴胡湯を追加する治療を始めるようになったところ，良好な治療経過が得られるようになった．これらの症例では，小柴胡湯の併用後3～4ヶ月までには肉芽の縮小が始まり，6～8ヶ月で多くの難治性肉芽の消失が得られた．具体的には，従来の治療で改善しなかった7症例中6例で小柴胡湯の追加により肉芽が消失した(図3)．

小柴胡湯は，亜急性～慢性の病期である少陽病期に対する代表的な方剤であり，肝再生促進や免疫調整などの薬理作用が報告される多彩な用途をもつ漢方薬である．喉頭の肉芽を慢性の炎症ととらえるならば理にかなった処方と考えられる．わずかな例外を除き，声帯後方の病変は肉芽であることが経験的に確認されたことと，これまで難治であった症例も保存的治療で治癒するようになったことから，当科では喉頭肉芽腫症に対して手術治療を行う症例は極めて少なくなった．保存的治療で肉芽が消失した後は，随時投薬を減量・中止している．漢方薬の副作用として，稀ではあるが間質性肺炎や偽アルドステロン症(浮腫，血圧上

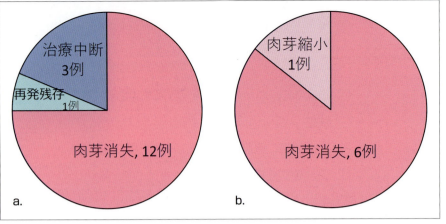

図 3. 喉頭肉芽腫症の治療成績
 a：六君子湯併用．16例中4例に軽快しない症例を認めた
 b：六君子湯＋小柴胡湯併用．7例（六君子湯で改善が乏しい症例）．六君子湯併用で改善が乏しい場合でも，小柴胡湯を追加することで多くの症例で肉芽が消失した

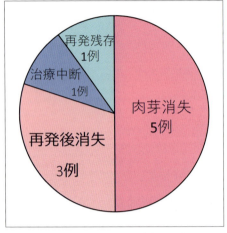

図 4. 喉頭肉芽腫症の手術例の転帰
手術例は10例．半数で肉芽は再発しているが，再発後に小柴胡湯を使用した症例では肉芽が消失している

昇など）が起こりうるので，疑わしい時には休薬や血液検査，胸部 X 線検査などの対応が必要とされる．また，小柴胡湯はインターフェロン投与中，肝硬変，肝癌の症例には禁忌であることにも留意されたい．

当科での喉頭肉芽腫症の治療成績

2012～16年の間に当科で加療した23例（男性16例，女性7例：26～76歳）の治療成績について検討したところ，手術例も含めて併用漢方が六君子湯のみの症例では，治癒が得られなかった症例が16例中4例存在していた．2014年以降には，六君子湯で軽快しない症例に対して小柴胡湯を追加するようになり，小柴胡湯を追加した7例中6例で肉芽の消失が得られた（図3）．前述したとおり，手術例10例中5例で術後再発がみられ，術後再発率は半数にのぼる（図4）．当科での全体的な肉芽の消失率は78.8%であり，肉芽消失率は諸報告（2016年橘ら79.7%[3]，2014年浅倉ら84.4%[12]，2011年 Hillel AT, et al 66%[13]）と比較して遜色はないが，小柴胡湯の併用後は以前にも増して肉芽の消失が得られるようになったため，今後はさらに消失率が改善することが期待される．

さらなる投薬の工夫

当科で検討した限りにおいては，小柴胡湯併用を要する難治な症例は，がっしりした体型の中年男性が多く，女性や痩せ型の高齢男性は小柴胡湯の併用なしで速やかに軽快する症例が多い．2015年の和田の報告でも，六君子湯の無効例は実証タイプの男性であったと報告されており[7]，BMIの高い中年男性には，最初から小柴胡湯を併用するのも一法と考えられる．

喉頭肉芽腫症の治療において厳密に漢方の証を考慮することは不要だが，六君子湯は一般的には慢性の胃腸障害を持つ虚弱体質者に適した方剤であるため，実証タイプの男性への効果が出にくいと考えられる．現時点では，症例数も限られており六君子湯が併用不要であるかについてはまだ検討ができていないが，漢方薬の併用にあたっては，性別と体格を意識した投薬が良いと考えられた．また，当科の症例では小柴胡湯の併用を要さないものは3ヶ月以内に軽快することが多かったため，3ヶ月以上改善がない時に小柴胡湯の併用を考えるのも1つの手段であるものと考えている．

＜当科処方例＞

・内服

1）オメプラゾール錠（オメプラール®）10 mg,
1錠，分1：夕食後～就寝前

2）クエン酸モサプリド（ガスモチン®）5 mg,
3錠，分3：毎食後

3）六君子湯7.5 g, 分3：毎食前

・外用

1）フルチカゾンプロピオン酸エステル吸入薬
（フルタイド® 200ディスカス）：1日2回吸入

＜当科処方例・難治例＞

①3ヶ月治療しても改善傾向が乏しい場合，②
BMI≧25 kg/m²の中年以降の男性の場合

上記処方に下記処方を追加する.

小柴胡湯7.5 g, 分3：毎食前

参考文献

1）Cherry J, Margulies SI：Contact ulcer of the larynx. Laryngoscope, **78**：1937-1940, 1968.

2）末松慎太郎，梅野博仁，千年俊一ほか：手術を行った喉頭肉芽腫27症例の検討. 喉頭, **25**：1-7, 2013.

3）橘　智靖，折田頼尚，牧野琢丸ほか：喉頭肉芽腫64例の臨床的検討. 日耳鼻, **119**：860-866, 2016.
Summary 基本的にPPI, ステロイド吸入および音声治療で加療. 保存的治療での肉芽消失率は45.3％だが, 手術治療も行い, 全体的な肉芽消失率は79.7％であった.

4）兵頭政光，田口亜紀，小林丈二ほか：喉頭肉芽腫に対する治療戦略. 喉頭, **16**：102-105, 2004.

Summary 原則としてPPIを投与, 積極的に音声治療を行って有効であった.

5）松本祐磨，横井秀格，松田雄大ほか：3剤併用による逆流性食道炎の治療により改善した声門下狭窄と喉頭肉芽腫を併発した1例. 日気食, **64**(6)：405-410, 2013.
Summary PPIを内服していた喉頭肉芽腫症症例に対して, クエン酸モサプリドと六君子湯を追加したところ, 喉頭の肉芽が消失した.

6）Wani MK, Woodson GE：Larymgeal contact granuloma. Laryngoscope, **109**：1589-1593, 1999.

7）和田倫之助：喉頭肉芽腫に対する漢方治療—六君子湯の使用経験—. MB ENT, **185**：84-89, 2015.

8）兵頭政光：喉頭頸部領域　喉頭肉芽腫症. JOHNS, **27**：1452-1453, 2011.

9）中村　毅，三枝英人，粉川隆行ほか：六君子湯が有効であった非特異的喉頭肉芽腫の3症例. 耳喉頭頸, **76**：727-731, 2004.

10）Shoffel-Havakuk H, Halperin D, Yosef L, et al：Lesions of the posterior glottis：clinical and pathologic considerations and treatment outcome. J Voice, **28**：263, 2014.

11）境　修平，山ノ井賢一，今井章人：明日から使える漢方実践服薬指導シリーズ　耳鼻咽喉科領域. 漢方医薬誌, **21**(3)：6-14, 2014.

12）浅倉光司，本間　朝，計良　宗ほか：喉頭肉芽腫に対する制酸薬治療. 耳鼻臨床, **107**：317-321, 2014.

13）Hillel AT, Lin LM, Samlan R, et al：Inhaled triamcinolone with proton pump inhibitor for treatment of vocal progress granulomas：a series of 67 glanulomas. Ann Otol Rhinol Laryngol, **119**：325-330, 2010.

四季を楽しむ ビジュアル嚥下食レシピ

新刊

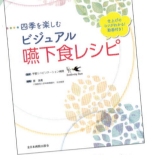

- 監修・執筆：宇部リハビリテーション病院　田辺のぶか，東　栄治，米村礼子
- 編集：原　浩貴（川崎医科大学耳鼻咽喉科　主任教授）

2019年2月発行　B5判　150頁　定価（本体価格3,600円＋税）

見て楽しい、食べて美味しい、四季を代表する22の嚥下食レシピを掲載！
お雑煮からバーベキュー、ビールゼリーまで、イベント食、お祝い食に大活躍！
詳細な写真付きの工程説明と、仕上げのコツがわかる動画で、作り方が見てわかりやすく、**嚥下障害の基本的知識**も解説された、充実の1冊です。

目次

嚥下障害についての基本的知識
　嚥下障害を起こしやすい疾患と全身状態
　より安全に食べるために
　　1. 嚥下の姿勢／2. 嚥下訓練・摂食嚥下リハビリテーション／3. 食事介助を行う場合の留意点と工夫

レシピ
- 春　ちらし寿司／ひし餅ゼリー／桜餅／若竹汁／ぶりの照り焼き
- 夏　七夕そうめん／うな丼／すいかゼリー／バーベキュー
- 秋　月見団子／栗ご飯／鮭の幽庵焼き
- 冬　かぼちゃの煮物／クリスマスチキン／年越しそば／お雑煮／昆布巻き・海老の黄金焼き／七草粥／巻き寿司／いわしの蒲焼き
- その他　ビールゼリー／握り寿司

Column　α-アミラーゼの秘密／大変身！簡単お肉料理アレンジ／アレンジ!!月見団子のソース　ほか全7本

食べやすさ，栄養，見た目，味を追及したレシピ！

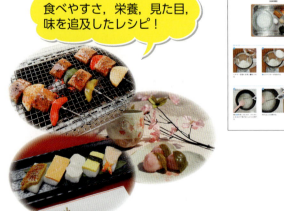

豊富な写真で工程が見てわかる！

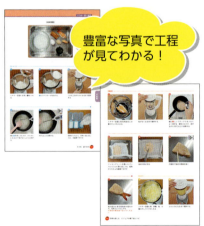

動画付きで仕上げのコツが見てわかる！

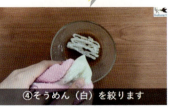

全日本病院出版会　〒113-0033　東京都文京区本郷3-16-4　Tel：03-5689-5989
http://www.zenniti.com　Fax：03-5689-8030

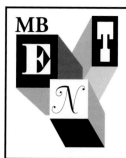

◆特集・耳鼻咽喉科医が頻用する内服・外用薬—選び方・上手な使い方—

Ⅳ. がん治療の支持療法
1. 化学放射線療法による口内炎への内服・外用薬の使い方

仲江川雄太[*1] 松塚 崇[*2]

Key words：口内炎(stomatitis)，口腔粘膜炎(oral mucositis)，放射線治療(radiotherapy)，化学療法(chemotherapy)，口腔ケア(oral care)

Abstract 頭頸部癌をはじめとするがんの治療には様々な合併症をきたしうる．その中でも口内炎は疼痛，嚥下障害および会話能力の障害を引き起こす潰瘍を特徴とする粘膜の炎症と定義され，支持療法の対象として大変重要である．発症時期は抗がん剤による口内炎は投与日から1週間頃から，放射線照射では2週間目から症状が出現する．そのため頭頸部癌の治療で行われる頻度の高いシスプラチンと放射線の併用療法では治療開始1週間程度から次第に口内炎が発症し，治療継続に伴いその症状は増悪する．口内炎が出現する以前よりの予防も重要であり，口腔ケアを行ううえで，歯科医との連携も重要である．口内炎の予防と出現後の早期介入，その原因の鑑別，治療を行うことが治療完遂の向上につながり，治療成績の向上に重要であると考える．

総 論

頭頸部癌をはじめとするがんの治療には様々な合併症をきたしうるが，その中でも口腔粘膜炎（口内炎）は疼痛，嚥下障害および会話能力の障害を引き起こす潰瘍を特徴とする粘膜の炎症として定義され[1]，支持療法の対象として大変重要である．がん治療に伴う口内炎の発症頻度は，化学療法を受ける患者の40%に，口腔領域が照射野に入る放射線治療の頭頸部癌患者の100%に発症するとされ[2]，その管理・治療は非常に重要である．

その発生機序は，口腔粘膜の細胞に抗がん剤が直接または血流を介して間接的に作用することでダメージを受けた部位に発症する[3]．放射線が粘膜に直接当たることでも発症するため，頭頸部癌の治療では必然的にその発症頻度は高くなる．その他にも抗がん剤に伴う白血球減少作用により全身の抵抗力が弱まることで，口腔粘膜の細胞の抵抗力の低下が原因ともなる．

がん治療に伴う口内炎はその機序により ① 抗がん剤に伴う粘膜傷害，② 薬剤性口内炎，③ 免疫抑制に伴う感染，④ 放射線治療による粘膜傷害に大別される[4]．

1. 抗がん剤に伴う粘膜傷害

抗がん剤の直接作用および誘導されるサイトカインやフリーラジカルにより粘膜の基底細胞が傷害され，アポトーシスが起こることによる粘膜上皮形成阻害によるもの．殺細胞性の抗がん剤では刺激を受ける口腔内の可動域，非角化粘膜部位に起こりやすいが，分子標的薬は刺激を受けにくい非可動域，角化粘膜部位に限局するアフタ性口内炎として発症する．

2. 薬剤性口内炎

薬剤による免疫・アレルギー反応によるもの．免疫チェックポイント阻害薬で頻度は1〜0.1%未満であるが，稀に重篤な皮膚障害とそれに伴う

[*1] Nakaegawa Yuta, 〒960-1295 福島市光が丘1 福島県立医科大学耳鼻咽喉科学講座/同大学附属病院耳鼻咽喉科・頭頸部外科，助教
[*2] Matsuzuka Takashi, 福島県立医科大学附属病院耳鼻咽喉科・頭頸部外科，准教授/同大学放射線医学県民健康管理センター，室長

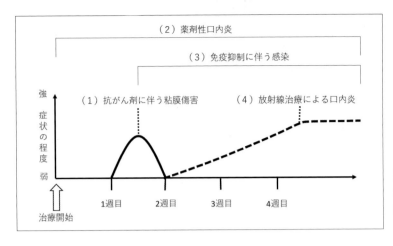

図 1.
がん治療に伴う口内炎の機序別の症状時期

表 1. 口腔粘膜炎のグレード分類
(CTCAEv4.0 日本語訳 JCOG 版)

Grade	
Grade 1	・症状がない,または軽度の症状がある ・治療を要さない
Grade 2	・中等度の疼痛 ・経口摂取に支障がない ・食事の変更を要する
Grade 3	・高度の疼痛 ・経口摂取に支障がある
Grade 4	・生命を脅かす ・緊急処置を要する
Grade 5	・死亡

口内炎が起こるとされている.

3. 免疫抑制に伴う感染

抗がん剤に伴う二次感染によるもので,カンジダ,ヘルペスが原因となりえる.カンジダ性口内炎は多発する白苔病変であり,チクチクした痛みをきたす.ヘルペス性口内炎は複数の水疱性病変であり,それが破れびらん,潰瘍が生じ痛みや倦怠感などを伴う.

4. 放射線治療による粘膜傷害

放射線照射開始から 10 Gy 程度で口腔乾燥や味覚障害が出現し,15 Gy 程度で口内炎とそれに伴う嚥下困難が生じる.20 Gy で口内炎の影響で疼痛が出現し摂食に影響し,治療継続に伴いその症状は増悪する.治療終了後から 1~2 週間程度症状は継続するが,週単位で徐々に改善していく.

発症時期については抗がん剤による粘膜炎は投与日から 1 週間頃より発症し 10 日前後をピークに 2 週間程度で改善される[5].放射線照射では 2 週間目から次第に症状が出現し,数週間にわたる照射中に持続し,照射終了後 1~2 週間程度で改善に向

かう.そのため頭頸部癌で行われる頻度の高いシスプラチンと放射線の併用療法では治療開始 1 週間程度から次第に口腔粘膜炎が発症し,治療継続に伴いその症状は増悪する.また,治療継続に伴い唾液分泌低下によるカンジダ性口内炎や,免疫抑制に伴う二次感染によるヘルペス性口内炎なども出現頻度が高くなる(図1).

口内炎に伴う Grade 分類には主に CTCAE が用いられる(表1).化学療法が原因の口内炎で,Grade 3 をきたした場合は症状が回復するまで化学療法は休薬し,休薬した場合は再開時または次回投与時に減量を検討する必要がある.

口内炎の発症頻度が高い抗がん剤を表2に示し,その中で頭頸部癌領域において使用される薬剤を太字で示す.表に示したとおり頭頸部癌治療に使用される多くの薬剤が含まれることがわかる.また,先に述べたように免疫チェックポイント阻害薬であるニボルマブについてもその頻度は高くないものの重症な粘膜炎(Stevens-Johnson症候群)なども発症するため注意が必要である.

口内炎をはじめ口腔合併症は,疼痛や経口摂取の低下に繋がり低栄養や脱水,最終的には治療完遂の妨げになる.口腔合併症の発症には口腔常在菌による感染が影響していることが知られており,治療開始前に予防的に口腔内のリスクを減らし,治療中も清潔で湿潤した状態に維持管理すること(口腔ケア)も重要である.

口腔ケアには大きく 2 つの目的があり,1 つ目は感染リスクの軽減,2 つ目は口腔粘膜障害への対応とされる.治療開始前からの早期の介入が重

表 2. 口内炎の発症頻度が高い抗がん剤

抗がん剤の種類	抗がん剤名
代謝拮抗薬	**5-FU，S-1**，メトトレキサート，ゲムシタビン，カペシタビン
プラチナ	**シスプラチン**
タキサン系	**ドセタキセル，パクリタキセル**
アルキル化	シクロフォスファミド，メルファラン
植物アルカロイド（トポイソメラーゼ阻害）	イリノテカン，エトポシド
抗がん性抗生物質	ブレオマイシン，ダウノルビシン，ドキソルビシン，アクチノマイシン
mTOR 阻害薬	エベロリムス，テムシロリムス
EGFR 阻害薬	**セツキシマブ**，パニツムマブ

要であると考えられ，当科では治療開始前に歯科口腔外科にコンサルトを行い歯科医や歯科衛生士に介入してもらい専門的口腔清掃や齲歯の抜歯などを行うようにしている．具体的には，患者教育，栄養スクリーニングと食品の選択，ブラッシング，歯間清掃，義歯調整，うがい薬，口腔の乾燥予防がある[6]．患者教育としては，治療により起こりうる合併症を患者が早期に発見して医療従事者に報告できるようにすることが挙げられる．栄養スクリーニングと食品の選択では栄養士による食品の選択の指導や嚥下障害の程度を評価することで，良好な栄養摂取が期待される．ブラッシングは口腔内を清潔に保つことが重要になるが歯ブラシの使い方，歯磨き剤の選択に注意が必要である．歯間清掃はプラーク形成を減少させる．義歯調整を行うことで粘膜を刺激したり傷つけたりしないようにすることが可能となる．うがい薬の使用は口腔内の清潔を保ち乾燥の防止や痛みの緩和に有用である．口腔の乾燥は酸素療法や支持療法（抗うつ薬，抗ヒスタミン薬，ステロイド吸入薬，オピオイドなど）も乾燥の原因になるので注意が必要とされる．口腔粘膜炎が出現する以前よりの予防が重要であり，口腔ケアを行ううえで，歯科医との連携が重要であると考えられる．

2018 年本邦において新規医療機器として局所管理ハイドロゲル創傷被覆・保護剤（エピシル®）が発売された．歯科口腔外科医のみが使用可能でスプレー剤で口腔粘膜に適量を使用すると数分以内に口腔粘膜の水分を吸収してゲル状になり，物理的バリアを形成することで口内炎による口腔内疼痛を管理，緩和可能となる．なお本剤は歯科における「周術期等専門的口腔衛生処置 2」を実施

する際の材料としてのみ保険算定可能である．

各　論

以下に口内炎に対して使用される具体的な内用・外用薬についての作用機序，投与方法について説明する．

1．口内炎に対する内用薬

1）アルギン酸ナトリウム（アルロイド G®）

胃・十二指腸潰瘍およびびらん性胃炎における止血および自覚症状の改善並びに逆流性食道炎における自覚症状の改善に保険適用のある消化性潰瘍治療薬であり，粘膜保護作用，止血作用をもつ．食事前に使用することで口腔粘膜炎に伴う嚥下痛の改善に繋がる．1 回 20〜30 ml 程度を 1 日 3 回内服する．

2）ポラプレジンク（プロマック®）

胃潰瘍治療薬であるポラプレジンクは抗酸化作用，粘膜保護作用，創傷治癒促進作用があり[7]，口内炎の部位を被覆することで症状の改善が期待できる[8]．また，亜鉛補充に伴う味覚障害の改善にも寄与し，保険審査上もその効果が認められている．錠剤であれば 1 日 2 回内服する．また，アルギン酸ナトリウムとの混合液の含嗽も学術上効果的である[9][10]．

3）半夏瀉心湯

COX2 の産生を抑え[11]，炎症，発痛物質であるプロスタグランジン E_2 を減少させ[12]，口内炎を改善させるとされる．

1 回 2.5 g 1 包を 1 日 3 回食前に内服を行わせるが，細粒であり粘膜炎で飲み込みにくい患者に対し当科では 50 ml 程度の微温湯に溶解し，毎食後に口中の洗浄（いわゆるぶくぶくうがい）を行うよ

う指導している．粘膜炎のひどいところには細粒
を直接綿棒などでの塗布も行う．

4）抗真菌薬

カンジダ性口内炎に対しイトリゾールやミコナ
ゾール，アムホテリシンBシロップ希釈液[13]など
の使用が検討される．口内に含んで数回程度咀嚼
を行うことで口腔内に広く塗布した後，嚥下を行
う．抗真菌薬の多くは肝チトクローム P450 3A4
(CYP3A4)と親和性を有するため，CYP3A4で代
謝される薬剤の代謝を阻害し，血中濃度を上昇さ
せる可能性があるので他の薬剤との相互作用に留
意し，口内含有のみの投与も検討する[14]．

5）バラシクロビル

ヘルペス性口内炎に対して使用される．バラシ
クロビル 500 mg 1 錠，1 日 2 回内服を行う．錠剤
が大きいので内服困難であれば細粒や注射剤での
投与を検討する．

その他外用薬は，鎮痛剤として非オピオイド，
オピオイドなども使用される．気をつけなければ
いけない点としてシスプラチンが併用される場合
に腎障害の発生を考慮し非ステロイド性抗炎症薬
(NSAIDs)の使用は原則として控える．鎮痛剤の
投与方法は個人および状況設定により，経口以外
に皮下，静脈内，経皮的投与なども検討できる．

2．口内炎に対する外用薬と外用剤

1）生理食塩水うがい

1日数回程度使用するように説明．生理食塩水
であるので蒸留水に比べ刺激が少なく使用するこ
とが可能である．治療開始から口腔内の衛生湿潤
状況を維持する目的に使用される．

2）アズノールうがい

粘膜保護や創傷治癒促進を目的に口内炎が軽度
のうちから使用を開始する．患者には適宜使用す
るように説明し使用状況を看護師に確認してもらう．

3）アイスボール

口腔内の冷却(oral cryotherapy)として使用さ
れる．口腔内粘膜を冷やし毛細血管を収縮させ抗
がん剤が口腔粘膜へ到達することを抑制する．な
お，口腔癌では抗腫瘍効果の減弱につながる可能

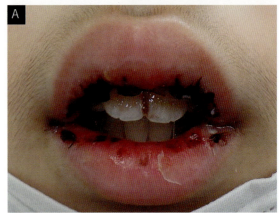

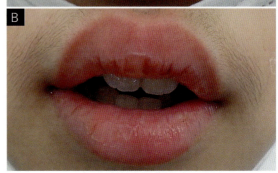

図 2．口唇炎例
A：10 歳，男児．メトトレキセートを用いた化学
　療法を断続的に受けており，口唇びらんを生じ
　たためステロイド軟膏を塗布したところ，び
　らんは拡大し出血を生じた
B：ステロイド軟膏を中止しアズレン軟膏塗布に
　変更したところ 3 日でびらんは消失した

性がある．使用例としては1回に数個口内に含む．
当科ではさらにリドカインを含ませ使用している．

4）ステロイド

消炎を目的に使用する．内服や注射などの全身
投与の他，グリセリンに溶解して口内塗布した
り，咽喉頭の炎症改善，気道分泌物の柔化も兼ね
てエピネフリンを混じ蒸気吸入やネブライザー療
法などで局所投与する．急性期にステロイド軟膏
製剤を塗布することにより組織障害を進行させる
ことがある(図2)．

5）口腔洗浄剤

口腔の乾燥対策として多くの口腔洗浄剤が市販
されている．化学放射線療法による口内炎には刺
激となるアルコールや発泡洗浄剤(ラウリル硫酸
ナトリウム)を含まない製剤が望ましい．唾液に
含まれるペプチドやラクトフェリンを含有した製
剤(例：ペプチサル®)や低毒性であるものの広い

抗菌スペクトルを有するヒノキチオールを含有した製剤（例：リフレケア®）など，様々な特徴があるので適切な製剤を選択し購入を薦める．放射線治療による粘膜傷害に対して，急性期の患者にはマウスウォッシュ製剤が，陳旧期にはジェル製剤が好まれる傾向があった．

まとめ

化学放射線療法による口内炎に対する内用薬と外用薬，外用剤について説明した．口腔ケアを行うことで治療継続可能となり，治療コンプライアンスの向上，最終的には治療成績の向上に繋がることが期待される．

参考文献

1) Rubenstein EB, Peterson DE, Schubert M, et al：Clinical practice guidelines for the prevention and treatment of cancer therapy-induced oral and gastrointestinal mucositis. Cancer, **100**(9 Suppl)：2026-2046, 2004.
   Summary 口腔胃腸の粘膜炎は多くの抗腫瘍治療において一般的な副作用であり，抗がん剤使用では100%影響を受ける．

2) Li E, Trovato JA：New developments in the management of oral mucositis in patients with head and neck cancer or receiving targeted anticancer therapies. AM J Health Syst Pharm, **69**(12)：1031-1037, 2012.
   Summary 癌治療に関連する粘膜炎は多くの重篤な後遺症に関連するため重要である．

3) Sonis ST：Pathobiology of mucositis. Semin Oncol Nurs, **20**(1)：11-15, 2004.
   Summary 粘膜炎の病理生物学は複雑で，その影響は粘膜内の様々な細胞・組織が含まれる．

4) 竹原 聡，坂口勝彦，野田明宏ほか：癌集学的治療に伴う口内炎対策―ジクロフェナクナトリウムを用いた含そう液による疼痛緩和．医薬ジャーナル，**333**：2792-2794, 1997.

5) Jose-Luis P, Avila-Garavito A, Naccache P, et

al：Mucositis：Its occurrence, consequences, and treatment in the oncology setting. Oncologist, **3**：446-451, 1998.
   Summary 抗がん剤による粘膜炎は癌治療において重要である．治療で潰瘍が生じ痛みや経口摂取を制限し2次感染の原因ともなる．

6) EOCC：口腔ケアガイダンス第1版日本語版, 2018.

7) 小林 敦：頭頸部癌の化学放射線療法に伴う口腔粘膜炎対策としてのポラプレジンク含嗽薬の効果．日口診誌，**29**(1)：8-12, 2016.

8) 中野 遥，大河内真弓，日比 徹：抗癌剤治療に伴い生じた口内炎の治療～ポラプレジンク飴製剤の有効性～．医薬ジャーナル，**49**(9)：151-155, 2013

9) Katayama S, Ohshita J, Sugaya K, et al：New medicinal treatment for severe gingivostomatitis. Int J Mol Med, **2**(6)：675-679, 1998.
   Summary 化学療法に伴う歯肉炎に対しポラプレジンク・アルギン酸を処方し非常に高い有用性が示された．

10) 名徳倫明，松山達登，梅谷亮介ほか：リドカインを含有したポラプレジンク・アルギン酸ナトリウム含嗽液の製剤学的安定性の評価．癌と化学療法，**42**(2)：207-210, 2015.

11) Kase Y, Saitoh K, Ishige A, et al：Mechanisms by which Hange-shashin-to reduces prostaglandin E2 levels. Biol Pharm Bull, **21**：1277-1281, 1998.

12) Kono T, Kaneko A, Matsumoto C, et al：Multi-targeted effects of hangeshashinto for treatment of chemotherapy-induced oralmucositis on inducible prostaglandin E2 production in human oral keratinocytes. Integr Cancer Ther, **13**：435-445, 2014.

13) Joel BE：Prophylaxis of candidiasis in patients with leukemia and bone marrow transplants. Oral Surg Oral Med Oral Pathol, **81**：291-296, 1996.

14) 岩渕博史，岩渕絵美，内山公男ほか：口腔カンジダ症に対するイトラコナゾール内用液含嗽療法の検討．日口腔粘膜誌，**15**(2)：70-76, 2009.

Monthly Book ENTONI No.192

2016年4月増刊号

耳鼻咽喉科診療スキルアップ32
―私のポイント―

■編集企画　髙橋晴雄（長崎大学教授）
206頁，定価（本体価格5,400円＋税）

耳鼻咽喉科領域において日常診療で高いレベルの診療を求められる疾患を取り上げ、最新の診断・治療のポイントを広く詳説！！

☆ CONTENTS ☆

鼓膜炎の病態と対処……………………大島 英敏ほか	口腔粘膜病変の鑑別……………………山本 祐三ほか
炭酸ガスレーザー（OtoLAM®）による鼓膜切開	発熱のない咽頭痛の診断手順は………千年 俊一
……………………………………澤田 正一	耳鼻咽喉科における嚥下障害のリハビリテーション
外傷性鼓膜穿孔の治療とインフォームドコンセント	………………………………………鮫島 靖浩
……………………………………三代 康雄	外来レベルでのいびき治療……………小島 卓朗ほか
成人急性中耳炎での骨導低下の原因と対処……工田 昌也	下咽頭癌を見逃さない診療とは？………杉本 太郎ほか
急性難聴の問診・随伴症状・経過からの	急性喉頭蓋炎の迅速な治療法と気道確保………大脇 成広
診断フローチャート…………………隈上 秀高	急性気道狭窄・閉塞への対応…………金谷 洋明
急性低音障害型感音難聴の治療と	頭頸部外傷の初期対応…………………嶋田 喜充
インフォームドコンセント…………福田 宏治ほか	頸部先天性嚢胞・瘻孔…………………金子 賢一
効率的な外来での平衡機能検査………結縁 晃治	最新の頭頸部癌化学療法………………安松 隆治ほか
問診からめまいはどこまで診断できるか？……船曳 和雄	頭頸部癌治療後のリハビリテーション………大月 直樹ほか
高齢者の平衡障害………………………谷口雄一郎ほか	外来レベルでの頸部超音波検査………古川 まどか
めまいのリハビリテーション…………新井 基洋	診療所で使える最先端の内視鏡………野村 文敬ほか
嗅覚障害の的確な診断法………………松野 栄雄	小児内視鏡検査のコツと注意点………平野 滋
外来におけるアレルギー性鼻炎の手術治療……鴻 信義	外来で可能な穿刺吸引細胞と生検……堀 龍介ほか
嗅覚障害の診療…………………………田中 真琴ほか	耳鼻咽喉科外来におけるインフルエンザに
舌痛症……………………………………井野千代徳ほか	対するアプローチ……………………高野 賢一
一側性口蓋扁桃肥大……………………福角 隆仁ほか	耳鼻咽喉科とステロイド薬―適応と禁忌―……神崎 晶

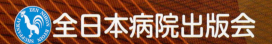

〒113-0033 東京都文京区本郷3-16-4
Tel:03-5689-5989　Fax:03-5689-8030

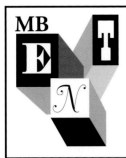

◆特集・耳鼻咽喉科医が頻用する内服・外用薬─選び方・上手な使い方─

Ⅳ．がん治療の支持療法
2．セツキシマブによる皮膚障害に対する内服・外用薬の使い方

山﨑知子[*1]　松浦一登[*2]

Key words：頭頸部がん(head and neck cancer)，セツキシマブ(Cetuximab)，皮膚障害(skin disorders)，支持療法(supportive care)

Abstract 頭頸部がん領域において，本邦でも抗 EGFR 抗体薬であるセツキシマブ(アービタックス®)が 2012 年に認可された．セツキシマブは頭頸部がん領域初，かつ，唯一の分子標的薬である．

セツキシマブの重大な副作用として，重度の infusion reaction，重度の皮膚症状，間質性肺炎，心不全，下痢，感染症などが報告されている[1]．皮膚症状は，ざ瘡様皮疹，皮膚の乾燥および亀裂，爪囲炎，脂漏性皮膚炎や，続発する炎症性および感染性の症状など多彩に現れる．

表皮には EGFR(epidermal growth factor receptor：上皮成長因子受容体)が高発現している．抗 EGFR 抗体薬が表皮に発現している EGFR にも結合する．よって，角化細胞による分化が阻害され，皮膚のバリア機能が低下し，非常に高率に皮膚障害を引き起こし[2]，感染リスクが上昇することが報告されている[3]．よって，患者の QOL を良好に維持しつつ，治療を継続するためにも，皮膚症状のマネジメントとその知識は極めて重要である．

頭頸部がん治療におけるセツキシマブとその作用機序

頭頸部がん治療におけるセツキシマブは，主に，① 局所進行頭頸部がんに対する，セツキシマブ併用放射線療法[4](Minds 推奨レベル：推奨度 B)，② 再発・遠隔転移頭頸部がんの一次治療として，白金製剤(CDDP または CBDCA)を含んだ化学療法にセツキシマブを併用するレジメン[5](Minds 推奨レベル：B)，または，プラチナ不応・不適症例にパクリタキセル＋セツキシマブ[6](Minds 推奨レベル：C1)に用いられる．

表皮の 90％以上を占めるケラチナサイトに，EGFR は高発現している．EGFR は，頭頸部癌においては 80〜90％と高頻度に発現しており，過剰に発現している症例で予後不良と報告される[7]．

抗 EGFR 抗体薬が EGFR に結合することで，角化細胞による分化が阻害され，表皮全体が薄くなり，もろくなる．皮膚の炎症で保湿ができにくくなり，バリア機能が低下する．また，皮膚障害を生じることで感染リスクが上昇することが報告されている[3]．よって，患者の QOL を良好に維持しつつ，治療を継続するためにも，皮膚症状のマネジメントは極めて重要である．

セツキシマブの主な副作用

セツキシマブには，重度の infusion reaction，重度の皮膚症状，間質性肺炎などをはじめとした重大な副作用が報告されている．皮膚症状には，ざ瘡様皮疹，皮膚の乾燥および亀裂，爪囲炎，脂漏性皮膚炎や，続発する炎症性および感染性の症状などが挙げられる．皮膚症状の発現時期，対応

[*1] Yamazaki Tomoko, 〒981-1293 宮城県名取市愛島塩手字野田山 47-1 宮城県立がんセンター頭頸部内科，科長
[*2] Matsuura Kazuto, 同センター頭頸部外科，副院長

表 1. 抗 EGFR 抗体薬による代表的な皮膚症状

	主な皮膚症状
皮膚	ざ瘡様皮疹
	皮膚乾燥
	紅斑
	光過敏症
	皮膚亀裂
	色素沈着
	毛細血管拡張症
	瘙痒
爪	爪囲炎
	爪嵌入症
髪	長睫毛症
	脱毛
	髭や眉毛の多毛
眼	結膜炎
	眼瞼炎
	眼の乾燥
	角膜炎
	流涙

方法について記す.

セツキシマブによる皮膚症状の発現時期と経過,症状と主な対応方法

セツキシマブで高率に認められる代表的な皮膚障害を表 1[8]に,皮膚症状の発症の時系列を図 1[9]に示す.セツキシマブ投与初期(およそ 1〜3 週程度)でざ瘡様皮疹が出現し,乾皮症(乾燥・亀裂),続いて爪囲炎を伴うようになる.

分子標的薬による皮膚障害は,薬剤そのもので皮膚が傷害されるため,重症度は薬剤の投与量に依存するといわれる.投与量を調節しながら,皮膚障害の治療を続けることで投与を継続することが可能となる.

1. 具体的な対応方法

皮膚症状ががん治療の妨げとならないように,

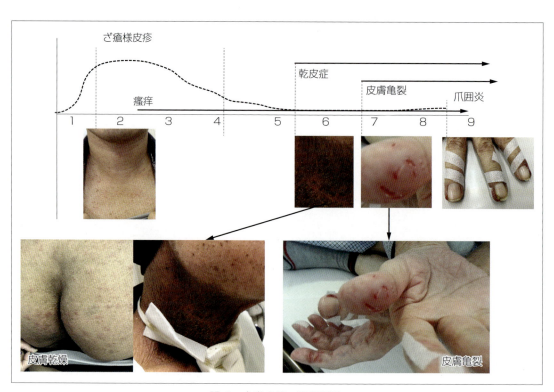

図 1. 皮膚症状の時間経過
(山﨑知子:頭頸部がん化学療法の副反応対策と支持療法.頭頸部がん化学療法ハンドブック.中外医学社,P132 図 6 より)

表 2. CTCAE Ver4.0 での皮膚毒性評価

	Grade 1	Grade 2	Grade 3	Grade 4
ざ瘡様皮疹	体表面積の<10%を占める紅色丘疹および/または膿疱	体表面積の10〜30%を占める紅色丘疹および/または膿疱	体表面積の>30%を占める紅色丘疹および/または膿疱；身の回りの日常生活動作の制限	面積によらず，静注抗菌薬を要する広範囲の局所の二次感染を伴う；生命を脅かす．
皮膚乾燥	体表面積の<10%を占めるが紅斑や瘙痒は伴わない	体表面積の10〜30%を占め紅斑や瘙痒を伴う	体表面積の>30%を占め紅斑や瘙痒を伴う；身の回りの日常生活動作の制限	
爪囲炎	爪襞の浮腫や紅斑	局所的処置を要する．疼痛を伴う爪襞の浮腫や紅斑	外科的処置や抗菌薬の静脈内投与を要する；身の回りの日常生活動作の制限	

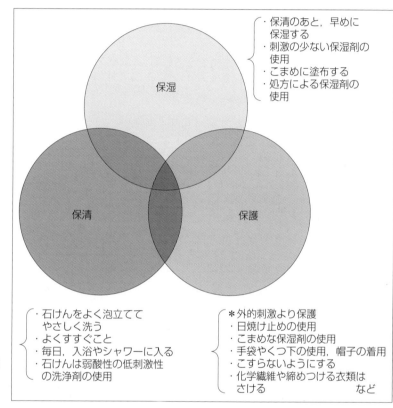

図 2.
皮膚症状の対応方法
(金児玉青：がんの化学療法と看護 増刊号．2009．より引用・改変)

治療開始前からの，患者およびご家族に対する教育と，支持療法が大切である．基本となる支持療法の手技，使用する薬剤，スキンケア方法，CTCAE にのっとった皮膚毒性の評価方法[10] (表 2) は職種問わず知っておいたほうがよいが，皮膚症状の対応に難渋した場合は，すみやかに皮膚科専門医にコンサルトする．

1）皮膚全体に対する基本となるスキンケア方法

基本となるスキンケアは ① 保清（皮膚を清潔に保つ），② 保湿（乾燥や皮膚亀裂を防ぎ，皮膚バリアを補う），③ 保護（紫外線などをはじめとした外的刺激より皮膚を保護する）の3つである．基本的な対応方法を図2にまとめる．

具体的には，① 毎日，ぬるめのお湯での入浴やシャワーを行う．② 洗顔，入浴時は弱酸性または低刺激性の洗浄剤を使用し，よく泡立てて洗う．③ 洗顔，入浴後は乾燥する前に保湿剤を十分塗布する．④ 過度な日焼けは避け，日焼け止めを塗る．⑤ 手先を使う際は手袋を装着，つま先がおお

表 3. セツキシマブ投与開始時の処方セット

① ミノサイクリン(例:ミノマイシンカプセル)
　100 mg 分2(朝・夕), 食後
　※治療当日より開始

② ヘパリン類似物質(例:ヒルドイドローション)
　1日2回, 朝と夕に塗布
　※治療当日より

③ ヒドロコルチゾン酪酸エステル(例:ロコイドクリーム)
　痤瘡がでたときに, 顔に塗布
　1日2回, 朝と夕に塗布

④ ジフルプレドナート(例:マイザー軟膏)
　痤瘡がでたときに, 顔以外に塗布
　1日2回, 朝と夕に塗布

われた軟らかい靴や靴下を履くなどである.

2) 各種皮膚症状に対する対応方法

治療の基本は, 先に記した, 保清・保湿・保護およびステロイド外用薬の塗布と, 抗炎症作用を併せ持つミノサイクリンなどの抗菌薬内服である[11]. 当院ではあらかじめ, セツキシマブ開始時に支持療法セットを処方して, 薬剤師に指導を依頼している(表3). セツキシマブによる各種皮膚炎の対応方法について, 図3にまとめる.

また, ステロイドの軟膏の種類と, 目安となる連用期間についても理解しておくとよい(表4).

① ざ瘡様皮疹

投与初期は鼻翼周囲や前胸部に認め, 徐々に体幹や四肢に広がることが多い. 通常のざ瘡との違いは, 個数が多いこと, 炎症が強く紅暈を伴うことである. 皮疹はおおよそ5～6週間くらい経過すると消失することが多い.

通常は細菌感染を伴わない無菌性の炎症性皮疹であるが, 治療が長期間になるにつれて, 二次感染を伴うことが多い. ミノサイクリンは, 抗菌作用の他に抗炎症作用を示すとされており治療開始とともに内服させる. 服用期間に決まったものはないが, 筆者は大腸がんでの抗EGFR抗体薬による, 皮膚症状に対する予防療法の有用性を評価したSTEPP試験の結果に準じて6週間を目安にし[12], その後の継続については皮膚症状に応じて判断している.

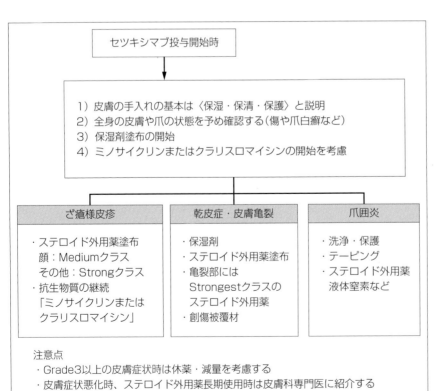

図 3. セツキシマブによる皮膚炎の対応方法

表 4. 主なステロイドの軟膏の種類と使用期間の日安

ステロイドのランク	一般名	商品名	局所副作用が発生する可能性が高い予想連用期間
Strongest（最強）	クロベタゾールプロピオン酸エステル	デルモベート	4 週以内
	ジフロラゾン酢酸エステル	ジフラール	
	ジフロラゾン酢酸エステル	ダイアコート	
Very strong（かなり強力）	ベタメタゾン酪酸エステルプロピオン酸エステル	アンデベート	6 週以内
	ジフルプレドナート	マイザー	
	ジフルコルトロン吉草酸エステル	ネリゾナ	
	モメタゾンフランカルボン酸エステル	フルメタ	
Strong（強力）	ベタメタゾン吉草酸エステル	リンデロン V	8 週以内
	ベタメタゾン吉草酸エステル	ベトネベート	
	フルオシノロンアセトニド	フルコート	
Medium（中等度）	ヒドロコルチゾン酪酸エステル	ロコイド	
	クロベタゾン酪酸エステル	キンダベート	
	アルクロメタゾンプロピオン酸エステル	アルメタ	
Weak（弱い）	プレドニゾロン酢酸エステル	プレドニゾロン	
	オキシテトラサイクリン塩酸塩ヒドロコルチゾン	テラ・コートリル	

※顔面，頸部，陰部においてはランクに関わらず安全期間の目安は 2 週以内といわれている

ミノサイクリンにはめまいや肝障害などの副作用の報告があるため，あらかじめ患者に情報提供を行う．肝障害が生じてしまった場合は，クラリスロマイシンに変更することもある．

ステロイド塗布に関しては，体の部位によるステロイド吸収率について考慮する必要がある．ステロイド軟膏は前腕での吸収率を 1 にすると，顔面での吸収が 13 倍高い．よって，顔面には medium クラスのステロイド，体幹部には strong クラスのステロイド使用と塗り分ける必要があり，かつ，皮疹部分のみに塗布することがポイントである．頭皮にざ瘡様皮疹が出た場合，使用感を考え，ローション剤を処方する．

② 乾皮症・皮膚亀裂

ざ瘡様皮疹の出現部位に一致することが多く，ひりひりする刺激感を訴えることが多く，魚鱗癬様の落屑を認める．治療開始から3～5週間で起こることが多い．手指や足底踵部に亀裂が生じた場合は，激しい疼痛を訴え，QOL が低下する．

頻回な保湿と保護が有効であるため，頻回のヘパリン類似物質の塗布を推奨し，手袋や靴下での保護を勧める．なお，刺激でしみる際は，顔面で

あれば白色ワセリンの代用，体幹には市販されている低刺激性または弱酸性の無香料，アルコールフリーの製品での代用も可能である．

③ 爪囲炎

治療開始から4～8週程度以降に発症することが多く，爪周囲が発赤・腫脹する．衣類でおおわれている足に生じた場合発見が遅れることがあるので，素足の観察や自覚症状の有無の確認，また全身をくまなく診察することが大切である．疼痛や爪の発育障害をきたし，重篤化すると肉芽，膿瘍，二次感染を併発する．

肉芽部分へのテーピングの使用や，strong クラス以上のステロイド外用薬の塗布を行う．腫脹，疼痛により QOL を下げるため，発症初期からの対応が重要である．

④ 脂漏性皮膚炎

顔面（鼻翼の外側から頬部，眉毛部や前額部），頭皮，前胸部，背部などの脂漏部位に生じることが多い．ざ瘡様皮疹と混在していることが多く，黄色調の痂皮が付着する紅斑を認める．治療には主にステロイド外用薬の塗布が行われるが，症状の改善に乏しいときは，積極的に皮膚科専門医に

相談したほうがよい.

⑤ その他

頭髪や睫毛にも影響を及ぼし，縮毛，睫毛の伸長（長睫毛症），内反をもたらすことがある．角膜や結膜を傷つけることもあるので，適宜短くし，場合によっては眼科医への紹介を行う.

局所進行頭頸部がん治療と遠隔転移頭頸部がん治療での注意点

各種頭頸部がん治療においてセツキシマブを使用するとき，併用する治療の副作用も同時にマネジメントする必要がある.

1. 局所進行頭頸部がんにおけるセツキシマブ併用放射線療法

顔面，体幹のセツキシマブによる皮膚障害の対応の他に，放射線による口腔粘膜炎や照射野の放射線皮膚炎の管理も必要となる．放射線照射部分が，ざ瘡様皮疹，脂漏性皮膚炎好発部分に一致していることに加え，衣類で擦れやすいこともあり，容易にびらんを呈する.

実臨床において，放射線皮膚炎の増悪とともに全身のセツキシマブ皮膚炎の増悪につながることが多く，放射線照射野に一致して，痂皮（crust）や線維化をきたす.

放射線照射終了直後，数ヶ月，数年後に，直射日光照射などが誘因となり，頸部の浮腫，瘙痒，硬さが強くなる放射線リコールをきたすことがあり[13]，照射終了後も直射日光を避けるように，患者に指導する.

化学放射線治療において，放射線治療の休止は治療効果低下につながる[14]．皮膚症状の管理のみならず，口腔粘膜炎管理，栄養管理などの支持療法を積極的に行う.

2. 再発・遠隔転移頭頸部がんにおけるセツキシマブ

化学療法を併用することで，口腔粘膜炎や爪甲剥離，角膜炎，口角炎なども生じる.

セツキシマブ治療が長期に及ぶ場合，ステロイド外用薬を長期使用する場合は，局所的副作用に注意が必要である．緑膿菌や黄色ブドウ球菌を始めとした細菌や真菌による二次感染，爪白癬，皮膚萎縮，毛細血管拡張，酒さ様皮膚炎，多毛，毛のう炎，伝染性膿痂疹など様々な副作用が生じる．皮膚症状が重篤化する前に皮膚科専門医に併診を依頼する.

皮膚炎を上手に乗り越えるには～他職種との連携および当院の取り組み～

セツキシマブによる皮膚炎対応に関して，皮膚科専門医に早めに相談することが重要であると先に述べた．しかし，施設によっては皮膚科医が常勤していないところもある.

当院も同様で，皮膚科専門医の常勤がいない．そこで，近隣の，皮膚科を標榜する開業医と協同で勉強会を行い，病診連携を行っている．その他にも，皮膚アピアランスを保ちチーム医療を行う目的で，院内に支持療法委員会を結成し活動している．メンバーは多職種で構成されており，医師，看護師，薬剤師，栄養士，理学療法士など多岐にわたっている.

目標の1つとして，患者およびご家族への支持療法の教育と，院内全体での皮膚症状マネジメントに対するスキル向上を挙げ，患者対応に当たっている.

サマリー

セツキシマブを有効に使用するには，適切かつこまめな支持療法が欠かせない．患者のQOLを下げずに意欲的に治療を継続するためにも，皮膚科をはじめとした他科，他職種との連携が重要である．同時に，職種にかかわらず，セツキシマブ使用に携わるものが皮膚症状に対して基本となるべきスキンケア方法を理解しておくべきである.

文 献

1) アービタックスインタビューフォーム・2015年7月改訂　第8版, 2015.
2) Lacouture ME：Mechanisms of cutaneous tox-

icities to EGFR inhibitors. Nat Rev Cancer, **6**：803-812, 2006.

Summary EGFR はがん細胞の表面のみならず，表皮のケラチナサイトにも発現している．抗 EGFR 抗体薬を使用することで，様々な皮膚症状が生じる．

3）Qi WX, Fu S, Zhang Q, et al：Incidence and risk of severe infections associated with anti-epidermal growth factor receptor monoclonal antibodies in cancer patients：a systematic review and meta-analysis. BMC Medicine, **12**：203, 2014.

Summary がん治療時の抗 EGFR 抗体薬による皮膚障害は，重篤な感染の原因になることがある．

4）Bonner JA, Harari PM, Giralt J, et al：Radiotherapy plus cetuximab for squamous-cell carcinoma of the head and neck. N Engl J Med, **354**：567-578, 2006.

5）Vermorken JB, Mesia R, Rivera F, et al：Platinum-based chemotherapy plus cetuximab in head and neck cancer. N Engl J Med, **359**：1116-1127, 2008.

6）Hitt R, Irigoyen A, Cortes-Funes H, et al：PhaseⅡ study of the combination of cetuximab and weekly paclitaxel in the first-line treatment of patients with recurrent and/or metastatic squamous cell carcinoma of head and neck. Ann Oncol, **23**：1016-1022, 2012.

7）Kalyankrishna S, Grandis JR： Epidermal growth factor receptor biology in head and neck cancer. J Clin Oncol, **24**：2666-2672, 2006.

8）Kozuki T：Skin problems and EGFR-tyrosine kinase inhibitor. Jpn J Clin Oncol, **46**：291-298, 2016.

9）Van Cutsem E：Challenges in the use of epidermal growth factor receptor inhibitors in colorectal cancer. Oncologist, **11**：1010-1017, 2006.

Summary セツキシマブによる皮膚症状は，ざ瘡様皮疹出現後，皮膚乾燥，爪囲炎，皮膚亀裂などが経時的に生じる．

10）Common Terminology Criteria for Adverse Events（CTCAE）Version 4.0. May 28, 2009（v4.03：June 14, 2010）.

11）Scope A, Agero ALC, Dusza SW, et al：Randomized double-blind trial of prophylactic oral minocycline and topical tazarotene for cetuximab-associated acne-like eruption. J Clin Oncol, **25**：5390-5396, 2007.

12）Lacouture ME, Mitchell EP, Piperdi B, et al：Skin toxicity evaluation protocol with panitumumab（STEPP）, a phaseⅡ, open-label, randomized trial evaluating the impact of a pre-Emptive Skin treatment regimen on skin toxicities and quality of life in patients with metastatic colorectal cancer. J Clin Oncol, **28**：1351-1357, 2010.

Summary パニツムマブで出現する皮膚障害の予防療法の有用性を評価した試験．治療開始前からの保湿剤塗布とドキシサイクリンを内服した群で皮膚障害が軽減することが示された．

13）日本アレルギー学会：アトピー性皮膚炎治療ガイドライン 2012. 協和企画, 2012.

14）Law AB, Junor EJ：Chemotherapy-induced recall of cetuximab and radiation skin reaction. Clinical Oncology, **21**：77-78, 2009.

Summary 頭頸部がん放射線治療において，放射線の 1 週間の中断は 14％，2 週間の中断では 26％の局所制御率の低下につながる．

15）Fowler JF, Lindstrom MJ：Loss of local control with prolongation in radiotherapy. Int J Radiat Oncol Biol Phys, **23**：457-467, 1992.

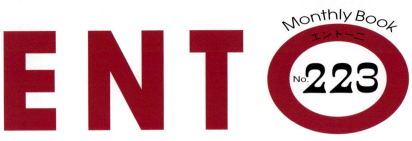

Monthly Book
ENTONI
No.223
最新刊

2018年9月 増大号
140頁 定価（本体価格 4,800円＋税）

みみ・はな・のど診断
これだけは行ってほしい
決め手の検査

編集企画　福岡大学教授　坂田俊文

専門的検査を適切に実施し、検査を用いて的確かつ迅速に診断できるように
まとめられた日常診療において役立つ1冊！！

☆ CONTENTS ☆

Ⅰ. 耳疾患・聴覚検査
1. 気骨導差はなぜ起きたのか？―責任病変はどこなのか―……………………吉田　晴郎ほか
2. 心因性難聴をどう見抜くか―適切な対応のために―…………………………安井　拓也
3. 外リンパ瘻は否定できたのか？―確定診断と手術のタイミング―…………小林　泰輔
4. 耳管閉鎖不全による鼻すすりを見逃さない―診断と治療―…………………菊地　俊晶
5. 補聴器を勧めるべきか―一側性難聴と軽度難聴への対応―…………………牧　　敦子
6. 経過が特異な中耳炎―特殊な炎症性疾患と悪性疾患の除外―………………瀧　　正勝ほか

Ⅱ. 平衡障害
1. 眼振のないめまい―鑑別とマネージメント―…………………………………五島　史行
2. 経時的変化を示す眼振……………………………………………………………久保　和彦
3. 小児のめまいをどう診るか―各種検査と治療法―……………………………山中　敏彰ほか

Ⅲ. 鼻・副鼻腔疾患
1. 好酸球性副鼻腔炎とのつきあいかた―確定診断と嗅覚障害を含めた治療計画―…八尾　　亨ほか
2. 嗅覚障害の診療―病態診断と治療計画―………………………………………柴田　美雅
3. 全身疾患と鼻出血―病態診断とマネージメント―……………………………竹内寅之進
4. 突然の水様性鼻漏と管理―加齢と自律神経異常の観点から―………………今吉正一郎
5. 顔面と鼻腔の痛み―鑑別診断とマネージメント―……………………………許　　芳行

Ⅳ. 音声・嚥下
1. 子どもの"ことばが不明瞭"をどう評価し、どのタイミングで送るのか
　―クリニックでの診察のポイントと診断前介入の勧め―……………………益田　　慎
2. 他科から嚥下評価の依頼を受けたとき―基本的な評価方法と指導―………千年　俊一

Ⅴ. 口腔・咽頭・その他
1. 味覚障害の診療とゴール―診断と治療計画―…………………………………任　　智美
2. その粘膜病変，STIは否定できるか―確定診断と拡散防止―………………余田　敬子
3. 咽頭周辺の深部感染症―重症化を見逃さないための検査―…………………石永　　一
4. 頸部リンパ節腫脹の診療―経過観察と生検のタイミング―…………………松本　文彦
5. 耳鼻咽喉科とIgG4関連疾患―確定診断と治療計画―…………………………高野　賢一
6. 多発血管炎性肉芽腫症―確定診断と治療計画―………………………………岸部　　幹
7. 耳鼻咽喉科と自己炎症性疾患―確定診断と治療計画―………………………原　真理子

全日本病院出版会
〒113-0033 東京都文京区本郷 3-16-4　Tel:03-5689-5989
http://www.zenniti.com　　　　　　　　Fax:03-5689-8030

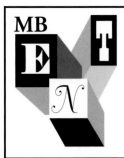

◆特集・耳鼻咽喉科医が頻用する内服・外用薬―選び方・上手な使い方―

V. 他科専門医から耳鼻咽喉科医へ
1. 耳鼻咽喉科医が知っておくべきがん疼痛に対する内服・貼付薬

佐藤哲観*

Key words：がん疼痛(cancer pain)，WHO方式がん疼痛治療法(WHO cancer pain relief)，非オピオイド鎮痛薬(non-opioid analgesics)，オピオイド(opioids)，鎮痛補助薬(adjuvant drugs)

Abstract 痛みはがん患者のQOLを低下させる大きな要因であるため，積極的な疼痛治療が必要である．痛みの治療は痛みの評価から始まる．患者の訴えに耳を傾け，痛みの強さや性状などを把握し，画像診断などの客観的データも加味して痛みの原因とメカニズムを推測する．がん疼痛の8～9割は薬物療法によって十分に緩和される．がん疼痛に対する薬物療法はWHO方式がん疼痛治療法が標準治療であり，非オピオイド鎮痛薬，オピオイド鎮痛薬，鎮痛補助薬を患者ごとに組み合わせて適量で投与する．がん疼痛の緩和には多くの場合オピオイド鎮痛薬を必要とするが，患者や家族のオピオイドに対する不安や気掛かりに適切に対応し，副作用への適切な対応を行うことが大切である．近年，我が国においてもオピオイド鎮痛薬の選択肢が拡大し，鎮痛が不十分な場合や副作用によって十分量を投与できない場合は，オピオイド・スイッチングを行うことにより良好な鎮痛が得られる場合がある．

がん疼痛総論

1. がん疼痛の疫学

がん疼痛の有病率は研究のセッティングなどによってばらつきがみられるが，有病率調査のメタ解析によれば，がん患者全体での有痛率は53％（95％信頼区間43～63％），積極的がん治療期の有痛率は59％（95％信頼区間44～73％），進行がん・転移を有するがん・終末期がんの患者の有痛率は63.4％（95％信頼区間58～69％）と，病期による有意差はないとの報告[1]がある．すべてのがん種で50％以上の患者に痛みは発生し，頭頸部がんは70％（95％信頼区間51～81％）で最も頻度が高い．

2. がん疼痛の評価

不適切な痛みの診断は効果的な痛み治療の障害となる[2)3)]．丁寧な問診，身体診察や画像診断などから痛みの原因を推察し，痛みの機序に基づく適切な治療方法を選択できるか否かが治療成績に直結する．

1）痛みの分類
(1) がん患者が抱える痛み

① がん自体が原因となって生じる痛み（＝がん性疼痛）

腫瘍による組織の破壊や破壊，圧迫，虚血などによる痛み．

② がんの診断や治療に伴う痛み

侵襲的検査による急性痛，化学療法による神経障害，放射線治療による粘膜障害や神経障害，外科的手術による創部痛，など．

③ 衰弱による痛み

筋肉や関節の拘縮による痛み，褥瘡による痛み，など．

④ がんとは直接関係ない痛み

変形性膝関節症，脊柱管狭窄，尿管結石，胃潰瘍などの合併疾患による痛みや偶発症による痛み．

① に対しては後述するWHOがん疼痛治療法

---

* Sato Tetsumi，〒411-8777 静岡県駿東郡長泉町下長窪1007 静岡県立静岡がんセンター緩和医療科，部長

表 1. 痛みの種類

		特徴	治療戦略
侵害受容性疼痛	内臓痛	腹部腫瘍の痛みなど局在があいまいで鈍い痛み ずーんと重い	オピオイドが効きやすい
	体性痛	骨転移など局在がはっきりした鋭い痛み ズキっとする	突出痛に対するレスキューの使用が重要
神経障害性疼痛		体性感覚神経・神経叢への浸潤により、びりびり電気が走るような／しびれる／じんじんする痛み	難治性で鎮痛補助薬を必要とすることが多い

（日本緩和医療学会 PEACE プロジェクト M-3 スライドより）

の適応となるが、②〜④に対する治療方法は原因によって異なってくることに注意が必要である.

(2) 痛みの原因による分類（表 1）

① 侵害受容性疼痛

内臓由来の内臓痛と、皮膚や筋骨格系に由来する体性痛とがある. 知覚神経末端の侵害受容器が物理化学的に刺激されて生じる生理的な痛みである.

② 神経障害性疼痛

侵害受容を伝える体性神経系の障害や機能異常によって生じる痛みで、神経や神経叢の支配領域に一致して痛みが出現する. 三叉神経や頸神経などの知覚線維が密に分布する頭頸部の腫瘍においては神経障害性疼痛を生じやすいと考えられる.

侵害受容性疼痛は比較的鎮痛薬に反応しやすいが、神経障害性疼痛は通常の鎮痛薬では緩和することが困難な例も多く、鎮痛補助薬が奏効する場合がある.

(3) 痛みのパターンによる分類

① 持続痛

持続的な痛みであり、鎮痛薬の定時的な投与によって十分緩和することが重要となる.

② 突出痛

持続的な痛みがコントロールされていても生じうる、一過性の痛みの増悪. 体動などによって誘発される予測可能な突出痛と、咳嗽やくしゃみなどの際に生じる痛みや平滑筋の攣縮によって生じるような予測困難な突出痛とがある. 定時投与されている鎮痛薬の効果の切れ目に生じる痛みをend-of-dose failure（定時薬の切れ目の痛み）として突出痛に分類する場合がある. 突出痛に対して

は適切なレスキュードースの使用が必要となる.

2）痛みの評価法

(1) 以下の点について詳細な問診を行う.

① 痛みの経時的な変化

いつからどこが痛むようになったのか、痛みは時間の経過とともにどのように変化したのか.

② 痛みの部位

具体的にどこが痛むのか、できればボディチャートなどに図示しておくとわかりやすい.

③ 痛みの性状

患者自身の言葉で表現してもらう. 内臓痛では局在不明瞭な重苦しい鈍痛が多く、体性痛は局在が明瞭で鋭い痛みとなりやすい. 神経障害性疼痛では、刺されるような、電気が走るような、しびれるような、灼けつくような、といった表現となることが多い.

④ 痛みの強さ

NRS（痛みなしを 0、患者が想像できる範囲で最も強い痛みを 10 とする 11 段階の整数値で評価する方法）などによって、痛みをある程度定量化する. その絶対値は患者ごとに意味が異なるが、痛み治療の効果を経時的に評価して医療チーム内で情報共有するうえでは重要な指標となる.

⑤ 痛みの増悪因子と緩和因子

日常生活のうえで、姿勢、体動、食事、排泄などを中心に痛みを増悪させる因子を尋ねる. また、痛みが軽くなるような方法があるかについても尋ねておく.

⑥ 痛みに対する治療の効果と有害事象

市販薬も含めてこれまでに行われた痛み治療の効果と副作用について調べる.

(2) 客観的データ

痛みに関連する部位局所の性状の観察、神経学的検査、画像診断など、患者に過大な負担をかけない範囲で必要な検査を行って痛みの原因と機序を類推する.

3. がん疼痛に対する薬物療法の基本的な考え方—WHO 方式がん疼痛治療法—

WHO 方式がん疼痛治療法（cancer pain relief）[4]

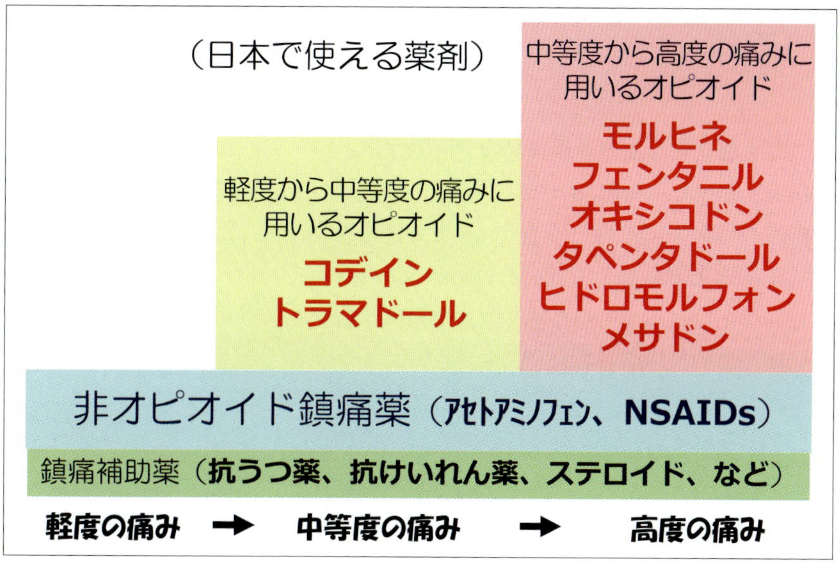

図 1.
WHO 三段階除痛ラダー
（文献 4 より改変）

（日本で使える薬剤）

中等度から高度の痛みに
用いるオピオイド
モルヒネ
フェンタニル
オキシコドン
タペンタドール
ヒドロモルフォン
メサドン

軽度から中等度の痛みに
用いるオピオイド
コデイン
トラマドール

非オピオイド鎮痛薬（アセトアミノフェン、NSAIDs）

鎮痛補助薬（抗うつ薬、抗けいれん薬、ステロイド、など）

軽度の痛み　➡　中等度の痛み　➡　高度の痛み

は 1986 年に初版が出版され，1996 年に第 2 版が刊行されており，がん疼痛の評価と治療法に関する基本的事項が簡略に網羅されている．

1）治療目標の設定

第一目標：夜間に痛みなく眠れること

第二目標：安静時に痛みがないこと

第三目標：体動時にも痛みがなく痛みが出現する前と同じような生活が送れること

2）薬物療法の 5 原則

(1) 経口投与の原則（by mouth）

簡便かつ経済的で，患者自身によって行うことができるため患者の自立が促され，薬物の血中濃度の変化が緩やかで安全性が高い，といった理由で経口投与が推奨される．内服が困難な場合は，注射薬や坐剤，貼付剤，経粘膜吸収剤，などの他の投与経路を考慮する．

(2) 定時投与の原則（by the clock）

がん疼痛は持続性であることが多く，鎮痛薬の有効血中濃度を維持するために，定時投与を行うことが必要である．定時投与によって持続痛が緩和されても突出痛は出現する可能性があるため，疼痛時のレスキュードースは原則として必ず準備しておき，その使用目的や方法について患者や家族に指導する．

(3) 除痛ラダーに沿った薬剤の選択（by the ladder）

WHO 三段階除痛ラダー（図 1）に沿って，痛み

の強さに対応できる薬効を持つ鎮痛薬を選択する．痛みが強い場合には最初から第二・第三段階の薬剤から投与を開始してもよい．痛みの原因によっては，鎮痛補助薬を併用することがある．

(4) 患者ごとに個別的な適量で（for the individual）

痛み自体はもちろん，オピオイドに対する反応性には個人差が非常に大きい．つまり，オピオイドには決まった治療用量が存在しない．そこで少量から投与を開始して，副作用が許容できる範囲で鎮痛効果が最大となる量まで段階的に増量していく．がん病変の変化によってオピオイドの至適投与量は変化しうるため，効果と副作用の評価は繰り返し行う必要がある．

(5) そのうえで細かい配慮を（attention to detail）

鎮痛薬の副作用に適切に対応する．薬剤の使用目的や適切な使用方法について患者家族に指導することも重要である．薬物療法と並行して，放射線治療や神経ブロックなどの非薬物療法や日常生活上のケアも検討する．また，身体的な痛みだけではなく，精神心理状態，社会的な状況，スピリチュアリティなどの全人的な苦痛にも配慮する．

非オピオイド鎮痛薬

1．アセトアミノフェン（パラセタモール）

作用機序は完全には解明されていないが，視床

および大脳皮質などの中枢神経内で解熱作用と鎮痛作用を発揮し,末梢における抗炎症作用はない.

成人の場合,1回300～1,000 mgを1日4回投与する.末梢におけるCOX(cyclooxygenase)の阻害作用がほとんどないため,消化管粘膜障害や腎機能障害のリスクは低いが,4,000 mg/日を超える量で連日投与すると肝毒性のリスクが高まる.アセトアミノフェンによる肝毒性は,中間代謝産物であるNAPQI(N-acetyl-p-benzo-quinone imine)の蓄積によるもので,過量投与の他,飢餓状態や肝硬変,アルコール依存などによりグルタチオンが枯渇している患者で起こりやすい.アセトアミノフェン中毒に対してはアセチルシステインを投与する.

2．非ステロイド性抗炎症薬(non-steroidal anti-inflammatory drugs；NSAIDs)

炎症部位においてアラキドン酸カスケードに関与するCOXを阻害して,プロスタグランジン類の産生を抑制することにより,鎮痛作用,解熱作用,抗炎症作用の三大作用を発揮する.オピオイドとの併用により相加的な鎮痛作用が得られるとされている[5)6)].COXには構成型ともよばれるCOX-1と,誘導型ともよばれるCOX-2の2つのサブタイプが存在し,前者は消化管粘膜や腎皮質の血流維持,血小板凝集能に関与し,後者は局所に炎症を生じた際に発現する.副作用としてCOX-1に選択性の高い薬剤は消化管粘膜障害を生じるリスクが高まり,COX-2に選択性の高い薬剤は血栓形成による新血管系リスクが高まる.腎機能障害はCOXのサブタイプに対する選択性に関係なく生じうるとされる.オピオイドを投与している患者においてNSAIDsを併用するか否かは患者ごとに個別に判断する.NSAIDsを漫然と長期投与すると腎機能障害などの有害事象が起こりやすいため,その必要性については定期的に評価する必要がある.

NSAIDsには多数の種類があり,作用発現の速度や効果の持続性などが異なるが,がん疼痛治療において特定のNSAIDsが他のNSAIDsよりも優れているというエビデンスは存在しないため,個々の患者において最適なものを選択することとなる.

オピオイド鎮痛薬

1．オピオイドの作用機序

中枢ならびに末梢に存在するオピオイド受容体に作用して薬理作用を発揮する.オピオイド受容体には μ, κ, δ の3種類が同定されているが,臨床で用いられるオピオイド鎮痛薬は主として μ 受容体に結合して脊髄,視床,大脳皮質知覚領域の痛覚伝導を抑制し,脳幹部から脊髄へと投射する下行性疼痛抑制系を賦活することにより,鎮痛効果を発揮する.

2．オピオイドと麻薬

オピオイドはオピオイド受容体に結合してモルヒネ様の作用を発揮する薬物の総称であるが,麻薬は麻薬および向精神薬取締法による取り締まりの対象となる物質のことで法律用語であるため,両者は必ずしも一致しない.例えばペンタゾシンや1%コデインリン酸塩はオピオイドであるが麻薬には指定されておらず,ケタミンはオピオイド受容体への作用はないが麻薬に指定されている.

オピオイドあるいは医療用麻薬に対しては,患者や家族,あるいは医療従事者の中にもいまだ様々な誤解や迷信があり,適正使用上のバリアとなっている.医療用麻薬を用いると中毒(医学的には精神依存や耐性形成)に陥ると考えている一般市民は多く,その処方にあたっては患者や家族の様々な気がかりを尋ねて丁寧に対応して不安や誤解を取り除かなければならない.オピオイドを適正に使用した場合,身体依存は生じるが精神依存を生じることは極めて稀である.身体依存はオピオイドの繰り返し投与によって生じる体内の新たなバランスであり,急激に投与を中断すると退薬症候を生じることで説明される.精神依存は薬物に対して過度に執着する状態であり,中脳辺縁系におけるドパミン神経系による報酬効果だが,痛みを有する患者においては脳内オピオイドペプ

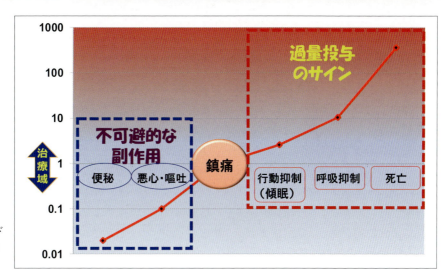

図 2.
モルヒネの薬理作用
(鈴木 勉ほか：オピオイド治療. 2001. より一部改変)

チドによってドパミンの遊離が抑制されているため，精神依存は形成されにくいことがわかっている[7]．ただし，オピオイドを鎮痛や鎮咳といった適正な使用目的以外に乱用すると薬剤に対する過度の欲求を生じて精神依存を形成する可能性もあるため，特に投与歴の長い場合においては，患者のオピオイドに対するアドヒアランスにも注意を向ける必要がある．

3．オピオイドの副作用とその対策

オピオイドの基本薬であるモルヒネの薬理作用を図2に示す．モルヒネは用量依存性に各種の薬理作用を発揮するが，代表的な副作用である便秘と悪心・嘔吐は鎮痛域よりも低用量で発現するものであり，傾眠や呼吸抑制は鎮痛域を超えて過量投与になった場合に生じるものであることが理解される．

1）消化器系副作用
(1) 便 秘

消化管蠕動運動の低下や消化管括約筋の緊張亢進によって生じるが，オピオイドを投与した際にはほぼ必発であり，耐性形成を生じないため常に排便状況には注意する必要がある．対策としては，便を柔らかくするための塩類下剤と腸管の蠕動を促進する大腸刺激性下剤を適宜投与する．近年末梢のオピオイド受容体のみに拮抗作用を有しオピオイド誘発性便秘を改善するナルデメジン[8)9)]が登場し，オピオイドと併用されることも多くなってきた．

(2) 悪心・嘔吐

オピオイドを投与した患者の2～4割程度に発生するとされる副作用で，延髄化学受容体引金帯(chemoreceptor trigger zone；CTZ)の直接刺激，胃内容物の停滞，前庭神経系の刺激などによって生じる．オピオイドの投与開始時や増量時に生じやすいが，1～2週間程度で耐性を形成する．対策としては，プロクロルペラジンやメトクロプラミドなどの抗ドパミン作用を有する薬剤の投与が一般的だが，これらの制吐薬を投与するとアカシジアを含む錐体外路症状が出現する可能性があるため，漫然と長期投与しないよう注意する必要がある．前庭刺激による眩暈を伴う嘔気に対してはジフェンヒドラミン・ジプロフィリン配合薬なども用いられる．

2）中枢神経系副作用
(1) 眠 気

オピオイドの投与開始時や増量時にはよくみられるが，数日で耐性を形成するため患者や家族に説明しておく必要がある．不快な眠気がそれ以上持続する場合は，他の薬剤の影響，電解質異常，感染症，肝腎機能障害，脳転移などの鑑別診断を行う．オピオイドが不快な眠気の原因である場合には，減量やオピオイド・スイッチングを考慮する．

(2) 呼吸抑制

オピオイドは用量依存性に脳幹部呼吸中枢を抑制するが，治療域においては呼吸抑制を生じるこ

とはない. すなわち, 呼吸抑制は明らかな過量投与の兆候である. 意識障害が軽度であれば患者への声掛けにより呼吸を促すだけでよいが, 意識障害が重篤で持続的な酸素飽和度低下やCO_2ナルコーシスのリスクがある場合にはオピオイド受容体拮抗薬のナロキソンを投与する. ナロキソンは半減期が短いため, 再度呼吸抑制を生じる可能性があることに注意する.

3) その他の副作用

排尿障害や瘙痒感などが挙げられるが, 必要に応じて対症的に治療するか, オピオイド・スイッチングを行う.

4. 各種オピオイドの特徴

1) 軽度～中等度の痛みに使用されるオピオイド(step 2 オピオイド)

(1) コデイン

アヘンから抽出される天然のオピオイドである. コデインはオピオイド受容体への親和性が非常に低いが, 肝臓で脱メチル化されてモルヒネに変化して鎮痛効果を発揮する. 鎮痛作用はモルヒネの1/10程度と弱く, 300 mg/日程度で天井効果となる. 1%散, 10%散, 20 mg錠があるが, 鎮痛薬としては1回20 mg以上が必要であり, 10%散または20 mg錠を用いる. 徐放製剤はないため, 1日4～6回の定時投与が必要となる. 副作用はモルヒネとほぼ同様である.

(2) トラマドール

合成オピオイドである. トラマドール自体は脊髄後角におけるセロトニンとノルアドレナリンの再取込抑制作用を有し, 主要第一代謝産物である脱メチル体(M1)がμ受容体作動性を有するため, 2つの作用機序を有する薬剤として dual action analgesic に分類される. 短時間作用性の OD 錠と, 持続性の錠剤が使用可能で, 注射薬もある. オピオイドとしての作用は弱いため, 消化器系副作用や中枢神経系副作用は比較的生じにくい. 1日400 mg程度で天井効果となるため, 鎮痛が不十分な場合にはstep 3のオピオイドに変更する. ただし, モルヒネ, オキシコドン, フェンタニル

にはないセロトニン・ノルアドレナリン再取込抑制作用を有するため, これらの step 3 オピオイドと併用することも可能である. 高用量投与時や抗うつ薬との併用時にはセロトニン症候群に注意が必要である.

2) 中等度～高度の痛みに使用されるオピオイド(step 3 オピオイド)

(1) モルヒネ

アヘンから抽出される天然のオピオイドであり, 単離されてから200年以上の歴史を有する. 剤形が豊富で, 速放製剤(散薬および水溶液), 徐放製剤(12時間型と24時間型, 錠剤・カプセル・細粒)があり, 坐剤や注射薬も揃っている. 肝初回通過効果が大きく, 生体内利用率は20～40%程度で個人差が大きい. 主として肝臓でグルクロン酸抱合を受け, モルヒネよりも強い薬理活性のある M-6-G(morphine-6-glicuronide)と非活性の M-3-G(morphine-3-glucuronide)に代謝される. モルヒネおよび主要代謝産物の大部分は尿中へと排泄されるため, 腎機能低下時にはモルヒネや M-6-G が蓄積し重篤な副作用を生じる可能性があるため注意を要する.

(2) オキシコドン

アヘンからモルヒネを抽出する際に生じるテバインの誘導体で半合成オピオイドである. 速放製剤(散薬)と徐放製剤(12時間型), 注射薬がある. 肝初回通過効果が小さく生体内利用率は60～90%と高い. μ受容体への親和性はモルヒネよりも小さいが, 生体内利用率が高く血液脳関門を通過する際に能動輸送を受けるため, 経口投与した際にはモルヒネの約1.5倍の鎮痛効果が得られる. 活性代謝産物であるオキシモルフォンはごく微量しか産生されないため, 腎機能低下時にも比較的蓄積を生じにくい. モルヒネと異なり主としてCYP3A4と2D6によって代謝されるため, 薬物相互作用を生じやすい点に注意が必要である.

(3) フェンタニル

脂溶性の高い合成オピオイドである. 貼付剤(24時間型と72時間型)と口腔粘膜吸収剤(バッカ

ル錠と舌下錠），注射薬がある．肝臓で主として CYP3A4 により代謝されるため，オキシコドン同様に薬物相互作用に注意が必要である．活性代謝産物は生じないため，腎機能低下時にも安全に使用できる．貼付剤は初回貼付から効果発現までに 12 時間程度を要し，2〜5 日間程度かかって中濃度が安定する（24 時間型のほうが長時間を要するとされる）．また，貼付剤は鎮痛効果の調節性に乏しい．したがって，フェンタニル貼付剤はオピオイドの初回投与には使用せず，他のオピオイド製剤（内服薬や注射薬）によって安定した鎮痛が得られる状態となってから切り替えて使用する．貼付剤は剥離してから血中濃度が低下するまでにも口腔粘膜吸収剤は効果発現が速やかであり，内服不能な患者のレスキュー製剤として用いることもできるが，急速に血中濃度が上昇するため，定時オピオイドの 1 日投与量にかかわらず最低用量から投与を開始して効果と副作用をみながら必要に応じて増量する．

(4) ヒドロモルフォン

歴史の長い薬剤だが，我が国においては速放製剤と徐放製剤が 2017 年に，注射薬が 2018 年に登場したばかりである．ヒドロモルフォンの速放製剤は五角形の錠剤で，徐放製剤は 24 時間型である．薬理作用はモルヒネに類似するが，経口投与した場合，モルヒネの 4〜8 倍の鎮痛力価を有する．肝臓でグルクロン酸抱合を受けて不活性代謝産物に変換されるため，腎機能低下時にも比較的安全に使用できる．

(5) タペンタドール

最も新しいオピオイドで，我が国では 2014 年から臨床使用されており，12 時間型の徐放製剤のみ使用可能である．μ 受容体への親和性を有するとともに，脊髄後角においてノルアドレナリンの再取込を抑制し下行性疼痛抑制系を賦活するため，dual action analgesic に分類される．下行性疼痛抑制系賦活作用により，神経障害性疼痛に対する有効性も高い．グルクロン酸抱合により非活性体に代謝されるため腎機能低下時に蓄積を生じにく

く，薬物相互作用も起こりにくい．肝初回通過効果が大きく生体内利用率は 30％程度と低い．速放製剤がないため，レスキューには他のオピオイドの速放製剤を用いる必要がある．

(6) メサドン

他の step 3 オピオイドによる除痛が困難な場合に適応となる．使用方法が難しいため，処方には e-learning 受講と確認試験による処方可能医師登録が必要である．μ 受容体作動性に加えて，中枢神経系内の興奮性アミノ酸受容体の 1 つである NMDA 受容体を拮抗する作用を有し，脊髄後角においてセロトニンやノルアドレナリンの再取込抑制作用もあり，その作用は多彩である．半減期が長く個人差が大きいため，血中濃度の安定には 5〜7 日間程度を要するとされ，遅発性呼吸抑制の発生リスクがあるため，初回投与時や増量時から 1 週間は増量禁止である．また，オピオイドの一般的な副作用に加えて，心電図上の QT 延長を生じることがあり，致死的不整脈の発生も起こりうるため，定期的な心電図評価が必要である．

5．レスキュードース（レスキュー）

定時投与の鎮痛薬で持続痛が緩和されていても，70％程度の患者は突出痛を経験するといわれている．1 日の発生回数は 1〜4 回，発症から痛みのピークに達するまでの時間は平均 3 分程度，平均持続時間は 15〜30 分で 90％において 1 時間以内に終息するといった特徴がある[10)11)]．突出痛が特定の原因によって誘発される場合は，誘因を回避するような日常生活指導や治療を考慮する．薬物療法としては，定時オピオイドとは別に，疼痛時の頓用として即効性のオピオイドを処方しておく．これをレスキュードース（レスキュー）とよぶ．レスキューによる突出痛への対処は患者の自立性を高め，疼痛治療への満足度を高める．

レスキューは定時投与しているオピオイドと同一成分の速放製剤を用いるのが原則だが，効き目や副作用，剤形の好みなどによって他種のオピオイドを選択する場合もある．内服薬の場合，1 回投与量の目安は，定時投与されているオピオイド

オピオイド投与量換算表

2018年7月作成
静岡がんセンター
薬剤部・緩和医療科

コデイン	経口剤(mg/日)	200	有効限界あり				
タペンタドール	経口剤(mg/日)	100	200	300	400	（2週目以降増量検討可）	
トラマドール	経口剤(mg/日)	150	300	≦400	有効限界あり		
	注射剤(mg/日)	100-150	200-300	メサペイン錠15mg/日		160mg	30mg/日 390mg
モルヒネ	経口剤(mg/日)	30	60	90	120	150	180
	注射剤(mg/日)	15	30	45	60	75	90
オキシコドン	経口剤(mg/日)	20	40	60	80	100	120
	注射剤(mg/日)	15	30	45	60	75	90
フェンタニル	フェントス(mg/1日)	1	2	3	4	5	6
	デュロテップ(mg/3日)	2.1	4.2	6.3	8.4	10.5	12.6
	注射剤(mg/日)	0.3	0.6	0.9	1.2	1.5	1.8
ヒドロモルフォン	経口剤(mg/日)	6	12	18	24	30	36
	注射剤(mg/日)	3	6	9	12	15	18

メサドンは処方医が限定されている薬
イーフェンバッカルは、ハイパーレスキュー薬

添付文書の推奨貼付用量とは 一部異なっております。
患者さんにあわせた微調整をお願いします。

（静岡県立静岡がんセンター薬剤部・緩和医療科　作成）

図3. オピオイド換算表

の1日総投与量の10～20％（約1/6量）が妥当であり，1回の服用で疼痛が緩和されない場合には30分～1時間の間隔をあければ繰り返し服用できるようにしておく．フェンタニルの口腔粘膜吸収剤（バッカル錠ならびに舌下錠）は，定時オピオイドの1日総投与量の多寡を問わずに最低用量から開始して効き目と副作用を観察しながら必要に応じて増量する．

6．オピオイド・スイッチング（opioid switching）

オピオイドの副作用により十分な鎮痛量を投与できないときや，鎮痛効果が不十分なとき，またはその両方の場合に，投与中のオピオイドを他のオピオイドに変更することをオピオイド・スイッチングとよぶ．我が国においては，step 3鎮痛薬であるモルヒネ，オキシコドン，フェンタニル，タペンタドール，ヒドロモルフォン，メサドンの間での変更が行われることとなる．オピオイド・スイッチングを行う場合には，等鎮痛力価表（図3）を参考に新たなオピオイドの投与量を算出するが，実際には換算量よりもやや少なめに開始して用量を調節していくのが安全である[13)14)]．

鎮痛補助薬

本来は鎮痛薬ではないが，痛みの原因によっては鎮痛作用を発揮する薬剤を鎮痛補助薬とよぶ．がん疼痛は40％程度に神経障害性疼痛の要素が関与するとされ，がんによる神経障害性疼痛は侵害受容性疼痛との混合性疼痛のため，オピオイドによる除痛が不十分な場合には鎮痛補助薬の併用を考慮する．がんによる神経障害性疼痛に対する鎮痛補助薬のエビデンスは極めて乏しいが，非がん性神経障害性疼痛における研究を参考に鎮痛補助薬は処方されている．

1．プレガバリン

GABA誘導体の1つで，電位依存性カルシウムチャンネルの$\alpha_2\delta$サブユニットに結合してカルシウムの流入を抑制し，興奮性神経伝達物質の遊離を抑制する．薬物相互作用は起こりにくいが，腎機能低下例においては排泄が遷延するため投与量を減ずる必要がある．主な副作用は浮動性眩暈，傾眠，浮腫などである．常用量は150 mg/日からとなっているが，高齢者や転倒リスクの高い患者には50 mg/日程度の低用量から開始して忍

容性をみながら増量するほうが安全である.

2. デュロキセチン

セロトニン・ノルアドレナリン再取込抑制による下行性疼痛抑制系賦活作用とナトリウムチャンネル遮断作用により鎮痛作用を発揮すると考えられている. がん患者においては化学療法による神経障害性疼痛に対する有効性が示されている[15]. 主な副作用として眠気, 悪心, 高血糖, 便秘, 眩暈, 尿閉などがあるが古典的な三環系抗うつ薬に比較して忍容性は高い. 他の抗うつ薬やトラマドールとの併用によりセロトニン症候群を発症する可能性があるため注意する.

3. コルチコステロイド

神経障害性疼痛のみならず骨転移痛, 頭蓋内圧亢進による頭痛, 関節痛, 管腔臓器の閉塞による痛み, 臓器の被膜伸展による痛みなどにも用いられる. ベタメタゾンやデキサメタゾンなどは半減期が長く塩類代謝などの副作用が少なく用いやすい.

少量から開始して漸増する方法と, 高用量から開始して漸減する方法とがある. 口腔内カンジダ症, 不眠, 消化性潰瘍, 高血糖, 満月様顔貌, ミオパチー, 骨粗鬆症などの多彩な副作用が特に長期投与の場合は高率に出現しやすいため, 数日から1週間程度投与しても期待した効果が得られない場合は中止する.

文 献

1) Van den Beuken-van Everdingen MH, de Rijke JM, Kessels AG, et al：Prevalence of pain in patients with cancer：A systematic review of the past 40 years. Ann Oncol, **18**：1437-1449, 2007.

2) MacDonald N, Ayoub J, Farley J, et al：A Quebec survey of issues in cancer pain management. J Pain Symptom Manage, **23**：39-47, 2002.

3) Davis MP, Walsh D：Cancer pain：how to measure the fifth vital sign. Cleve Clin J Med, **71**：625-632, 2004.

4) World Health Organization：Cancer pain relief：with a guide to opioid availability. 2nd ed. Geneva：World Health Organization, 1996.

5) McNicol E, Strassels S, Goudas L, et al：Nonsteroidal anti-inflammatory drug, alone or combined with opioids, for cancer pain：a systematic review. J Clin Oncol, **22**：1975-1992, 2004.

6) Mercadante S, Giarratano A：The long and winding road of nonsteroidal antiinflammatory drugs and paracetamol in cancer pain management：a critical review. Crit Rev Oncol Hematol, **87**：140-145, 2013.
Summary 非ステロイド性抗炎症薬ならびにアセトアミノフェンはオピオイドと併用できるが, 個々の患者において有効性を見極めて適応を判断すべきである.

7) Narita M, Kishimoto Y, Ise Y, et al：Direct evidence of the involvement of the mesolimbic kappa-opioid system in the morphine-induced rewarding effect under an inflammatory pain-like state. Neuropsychopharmacology, **30**：111-118, 2005.
Summary ラット炎症性疼痛モデルにおいて, 脳内κオピオイド受容体の活性化によって, モルヒネ投与によるドパミン放出が抑制され, 精神依存の原因である報酬効果は減弱する.

8) Katakami M, Harada T, Murata T, et al：Randomized phase Ⅲ and extension studies：efficacy and impacts on quality of life of naldemedine in subjects with opioid-induced constipation and cancer. Ann Oncol, **29**：1461-1467, 2018.
Summary ナルデメジンはプラセボと比較してオピオイド誘発性便秘症に有効であり, 患者のQOL向上に寄与する.

9) Stern EK, Brenner DM：Spotlight on naldemedine in the treatment of opioid-induced constipation in adult patients with chronic noncancer pain：design, development, and place in therapy. J Pain Res, **11**：195-199, 2018.

10) Zappetella G：Breakthrough pain：661-698, Oxford Textbook of Palliative Medicine, 4th ed, Hanks G, et al(eds), Oxford University Press, Oxford, 2010.

11) O'Hagan P, Mercadante S：Breakthrough cancer pain：The importance of the right treatment at the right time. Eur J Pain, **22**：1362-1374, 2018.

Summary　がん患者の突出痛は十分に治療されておらず，その認識を深めるとともに，早期の診断と突出痛のパターンに適合した薬物療法が重要である．

12) Caraceni A, Hanks G, Kaasa S, et al：Use of opioid analgesics in the treatment of cancer pain：evidence-based recommendations from the EAPC. Lancet Oncol, **13**：e58-68, 2012.

13) Mercadante S, Bruera E：Opioid-switching in cancer pain：Form the beginning to nowadays. Crit Rev Oncol Hematol, **99**：241-248, 2016.

14) Mercacdante S, Caraceni A：Conversion ratios for opioid switching in the treatment of cancer pain：a systematic review. Palliat Med, **24**：504-515, 2011.

15) Smith EM, Pang H, Cirrincione C：Effect of duloxetine on pain, function, and quality of life among patients with chemotherapy-induced painful peripheral neuropathy：a randomized clinical trial. JAMA, **309**：1359-1367, 2013.

Summary　デュロキセチンはプラセボと比較して，抗癌化学療法剤投与によって生じる末梢神経障害による四肢末梢の痛みを軽減する．

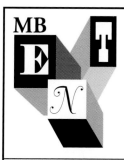

◆特集・耳鼻咽喉科医が頻用する内服・外用薬—選び方・上手な使い方—
V. 他科専門医から耳鼻咽喉科医へ
2. 耳鼻咽喉科医が知っておくべき気管支喘息の吸入・内服・貼付薬

斎藤純平[*]

Key words：気管支喘息(asthma)，吸入ステロイド薬(inhaled corticosteroids)，長時間作用性β_2刺激薬(long acting β_2 agonists)，長時間作用性抗コリン薬(long acting muscarinic antagonists)，加圧噴霧式定量吸入器(pressurized metered-dose inhaler)，ドライパウダー定量吸入器(dry-powder inhalers)

Abstract 喘息治療の進歩は著しく，様々な種類・剤型の薬剤が利用可能となったが，どのように治療薬を使い分けて使用するか戸惑うことも少なくない．喘息長期管理薬には，吸入薬，貼付薬，内服薬，注射薬があり，重症度や患者背景に応じた薬剤選択を行うが，治療の主体はあくまで吸入療法である．中でも吸入ステロイド薬(ICS)が第一選択薬であり，重症度に応じて，β_2刺激薬，抗コリン薬，ロイコトリエン受容体拮抗薬，テオフィリン徐放製剤といった他の長期管理薬を追加する．吸入器には加圧噴霧式定量吸入器，ドライパウダー定量吸入器，ソフトミスト吸入器があり，各吸入器の特徴に基づき，患者に合った薬剤選択を行うことで，よりよい喘息コントロールが得られる．また，ICS単剤を増量するよりも他の長期管理薬を併用したほうが，少ない副作用で，より高い効果が得られることもわかっている．このように良好な喘息コントロールを得るためには適切な喘息治療薬の選択がカギとなる．

はじめに

近年，喘息治療の進歩は著しく，様々な種類・剤型の薬剤が利用可能となった．その一方で，どの薬剤をどのように使用したらよいか迷うことも少なくない．喘息治療薬には，継続的に使用し長期のコントロールを目指す薬剤(長期管理薬)と発作時に短期間使用する薬剤(発作治療薬)の2つに大別される．さらに，投与経路から，吸入薬，貼付薬，内服薬，注射薬の4つに分類される．本稿では，2018年に改訂された日本アレルギー学会の「喘息予防・管理ガイドライン2018」に沿って，耳鼻咽喉科の先生方にも知っておいていただきたい喘息長期管理における吸入・内服・貼付薬の使い方について概説する[1]．

喘息の長期管理における治療の基本的な考え方[1]

本邦のガイドラインに基づいた喘息長期管理では，喘息重症度を軽症間欠型，軽症持続型，中等症持続型，重症持続型の4ステップに分けて治療薬の選択を行っている．表1に未治療喘息患者の症状と目安となる治療ステップおよび治療薬を示す[1]．既に長期管理薬が使用されている場合は，表2に示すように治療下での症状に基づいた重症度を判定し，適正な治療ステップを選択する[1]．

まず，喘息の基本病態が「慢性の気道炎症」であることから，長期管理の第一選択薬は抗炎症作用のある吸入ステロイド薬(ICS)である．そして，ステップ(重症度)が上がるごとにICSの増量や長時間作用性β_2刺激薬(LABA)(ICS/LABA配合剤も可能)，長時間作用性抗コリン薬(LAMA)，ロ

---

[*] Saito Junpei，〒960-1295 福島市光が丘1 福島県立医科大学医学部呼吸器内科学講座，講師

表 1. 未治療患者の症状と目安となる治療ステップおよび喘息治療

		治療ステップ1	治療ステップ2	治療ステップ3	治療ステップ4
対象症状		（軽症間欠型相当） ・症状が週1回未満 ・症状は軽度で短い ・夜間症状は月に2回未満	（軽症持続型相当） ・症状が週1回以上，しかし毎日ではない ・月1回以上日常生活や睡眠が妨げられる ・夜間症状は月2回以上	（中等症持続型相当） ・症状が毎日ある ・SABAがほぼ毎日必要 ・週1回以上日常生活や睡眠が妨げられる ・夜間症状が週1回以上	（重症持続型相当） ・治療下でもしばしば増悪 ・症状が毎日ある ・日常生活が制限される ・夜間症状がしばしば
長期管理薬	基本治療	ICS（低用量） 上記が使用できない場合，以下のいずれかを用いる LTRA テオフィリン徐放製剤 ＊症状が稀なら必要なし	ICS（低～中用量） 上記で不十分な場合に以下のいずれか1剤を併用 LABA（配合剤使用可*5） LAMA*6 LTRA テオフィリン徐放製剤	ICS（中～高用量） 上記に下記のいずれか1剤，あるいは複数を併用 LABA（配合剤使用可*5） LAMA*6 LTRA テオフィリン徐放製剤	ICS（高用量） 上記に下記の複数を併用 LABA（配合剤使用可） LAMA*6 LTRA テオフィリン徐放製剤 抗IgE抗体*2,7 抗IL-5抗体*7,8 抗IL-5Rα抗体*7 経口ステロイド薬*3,7 気管支熱形成術*7,9
	追加治療	LTRA以外の抗アレルギー薬*1			
発作治療*4		SABA	SABA*5	SABA*5	SABA

ICS：吸入ステロイド薬，LABA：長時間作用性β₂刺激薬，LAMA：長時間作用性抗コリン薬，LTRA：ロイコトリエン受容体拮抗薬，SABA：短時間作用性吸入β₂刺激薬，抗IL-5Rα抗体：抗IL-5受容体α鎖抗体

＊1：抗アレルギー薬とは次を指す．メディエーター遊離抑制薬，ヒスタミンH₁受容体拮抗薬，トロンボキサンA₂阻害薬，Th2サイトカイン阻害薬

＊2：通年性吸入アレルゲンに対して陽性かつ血清総IgE値が30～1500 IU/mlの場合に適応となる

＊3：経口ステロイド薬は短期間の間欠的投与を原則とする．短期間の間欠投与でもコントロールが得られない場合は必要最小量を維持量とする

＊4：軽度発作までの対応を示す

＊5：ブデソニド／ホルモテロール配合剤で長期管理を行っている場合は同剤を発作治療にも用いることができる．長期管理と発作治療を合わせて1日8吸入までとするが，一時的に1日合計12吸入まで増量可能である．ただし，1日8吸入を超える場合は速やかに医療機関を受診するよう患者に説明する

＊6：チオトロピウム臭化物水和物のソフトミスト製剤

＊7：LABA，LTRAなどをICSに加えてもコントロール不良の場合に用いる

＊8：成人および12歳以上の小児に適応がある

＊9：対象は18歳以上の重症喘息患者であり，適応患者の選定は日本呼吸器学会専門医あるいは日本アレルギー学会専門医が行い，手技は日本呼吸器内視鏡学会気管支鏡専門医の指導の下で入院治療において行う

（文献1より引用・改変）

イコトリエン受容体拮抗薬（LTRA），テオフィリン徐放製剤，生物学的製剤などの薬剤が追加される．

　以下に各ステップごとの具体的な治療方針について示す[1]．

① 治療ステップ1：長期管理薬0～1剤＋発作治療薬

　原則として長期管理薬は必要としないが，症状が月1回以上の患者に対しては低用量ICSを投与する．ICSの副作用（嗄声や口内炎など）が出現す

る場合や手技的に吸入が不可能な場合はLTRAやテオフィリン徐放製剤の投与で代替してもよい．

② 治療ステップ2：長期管理薬1～2剤＋発作治療薬

　低用量ICSとLABAの併用が推奨される．ICS/LABA配合剤はICS単剤に比べて症状や呼吸機能をより速やかに改善する．低用量ICS/LABA配合剤の代わりに中用量ICS単剤，またはLABAの代わりにLAMAあるいはテオフィリン徐放製剤，LTRAのいずれかを用いてもよい．

表 2. 現在の治療を考慮した喘息重症度の分類

現在の治療における患者の症状	現在の治療ステップ			
	治療 ステップ1	治療 ステップ2	治療 ステップ3	治療 ステップ4
コントロールされた状態[*1] ●症状を認めない ●夜間症状を認めない	軽症間欠型	軽症持続型	中等症 持続型	重症持続型
軽症間欠型相当[*2] ●症状が週1回未満である ●症状は軽度で短い ●夜間症状は月に2回未満である	軽症間欠型	軽症持続型	中等症 持続型	重症持続型
軽症持続型相当[*3] ●症状が週1回以上，しかし毎日ではない ●症状が月1回以上で日常生活や睡眠が妨げられる ●夜間症状が月2回以上ある	軽症持続型	中等症 持続型	重症持続型	重症持続型
中等症持続型相当[*3] ●症状が毎日ある ●短時間作用性吸入 β_2 刺激薬がほとんど毎日必要である ●週1回以上，日常生活や睡眠が妨げられる ●夜間症状が週1回以上ある	中等症 持続型	重症持続型	重症持続型	最重症 持続型
重症持続型相当[*3] ●治療下でもしばしば増悪する ●症状が毎日ある ●日常生活が制限される ●夜間症状がしばしばある	重症持続型	重症持続型	重症持続型	最重症 持続型

＊1：コントロールされた状態が3〜6ヶ月以上維持されていれば，治療のステップダウンを考慮する
＊2：各治療ステップにおける治療内容を強化する
＊3：治療のアドヒアランスを確認し，必要に応じ是正して治療をステップアップする

（文献1より引用）

③ 治療ステップ3：長期管理薬2〜3剤＋発作治療薬

中〜高用量 ICS と LABA の併用（ICS/LABA 配合剤を含む）が推奨される．これでも不十分ならば LAMA，テオフィリン徐放製剤，LTRA のいずれかを併用する．

④ 治療ステップ4：長期管理薬（＋追加療法）＋発作治療薬

高用量 ICS と LABA（ICS/LABA 配合剤を含む）に加えて LAMA，テオフィリン徐放製剤，LTRA の複数を使用する．これらの薬剤を可能な限り投与しても喘息コントロールが困難な難治症例では，抗 IgE 抗体製剤（皮下注射），抗 IL-5 抗体製剤（皮下注射），経口ステロイド薬の投与，あるいは気管支熱形成術の施行を検討する．なお，経口ステロイド薬は短期間の間欠的な投与を原則とし，可能な限り連用を回避するようにコント

ロールする．

どのステップにおいても急性増悪（発作）が生じた場合には，まず短時間作用性 β_2 刺激薬（SABA）の頓用で対応する．ステップ2〜3においては，後述する ICS/LABA 配合剤の1つであるブデソニド／ホルモテロール配合剤（BUD/FM：シムビコート®）を長期管理薬としてだけでなく発作治療薬として併用で用いてもよい．ステップ4における生物学的製剤（注射薬）および気管支熱形成術に関しては，重症・難治例でもあり，十分な経験のある呼吸器専門医またはアレルギー専門医への紹介が望まれるため，詳細は他稿に譲る．

各種喘息治療薬

ここでは，各種喘息治療薬の種類，選択方法，その使い方について吸入薬，内服薬，貼付薬に分けて概説する．なお，表3には主な喘息長期管理

表 3. 主な喘息長期管理薬の効果に関する特徴

	気管支拡張	抗炎症	リモデリング抑制	気道分泌抑制
吸入ステロイド薬	0	5	4	3
長時間作用性 β₂刺激薬	5	1	0	亢進
ロイコトリエン受容体拮抗薬	2	4	3	2
テオフィリン徐放製剤	4	2	1	0
長時間作用性抗コリン薬 (チオトロピウムソフトミスト)	5	1	0	5
抗 IgE 抗体製剤	0	5	2	0
抗 IL-5 抗体製剤	0	5	不明	0
抗 IL-5Rα 抗体製剤	0	5	不明	0

便宜的に各薬剤の治療スペクトラムの強度を色の濃さ(0〜5)で示す
臨床的なエビデンスが不十分な場合は不明とした　　　　　　　　　　　　　（文献1より引用）

薬の効果とその特徴について色分けしてまとめたものを示す[1].

1. 吸入薬の種類

近年の喘息治療は吸入療法が主体である. なぜなら, 吸入薬は経口薬に比べて高濃度の薬剤が局所に到達するため, 治療効果が高く, 全身的な副作用も軽減できるからである. 現在, 喘息の長期管理薬として利用可能な吸入薬には ① ICS, ② LABA, ③ ICS/LABA, ④ LAMA がある. 前述のごとく吸入治療の大原則は ICS をベースに, 重症度やコントロールレベル, 患者背景に応じて LABA または LAMA を併用して用いることである. LAMA や LABA の単独使用は喘息死のリスクを高めるだけでなく, 気道過敏性亢進を助長したりするため, 避けるべきである[2]. 以下にそれぞれの吸入薬の特徴を示す.

1) 吸入ステロイド薬(ICS)

表4に示すように, 本邦で利用可能な ICS は, ベクロメタゾンプロピオン酸エステル(BDP: キュバール®), シクレソニド(CIC: オルベスコ®), フルチカゾンプロピオン酸エステル(FP: フルタイド®), フルチカゾンフランカルボン酸エステル(FF: アニュイティ®), モメタゾンフランカルボン酸エステル(MF: アズマネックス®), ブデソニド(BUD: パルミコート®)の6薬剤, 9剤型(BIS: パルミコート吸入懸濁液を含む)である. このうち, BDP, CIC は pMDI(pressurized metered-dose inhaler: 加圧噴霧式定量吸入器)製

剤であり, FF, MF, BUD は DPI 製剤(dry powder inhaler: ドライパウダー定量吸入器)である. FP は pMDI と DPI の両製剤がある. BIS は吸入懸濁液である[3]. ICS を投与する際は表5に示すように, 低用量, 中用量, 高用量に分けて投与量を決定する[1]. ステロイド力価に関しては, 多くの ICS 製剤はほぼ等しく, BUD, BIS, FF のみが異なる. 用量調節に関しては, FF および FP-DPI 製剤では主に規格(ディバイス)を変更することで投与量を調節するのに対し, それ以外の吸入薬(BDP, CIC, FP-pMDI, MF, BUD)は主に吸入回数を変更して ICS 量を調節するようになっている. すなわち, 重症になり高用量 ICS が必要になると FF, FP-DPI 製剤以外は吸入回数が増えるためアドヒアランス不良になることがある. ICS の喘息に対する効果としては, ① 喘息症状の軽減, ② 生活の質(QOL)および呼吸機能の改善, ③ 気道過敏性の軽減, ④ 気道炎症の抑制, ⑤ 急性増悪(発作)の回数と強度を改善, ⑥ 治療後長期の ICS 維持量を減少, ⑦ 喘息にかかる医療費を節減, ⑧ 気道壁のリモデリングを抑制, ⑨ 喘息死の減少などがこれまで報告されている[1].

2) 長時間作用性β₂刺激薬(LABA)吸入薬

現在, 喘息に適応がある LABA 吸入薬としては DPI 製剤としてのサルメテロールキシナホ酸塩(SM: セレベント®)のみである. ただし, 前述のように単独での使用は不適切であり, 必ず ICS と併用して用いる. LABA は, 気道平滑筋の β₂受容

表 4. 吸入ステロイド薬の種類

剤型	加圧噴霧式定量吸入器(pMDI)					ドライパウダー定量吸入器(DPI)			吸入懸濁液
一般名	ベクロメタゾンプロピオン酸エステル(BDP)	シクレソニド(CIC)	フルチカゾンプロピオン酸エステル(FP)			フルチカゾンフランカルボン酸エステル(FF)	モメタゾンフランカルボン酸エステル(MF)	ブデソニド(BUD)	
商品名 吸入器具	キュバールエアゾール	オルベスコインヘイラー	フルタイドエアー	フルタイドディスクヘラー	フルタイドディスカス	アニュイティエリプタ	アズマネックスツイストヘラー	パルミコートタービュヘイラー	パルミコート吸入液
適応	成人・小児	成人・小児	成人・小児	成人・小児	成人・小児	成人	成人	成人・小児	
規格(μg)	50・100	50・100・200	50・100	50・100・200	50・100・200	100・200	100・200	100・200	250・500
最大量(μg)	800	800	800	800	800	200	1600	1600	2000
発売年	2002	2007	2003	1998	2002	2017	2009	2002	2006
添加剤	無水エタノール	無水エタノール	—	乳糖水和物	乳糖水和物	乳糖水和物	無水乳糖	—	
におい・味	アルコール臭	アルコール臭	—	甘味	甘味	甘味	—	苦味	
平均粒子径(μm)	1.1	0.9	2.8	5.3	5.3	4	2.0	2.6	
フロンガス(HFA)	代替フロンガス	代替フロンガス	代替フロンガス						
用量調節	吸入回数を変更(規格の変更も可)	吸入回数を変更(規格の変更も可)	吸入回数を変更(規格の変更も可)	規格を変更(吸入回数も変更可)	規格を変更(吸入回数も変更可)	規格を変更	吸入回数を変更(規格の変更も可能)	吸入回数(規格の変更も可能)	—

HFA：hydrofluoroalkane：代替フロンガス

（文献 3 より引用・一部改変）

体に作用して強力な気管支拡張作用を示すのみならず，線毛運動による気道分泌液の排泄を促進する作用ももつ．加えて，ICS と併用することでステロイドが β 受容体の数を増やすとともに，β_2 刺激薬がステロイド受容体の核内移行を促進するため，抗炎症作用，気管支拡張作用という相互の作用を増強させることもわかっている[4].

3）吸入ステロイド薬（ICS）／長時間作用性 β_2 刺激薬（LABA）配合剤

表 6 に示すように，本邦で使用できる ICS/LABA 配合剤は，フルチカゾンプロピオン酸エステル／サルメテロールキシナホ酸塩（FP/SM：アドエア®），ブデソニド／ホルモテロールフマル酸塩水和物（BUD/FM：シムビコート®），フルチカゾンプロピオン酸エステル／ホルモテロールフマル酸塩水和物（FP/FM：フルティフォーム®），フ

ルチカゾンフランカルボン酸エステル／ビランテロールトリフェニル酢酸塩（FF/VI：レルベア®）の 4 種類，5 剤型である[3]．このうち，BUD/FM，FF/VI は DPI 製剤，FP/FM は pMDI 製剤であり，FP/SM は DPI と pMDI の両剤型をもつ．それぞれの配合剤には特徴があり，その使い分けにはディバイスの特徴，ICS，LABA の特性を考えるとよい．具体的には，FP/SM，FF/VI 製剤はディバイスを変更して吸入量を調節するため，吸入回数が少なくてすみアドヒアランスもよくなる．一方，BUD/FM，FP/FM は吸入回数で用量を調節するため，重症度によっては吸入回数が多くなってしまい，アドヒアランスが低下することもありうる．しかし，BUD/FM，FP/FM は FP/SM や FF/VI よりも気管支拡張効果の発現が早く，患者満足度が高い．さらに，BUD/FM は前

表 5. 吸入ステロイド薬および吸入ステロイド薬／長時間作用性 β_2 刺激薬配合剤の投与用量の目安

薬剤名	低用量	中用量	高用量
吸入ステロイド薬の投与用量の目安			
BDP-HFA(キュバール®, エアゾール)	100〜200 μg/日	400 μg/日	800 μg/日
FP-HFA(フルタイド®, エアゾール)	100〜200 μg/日	400 μg/日	800 μg/日
CIC-HFA(オルベスコ, インヘイラー)	100〜200 μg/日	400 μg/日	800 μg/日
FP-DPI(フルタイド®, ディスカス®)	100〜200 μg/日	400 μg/日	800 μg/日
MF-DPI(アズマネックス®, ツイストヘラー®)	100〜200 μg/日	400 μg/日	800 μg/日
BUD-DPI(パルミコート®, タービュヘイラー®)	200〜400 μg/日	800 μg/日	1600 μg/日
FF-DPI(アニュイティ®, エリプタ®)	100 μg/日	100 または 200 μg/日	200 μg/日
BIS(パルミコート® 吸入液)	0.5 mg/日	1.0 mg/日	2.0 mg/日
吸入ステロイド薬／長時間作用性吸入 β_2 刺激薬配合剤の投与用量の目安(上段：用量用法，下段：一日投与量)			
FP/SM(DPI)(アドエア®, ディスカス®)	100 μg 製剤 1 吸入 1 日 2 回 200 μg/100 μg	250 μg 製剤 1 吸入 1 日 2 回 500 μg/100 μg	500 μg 製剤 1 吸入 1 日 2 回 1000 μg/100 μg
BUD/FM(DPI)(シムビコート®, タービュヘイラー®)	1 吸入 1 日 2 回 320 μg/9 μg	2 吸入 1 日 2 回 640 μg/18 μg	4 吸入 1 日 2 回 1280 μg/36 μg
FP/SM(pMDI)(アドエア®, エアゾール)	50 μg 製剤 2 吸入 1 日 2 回 200 μg/100 μg	125 μg 製剤 2 吸入 1 日 2 回 500 μg/100 μg	250 μg 製剤 2 吸入 1 日 2 回 1000 μg/100 μg
FP/FM(pMDI)(フルティフォーム®, エアゾール)	50 μg 製剤 2 吸入 1 日 2 回 200 μg/20 μg	125 μg 製剤 2 吸入 1 日 2 回 500 μg/20 μg	125 μg 製剤 4 吸入 1 日 2 回 1000 μg/40 μg
FF/VI(DPI)(レルベア®, エリプタ®)	100 μg 製剤 1 吸入 1 日 1 回 100 μg/25 μg	100 μg 製剤 1 吸入 1 日 1 回 100 μg/25 μg または 200 μg 製剤 1 吸入 1 日 1 回 200 μg/25 μg	200 μg 製剤 1 吸入 1 日 1 回 200 μg/25 μg

BDP：ベクロメタゾンプロピオン酸エステル，FP：フルチカゾンプロピオン酸エステル，CIC：シクレソニド，BUD：ブデソニド，
MF：モメタゾンフランカルボン酸エステル，FF：フルチカゾンフランカルボン酸エステル，SM：サルメテロールキシナホ酸塩，
FM：ホルモテロールフマル酸塩水和物，VI：ビランテロールトリフェニル酢酸塩，HFA：hydrofluoroalkane：代替フロンガス，
pMDI：pressurized metered-dose inhaler：加圧噴射式定量吸入器，DPI：dry powder inhaler：ドライパウダー定量吸入器／噴霧器，
BIS：budesonide inhalation suspension：ブデソニド吸入懸濁液

(文献 1 より引用・改変)

述のように長期管理薬としてだけでなく発作治療薬としても併用することができるため(SMART療法：single inhaler maintenance and reliever therapy)(原則 1 日合計 8 吸入まで，一時的に最大合計 12 吸入まで可能：表 1 を参照)，症状が安定しやすく，増悪頻度も有意に減少することが示されている[5].

4）長時間作用性抗コリン薬(LAMA)

現在，喘息に適応がある LAMA 吸入薬はチオトロピウム臭化物水和物である．剤型はハンディヘラーとソフトミストインヘイラーの 2 種類があるが，このうちソフトミストインヘイラーのスピリーバレスピマット® だけが保険適用となってい

る．上述の LABA と同様に単独使用は不適切であり，必ず ICS と併用して用いる．チオトロピウムの作用としては気道平滑筋のムスカリン M3 受容体に作用して気管支拡張効果を発揮する[6]．喘息治療における LAMA の位置づけについて検討したメタ解析では，低〜中用量 ICS で症状が残る患者や高用量 ICS/LABA で治療してもコントロール不良な患者に対して LAMA を上乗せすることで，有意な呼吸機能改善と増悪抑制効果を認めることが示されている[7]．他にも，LAMA には LABA とは逆に気道の粘液分泌抑制効果があるため，喀痰が多い喘息患者にも有効である[6]．さらに最近では，チオトロピウムが咳受容体反射を

表 6. 吸入ステロイド薬／長時間作用性 β_2 刺激薬配合剤の種類

剤型	加圧噴霧式定量吸入器 (pMDI)／ドライパウダー定量吸入器(DPI)	ドライパウダー定量吸入器 (DPI)	加圧噴霧式定量吸入器 (pMDI)	ドライパウダー定量吸入器 (DPI)
成分(一般名)	フルチカゾンプロピオン酸エステル(FP)／サルメテロールキシナホ酸塩(SM)	ブデソニド(BUD)／ホルモテロールフマル酸塩水和物(FM)	フルチカゾンプロピオン酸エステル(FP)／ホルモテロールフマル酸塩水和物(FM)	フルチカゾンフランカルボン酸エステル(FF)／ビランテロールトリフェニル酢酸塩(VI)
商品名 吸入器具	アドエアエアゾール／アドエアディスカス	シムビコート タービュヘイラー	フルティフォーム エアゾール	レルベアエリプタ
適応	成人・小児	成人	成人	成人
規格(μg)	エアゾール：50/25, 125/25, 250/25 ディスカス：100/50, 250/50, 500/50	160/4.5	50/5, 125/5	100/25, 200/25
最大量 (ICS/LABA)	1000/100	1280/36	1000/40	200/25
用量	1回1吸入(ディスカス) 1回2吸入(エアゾール) 1日2回	1回1〜4吸入 1日2回	1回2吸入 (フルティフォーム50) 1回2〜4吸入 (フルティフォーム125) 1日2回	1回1吸入 1日1回
用量調節	規格を変更	吸入回数を変更. SMART療法あり	規格を変更, 吸入回数変更	規格を変更
作用発現時間	15分程度	1分程度	3分程度	8分程度
作用持続時間	12時間	12時間	15時間 (フルティフォーム50) 13時間 (フルティフォーム125)	24時間
添加剤	乳糖水和物(ディスカス)	乳糖水和物	クロモグリク酸ナトリウム 無水エタノール	乳糖水和物, ステアリン酸マグネシウム
平均粒子径(μm)	4.4	2.2〜2.4	3.1〜3.6	FF：4.0, VI：2.7
発売年	エアゾール：2009 ディスカス：2007	2009	2014	2013

(文献3より引用，一部改変)

抑制することで鎮咳効果を発揮する可能性が示唆され[8]，咳症状が強い喘息患者への新たな治療オプションとしての有用性も期待される．したがって，軽症持続型(ステップ2)以上のすべての喘息患者に対して適応となるが，特に喀痰量が多い喘息患者や咳嗽が強い喘息患者に対しては投与を試みる価値のある吸入薬と考える．なお，一般的な副作用としては口渇が多い．また，排尿障害のある前立腺肥大患者や閉塞隅角緑内障患者(開放隅角緑内障には投与可能)には禁忌であるため注意

が必要である．

2．吸入製剤の違いによる使い分け(pMDI 製剤か？ DPI 製剤か？)

前述のように長期管理に用いられる吸入薬には大きく pMDI 製剤と DPI 製剤，ネブライザー懸濁液の3種類に分けられるが，日常診療では pMDI 製剤もしくは DPI 製剤のいずれかが用いられることが多い．両者には表7に示すような特徴があり[9]，各々の患者に合ったデバイスを選択し，吸入指導を行うことで，より高い吸入効果が得ら

表 7. pMDI 製剤と DPI 製剤の特徴

	pMDI(加圧噴霧式定量吸入器)	DPI(ドライパウダー定量吸入器)
粒子径	小さい	大きい
吸入方法	ゆっくり深く吸う	力強く深く吸う
吸気流速	比較的少ない吸気流速で可能 (神経筋疾患・人工呼吸器装着中, 気切口からも吸入可能)	十分な吸気流速が必要
吸気と噴霧同調	必要 (小児や高齢者など, スペーサーが必要な場合が多い)	不要 (スペーサーは必要ない)
上気道の沈着 (嗄声や口内炎などの原因)	少ない	多い
下気道沈着部位	比較的末梢	比較的中枢
残量確認	困難なことが多い (アドエアエアゾールとフルティフォームには残量表示があり)	容易
携行性	良好	やや劣る
保管	容易	湿気に弱い
味・臭い	アルコール臭がある	乳糖の甘みを感じる

(文献 9 より一部改変)

れる. 本邦では諸外国と異なり pMDI 製剤よりも DPI 製剤のシェアが大きい. その理由として, DPI 製剤は pMDI 製剤に比べて, 残量の把握が容易であること, 自分のタイミングで吸入できること, pMDI と比べて吸入回数も少なくできる製剤もあることなどが挙げられ, 一般成人において好んで用いられる傾向にある. ただし, 欠点として, 粒子径が比較的大きく薬剤粉末を適切に浮遊させるために比較的強く深い吸入をする必要があること, 嗄声や咽頭違和感などの症状を自覚する頻度が pMDI 製剤と比べて高いことから, ① 呼吸機能が低く, 吸入流速が低下している乳幼児や高齢者, ② 介護者による吸入が必要な患者, ③ 気管切開をしている患者, ④ 喉頭刺激や嗄声などの副作用が生じた患者には不向きである. 逆に, pMDI 製剤は, ICS 特有の嗄声や咽頭違和感の副作用が少ないこと, 粒子径が小さいため, ゆっくりとした吸気で吸入することで末梢気道にまで薬剤が到達しやすいことから, DPI 製剤では不向きであった上述の ①~④ の患者に対しても効果が期待できる. pMDI 製剤の欠点としては, 吸入時に同調が必要であること, アルコール臭がすること, 残量がわかりにくいことが挙げられる. ただし, 吸入同調に関しては, スペーサーを用いることで同調なしに有効な吸入量を得ることが可能となる. なお, このような使い分けはあくまで一般論であり, 外来にて個々の患者の吸入手技や吸入アドヒアランスなどを確認しながら効果判定を行い, 効果不十分の際は DPI 製剤➡pMDI 製剤, pMDI 製剤➡DPI 製剤へ切り替えて効果を再確認してみるという臨機応変さも必要である.

3. 吸入薬は単剤または多剤(配合剤を含む)のどちらがよいか?

喘息治療の原則は前述のごとく ICS を第一選択薬として用いることである. 確かに, ICS は低用量からでも効果を発揮し, 吸入量が多いほど急性増悪の頻度を減らすが, 吸入量依存性に効果が得られるとは限らず, かえって副作用(肺炎など)のリスクが高くなる[10)11]. したがって, ICS 単剤で効果が不十分な場合は, ICS を増量するよりも他の長期管理薬を追加投与したほうが有効性が高い[12]. また最近, 気道リモデリングが気道炎症と関係なく気道収縮のみでも惹起される可能性があることが示された[13]. 以上より, ICS を単独で増量するより気管支拡張薬を併用することは, 薬剤の副作用を減らし, 十分な治療効果を得るだけでなく, リモデリング制御という観点からも理にかなっている治療選択と考える. その際, 最初に

LABA を用いるか，LAMA を用いるか迷うところである．Peters らは，喘息にも LABA のほうが有効であるタイプ，LAMA のほうが有効なタイプ，どちらも有効なタイプが存在すること，LABA よりも LAMA の効果がある患者を予測する因子として気流閉塞と SABA に対する反応性であることを報告した[14]．今後の前向きな検証により，個々の患者に合った併用薬の選択が容易にわかる時代がくるかもしれない．しかし，現状では，ICS/LABA 配合剤はあっても ICS/LAMA 配合剤はなく，吸入器が増えることによるアドヒアランスの低下などを考慮すると，まずは ICS 単剤を増量する前に，ICS/LABA 配合剤を選択するのがよいかもしれない．そして，効果が不十分な場合や気道分泌物（喀痰）が多い場合，咳嗽症状が強い場合は，ICS/LABA 配合剤から ICS＋LAMAへ切り替えたり，ICS/LABA 配合剤に LAMA を追加投与したりすることを試みるのがよいのではないかと考える．

4．経口薬

1）経口長時間作用性 β_2 刺激薬

経口薬としては，プロカテロール塩酸塩（メプチン®），クレンブテロール塩酸塩（スピロペント®）などがある．日本人は吸入薬よりも内服薬を好む傾向にあるため，服薬アドヒアランスは吸入薬よりも良好である．どの薬剤も安全性は高いが，吸入薬に比べて振戦，動悸，頻脈などの副作用が出現しやすいため，訴えに応じて減量や中止が必要となる．したがって，可能であれば吸入薬または後述の貼付薬を選択し，何らかの理由で投与できない場合の手段として経口長時間作用性 β_2 刺激薬を用いるのがよいと考える．重大な副作用としては低カリウム血症が挙げられる．また，虚血性心疾患，甲状腺機能亢進症，糖尿病のある患者には特に注意して投与する必要がある．

2）キサンチン製剤

テオフィリン薬は約 80 年以上の長きにわたり使用されてきた薬剤である．現在は作用時間の長い徐放製剤が長期管理薬として用いられている．

テオフィリン薬の喘息に対する作用としては，気管支拡張作用，粘液線毛運動増強作用，抗炎症作用などが知られている[15]．なお，気管支拡張作用は β_2 刺激薬のほうが強いため，単剤で使用するよりも LABA に上乗せして使用することで有効性が期待できる．また，もう 1 つの作用として，低～中用量テオフィリン投与により HDAC（Histone deacetylase）活性を増強し，炎症性サイトカインの合成が抑制され，抗炎症作用が発揮されることが示された[15]．したがって，効果の面から考えて β_2 刺激薬よりは劣るが，LTRA と同等かやや劣る程度と考えると，ICS/LABA 配合剤に上乗せする薬剤の 1 つとして有効性が期待される．ただし，治療有効濃度域が狭く，中毒域と近いことから，悪心・嘔吐・動悸・頻脈といった副作用出現頻度が比較的高い．また，ヒスタミン H_2 受容体拮抗薬，マクロライド系抗菌薬，ニューキノロン系抗菌薬などの薬剤により血中濃度が上昇してしまうことから，副作用回避のために，時々血中濃度をモニタリングする必要がある．

3）経口ステロイド薬[1]

急性増悪（喘息発作）の治療薬としてはよく用いられるが，長期管理薬の位置づけとしては，ステップ 4 の重症・難治喘息に対して用いる．原則として，短期間の間欠投与を行い，可能な限り連用を回避する．具体的には，プレドニゾロン 0.5 mg/kg 前後を短期間（通常 1 週間以内）投与するが，コントロール不十分で連用が必要な場合は最少量がプレドニゾロン換算で 5 mg 程度になるように 1 日 1 回または隔日投与する．長期投与後に減量・中止をする際は副腎不全に注意する．経口ステロイド薬の減量が困難な場合や副作用を最小限にとどめるためには，比較的早い段階で生物学的製剤や気管支熱形成術による治療を検討するのがよい．

5．貼付薬

長期管理のための貼付薬には，我が国で開発された長時間作用性 β_2 刺激薬であるツロブテロール貼付薬（ホクナリンテープ®）がある．吸入や内

服が困難な患者に有用であり，24時間継続的に気管支拡張効果を有し，ICSに併用することでその有効性が示されている[16]．なお，副作用としては，振戦，動悸，頻脈などの全身性副作用の他に，貼付部位の皮膚瘙痒感やかぶれなどがある．よって，貼付部位を毎日かえて使用することが望ましい．なお，長時間作用性β_2刺激薬には吸入薬・経口薬・貼付薬の3種類があるが，治療効果，副作用，アドヒアランスなどの点を考慮して，吸入薬➡貼付薬➡経口薬の順で患者に合った薬剤選択を行っていくことが望ましいと考える．

おわりに

Up-to-dateされた最新喘息ガイドラインに基づいた長期管理薬の使い方について吸入薬を中心に概説した．アレルギー性鼻炎，慢性副鼻腔炎（好酸球性副鼻腔炎を含む）など鼻疾患に喘息が合併する頻度は高く，喘息も同時に治療している耳鼻咽喉科の先生方も多いのではないかと考える．本稿がそのような先生方の日常診療の参考に少しでもなれば幸いである．

引用文献

1) 一般社団法人日本アレルギー学会喘息ガイドライン専門部会(監)：喘息予防・管理ガイドライン2018．協和企画，2018．
   Summary 2018年に改訂された本邦の最新喘息ガイドラインである．喘息の診断・治療法が最新のエビデンスに基づいて詳細かつ明瞭に解説されている．
2) Rodrigo GJ, Castro-Rodríguez JA：Safety of long-acting β agonists for the treatment of asthma：clearing the air. Thorax, **67**：342-349, 2012.
   Summary LABA単剤での治療は，LABAを用いない治療に比べて喘息発作入院，挿管，喘息死のリスクが増すことが示された．
3) 新実彰男：気管支喘息診療の進歩2014 Topic 2 治療の進歩1—吸入ステロイド薬—．日呼吸誌，**3**：162-169, 2014.
4) Barnes PJ：Scientific rationale for inhaled combination therapy with long-acting beta2-agonists and corticosteroids. Eur Respir J, **19**：182-191, 2002.
5) Patel M, Pilcher J, Pritchard A, et al：Efficacy and safety of maintenance and reliever combination budesonide-formoterol inhaler in patients with asthma at risk of severe exacerbations：a randomised controlled trial. Lancet Respir Med, **1**：32-42, 2013.
   Summary 喘息軽症発作時のBUD/FMによるSMART療法は，従来のSABA治療に比べて有意に重症発作の発現頻度を減らすため有効な治療法である．
6) Gosens R, Gross N：The mode of action of anticholinergics in asthma. Eur Respir J 2018 Aug 16. pii：1701247.
7) Rodrigo GJ, Castro-Rodríguez JA：What is the role of tiotropium in asthma？：a systematic review with meta-analysis. Chest, **147**：388-396, 2015.
8) Fukumitsu K, Kanemitsu Y, Asano T, et al：Tiotropium Attenuates Refractory Cough and Capsaicin Cough Reflex Sensitivity in Patients with Asthma. J Allergy Clin Immunol Pract 2018 Feb 3. pii：S2213-2198(18)30043-6.
9) 陣内牧子：もっと知りたい！吸入療法—喘息・COPD治療の新たな展開—もっと知りたい！吸入薬の使い分け—1)喘息・COPD治療においてMDI製剤が適する症例・DPI製剤が適する症例．薬局，**64**：48-53, 2013.
10) Szefler SJ, Martin RJ, King TS, et al：Significant variability in response to inhaled corticosteroids for persistent asthma. J Allergy Clin Immunol, **109**：410-418, 2002.
11) McKeever T, Harrison TW, Hubbard R, et al：Inhaled corticosteroids and the risk of pneumonia in people with asthma：a case-control study. Chest, **144**：1788-1794, 2013.
12) Masoli M, Weatherall M, Holt S, et al：Moderate dose inhaled corticosteroids plus salmeterol versus higher doses of inhaled corticosteroids in symptomatic asthma. Thorax, **60**：730-734, 2005.
   Summary ICS単剤で効果不十分の際，ICSを増量するよりもLABAを併用したほうが急性増悪頻度の減少や呼吸機能の改善に有効である．
13) Grainge CL, Lau LC, Ward JA, et al：Effect of bronchoconstriction on airway remodeling in asthma. N Engl J Med, **364**：2006-2015, 2011.

Summary 喘息の気道リモデリングは気道炎症だけでなく，単なる気道収縮でも生じうる可能性が示唆された初めての報告である．

14) Peters SP, Bleecker ER, Kunselman SJ, et al：Predictors of response to tiotropium versus salmeterol in asthmatic adults. J Allergy Clin Immunol, **132**：1068-1074, 2013.

Summary 喘息患者には LABA，LAMA に対する反応性が異なる群が存在する．気流閉塞と SABA 反応性がその予測指標となる可能性が示された．

15) Barnes PJ：Theophylline. Am J Respir Crit Care Med, **188**：901-906, 2013.

16) Tamura G, Ichinose M, Fukuchi Y, et al：Transdermal tulobuterol patch, a long- acting $\beta(2)$-agonist. Allergol Int, **61**：219-229, 2012.

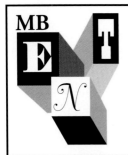

◆特集・耳鼻咽喉科医が頻用する内服・外用薬―選び方・上手な使い方―
V. 他科専門医から耳鼻咽喉科医へ
3. 耳鼻咽喉科医が知っておくべきアトピー性皮膚炎の内服・外用薬

矢上晶子*

Key words：アトピー性皮膚炎(atopic dermatitis)，プロアクティブ療法(proactive treatment)，ステロイド外用薬(steroid ointment)，タクロリムス軟膏(tacrolims ointoment)，抗ヒスタミン薬(anti histamines)，保湿剤(moisturizer)，シクロスポリン(cyclosporin)，生物学的製剤(biological product)

Abstract アトピー性皮膚炎は乳幼児や小児から成人に至るまで，長期にわたり治療が必要な症例が少なくない．アトピー性皮膚炎の最大の特徴は皮疹の増悪軽快を繰り返すことであり，この"繰り返す症状"をコントロールすることが重要である．外用療法が治療の主軸であり，治療により症状が落ち着いてからも，ステロイド外用薬やタクロリムス軟膏を間欠的(週2～3回程度)に継続して塗布していくプロアクティブ療法が推奨されている．同時に，アトピー性皮膚炎のもう1つの大きな特徴である"ドライスキン"を改善し皮膚のバリア機能を補正するため，全経過において，保湿剤を継続して塗布していくことも大切である．さらに，外用療法では治療が不十分な場合には，内服薬である抗ヒスタミン薬や免疫抑制薬，ステロイド内服薬，最近では抗体製剤を使用し，皮疹の改善を目指す．本稿では，アトピー性皮膚炎において頻用される外用薬や内服薬の使い方について概説した．

はじめに

① 瘙痒，② 特徴的皮疹と分布，③ 慢性・反復性経過の3つを満たすものを，症状の軽重を問わずアトピー性皮膚炎と診断する(図1)[1]．疑診例では急性あるいは慢性の湿疹とし，年齢や経過を参考にして診断するとしている．アトピー性皮膚炎は乳幼児や小児に多い疾患という印象が強いが，成人まで移行する，もしくは15～30歳の間に発症する症例もあり，長期にわたり治療が必要な症例が少なくない．

アトピー性皮膚炎の治療の3つの柱は，薬物療法，スキンケア，発症・悪化因子の検索と対策である(図2)．本稿では薬物療法として外用・内服薬，スキンケアとして保湿剤について述べ，さらに新規生物学的製剤について概説する．

アトピー性皮膚炎の外用療法

アトピー性皮膚炎の外用療法は，保湿剤を中心としたスキンケアとステロイド外用薬，タクロリムス軟膏などの外用薬による治療に分けられる．急性期や皮疹の増悪期は比較的強いレベルのステロイド外用薬を用い，症状が改善してきた段階でステロイド外用薬やタクロリムス軟膏の間欠的な使用に移行する(プロアクティブ療法)(図3)．アトピー性皮膚炎の大きな特徴は急性増悪を繰り返すことであり，この"繰り返す症状"をコントロールすることが重要である．治療により症状が落ち着いてからステロイド外用薬やタクロリムス軟膏を，これまで皮疹が繰り返されてきた部位に間欠的(週2～3回程度)に外用していくことで皮疹の再燃を予防できることが明らかにされている[2]．

* Yagami Akiko, 〒454-8509 愛知県名古屋市中川区尾頭橋3-6-10　藤田医科大学ばんたね病院総合アレルギー科，教授

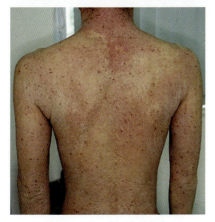

図1. アトピー性皮膚炎
頸部や背部に湿疹病変と乾燥を認める．患者は決まった部位を繰り返し掻破している様子が伺える

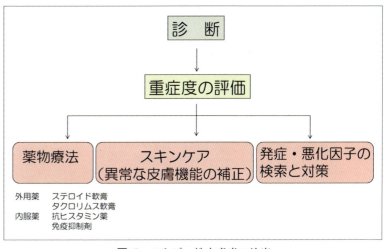

図2. アトピー性皮膚炎の治療
（日本皮膚科学会アトピー性皮膚炎治療ガイドライン2008より）

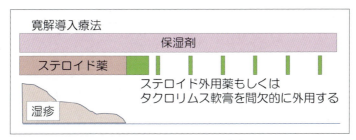

図3. プロアクティブ療法
治療開始時に比較的強いランクのステロイド外用薬を使用して炎症を鎮静化し，外用の強さや頻度を減らして維持療法に移行すれば皮膚萎縮は避け，安定した皮膚の状態を継続することが期待できる
① 皮疹を改善させた後に，悪化しやすい部位に定期的に塗布する．② 悪化した際には，ステロイド薬などに戻すことが大切であることを伝える

同時に，アトピー性皮膚炎のもう1つの特徴であるドライスキンを改善し皮膚のバリア機能を補正するため，全経過において，保湿剤を継続して塗布していくことも非常に大切である．さらに，外用療法では治療が不十分な場合には，内服薬である抗ヒスタミン薬や免疫抑制薬，ステロイド内服薬，最近では抗体製剤を使用し，皮疹の改善を目指すこととなる．

以下に，個々の薬剤についての特徴や使用方法を具体的に述べる．

1. ステロイド外用薬（図4）

ステロイド外用薬による治療を忌避する患者もいるが，アトピー性皮膚炎の治療の中心であると言っても過言ではない．その強さによってⅠ～Ⅴ群に分類され，年齢や皮疹の状態，部位，季節などにより使い分ける[3)4)]．適切な強さの外用薬を適度な期間に使用すれば全身的副作用は起こることはないとされ，局所的副作用も生じずに使用できる．

外用回数は1日2回が原則である．Ⅰ群（デルモベート®軟膏），Ⅱ群（アンテベート®軟膏），Ⅲ群（エクラー®軟膏，メサデルム®軟膏，フルコート®軟膏など）のステロイド外用薬については，1日2回外用と1日1回外用の間に3週間以降の治療効果については差がない[7)8)]と報告されている．この他，ストロングクラス以上のステロイド外用薬では，1日2回と1回の外用では3週間後以降の治療効果については有意差がないが，ミディアムク

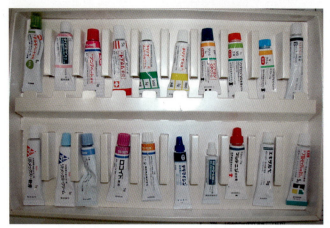

図 4. ステロイド外用薬

Ⅰ：ストロンゲスト
　デルモベート、ダイアコート
Ⅱ：ベリーストロング
　アンテベート、フルメタ、
　トプシム、ネリゾナ、マイザー
Ⅲ：ストロング
　メサデルム、エクラー、ボアラ、
　リンデロン-V、フルコート
Ⅳ：マイルド
　リドメックス、アルメタ、
　キンダベート、ロコイド
Ⅴ：ウイーク
　各種プレドニゾロン軟膏

表 1. ヒトにおけるヒドロコルチゾンの部位別経皮吸収量

前腕を1としたとき	
多いところ：	
陰のう	42.0
頬	13.0
頸部	6.0
腋	3.6
頭皮	3.5
少ないところ：	
手掌	0.8
足底	0.14

(Feldmann RJ, Maibach HI：J Invest Dermatol 48；1967 より引用)

表 2. ステロイド外用薬の主な局所副作用

1）細胞ないし線維増生抑制作用によるもの
　・皮膚萎縮
　・皮膚萎縮線条
　・乾皮症ないし魚鱗癬様変化
　・創傷修復遅延
　・星状偽瘢痕
　・ステロイド紫斑
　・ステロイド潮紅
　・毛細血管拡張
2）ホルモン作用によるもの
　・ステロイドざ瘡
　・多毛
3）免疫抑制作用によるもの
　・感染症の誘発ないし増悪
4）その他
　・酒さ様皮膚炎、口周囲皮膚炎
　・ステロイド緑内障
　・ステロイド外用薬による接触皮膚炎

ラスの外用薬の場合は，1日2回外用のほうが1日1回外用より有用である．あるいは，Ⅳ群のステロイド薬では1日2回外用のほうが1日1回外用よりも有効であるという報告がある[9]．

　よって，重篤な皮疹に対しては1日2回皮疹に応じた強さの外用薬をしっかり塗布し速やかに治療すること．そして，その後，皮疹の再燃がないことを確認しながらステロイド外用薬のランクを下げる，あるいはタクロリムス軟膏に切り替え，1日1回あるいは隔日投与などの間欠的な外用を行うことが勧められる．

　また，ヒトにおけるヒドロコルチゾンの部位別経皮吸収量はそれぞれ異なる（表1）．特に顔面，頸部などは経皮吸収が高いため，症状に応じ適切な期間使用し，漸減，間欠投与，タクロリムス軟膏への変更などを行う．

　ステロイド外用薬の剤形として，軟膏，クリーム，ローション，テープ剤などが選択できる．湿潤している部位には軟膏基剤の製品を基本的に使用するが，夏季にはクリーム基剤の製品を用いたり，患者の希望や使い心地により適宜変更する．痒疹といって，痒みが強く，皮膚が硬くなってしまった病変部位にはテープ剤が有効である．皮疹の形に切って貼付する．

2．ステロイド外用薬の副作用

　皮膚の萎縮をはじめ，様々な副作用が挙げられる（表2）．

　ステロイド外用薬の長期使用に伴う皮膚萎縮（皮膚菲薄化）については様々な検討がなされてい

表 3. タクロリムス軟膏の使用量

1日1回～2回使用する.			
2歳未満の小児には安全性が確立されていないため使用できない.			
2～5歳(体重20 kg未満)	0.03%軟膏	1回	1 g
6～12歳(体重20 kg以上50 kg未満)	0.03%軟膏	1回	2～4 g
13歳以上(50 kg以上)	0.03%軟膏	1回	5 gまで
16歳以上	0.1%軟膏	1回	5 gまで

る. 小児に対し,ストロング(Ⅲ群)クラスの強さのステロイド外用薬を1～15歳のアトピー性皮膚炎患者に1日2回,週3回使用したところ,18週間塗布しても皮膚の菲薄化は生じなかったとする報告[10]や,成人に対し,ベリーストロング(Ⅱ群)クラスのステロイド外用薬を週2回6ヶ月の維持療法を行った報告では,68人中1人のみに皮膚萎縮がみられた[11].ストロンゲスト(Ⅰ群)クラスのステロイド外用薬を6週間連続塗布しても皮膚の菲薄化は認められなかったとする報告もある[12].

その他,接触皮膚炎を生じることの多い外用薬(主剤)としては,硫酸フラジオマイシン:ネオメドロールEE®,リンデロンA®軟膏,バラマイシン®軟膏,ソフラチュール®,硫酸ゲンタマイシン:ゲンタシン®軟膏,リンデロンVG®軟膏,クロタミトン:オイラックス®クリーム,ケトプロフェン:モーラス®テープ,ヒビテン:グルコン酸クロルヘキシジン(即時型反応もあり)などが挙げられる.外用薬を塗布しても改善しない皮疹を繰り返している患者には使用している治療歴を詳しく問診することが大切である.

3. タクロリムス軟膏

タクロリムス軟膏は,イムノフィリンとよばれる細胞内受容体に結合し,カルシニューリン作用を阻害することでT細胞活性化を抑制することにより炎症性サイトカインを制御する.既存療法では効果が不十分または副作用によりこれらの投与ができないと判断された場合に使用する.副作用を説明し承諾を得たうえで使用する.

本剤は,16歳以上に使用可能な0.1%軟膏と2～15歳の小児用の0.03%軟膏がある(表3).

タクロリムス軟膏は,分子量が大きいため(822),バリア機能が破壊された病変部では吸収されるが正常の角層は透過しないという特徴がある.そのため,湿疹があり,バリア機能が低下し

ている局所では吸収されやすく効果を発揮し,皮疹が改善してくると吸収が低下し副作用が生じにくいといえる.また,タクロリムス軟膏は炎症と痒みを抑制する効果があるとされ,成人用軟膏はストロングクラスのステロイド外用薬とほぼ同等,小児用軟膏はそれよりやや劣る(Ⅲ～Ⅳ群の中間)程度とされる[13]~[16].さらに,ステロイド外用薬のような長期間の外用による皮膚萎縮や毛細血管拡張などの副作用が生じないことも大きな特徴の1つである.しかしながら,タクロリムス軟膏の副作用として,使用時のほてり感・刺激感やリンパ腫や皮膚がんの発生リスクが挙げられる.よって,それらの副作用について説明し,理解や承諾が得られたうえで使用する[17]~[23].塗布部位の一過性の灼熱感,ほてり感などの刺激症状は特に塗り始めた当初に生じるが2週間程度で改善するため,刺激感を生じても外用を継続するよう説明するとよい.同時にびらんや潰瘍部位には刺激感や吸収量から使用できないことも伝える.灼熱感が強い時は,保湿剤を先に外用する,入浴直後ではなく体温が下がった後に塗布する,ステロイド外用薬に戻すなどを指導しておくと患者は外用を継続できる.タクロリムス軟膏におけるリンパ腫や皮膚がんの発生リスクは以前から言われているが,タクロリムス軟膏の外用を行っても自然発生率を超えるものではないとされ,小児での長期使用の安全性は本邦では最長7年の経過観察で有害事象としての悪性腫瘍の発症はなかったと報告されている[17].しかしながら,使用量や使用期間などの制限を守り安全に使用していくことが大切であろう.

4. 保湿剤

アトピー性皮膚炎では,皮膚のバリア機能と保湿因子の低下により,外来抗原(ダニ,ハウスダスト,カビ,花粉,食物など)が皮膚へ侵入しやすく

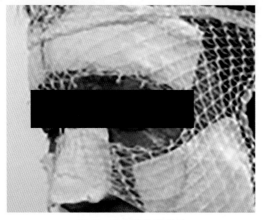

図 5. 亜鉛華軟膏貼付
痒みや湿疹が重篤な場合は,亜鉛華軟膏をリント布に塗り伸ばして貼付する.皮膚の過敏性や痒みも緩和され,皮疹の状態も改善する

なり,経皮感作が起こると考えられている.そのため,ステロイド外用薬やタクロリムス軟膏とともに,保湿をしておくことが非常に重要である.また,アトピー性皮膚炎患者の皮膚では,一見正常にみえる皮膚でも乾燥しており,そのような乾燥した皮膚では痒みを伝達する知覚神経のC線維神経端末が表皮内を角層直下まで伸び,痒みが生じやすい状態になっていることが示されている.そのため,乾燥およびバリア機能の低下を補い,炎症の再燃を予防する目的で,保湿剤・保護剤を用いて継続的にスキンケアを行うことが推奨されている[24)〜27)].

皮表の保湿を目的にする場合は,ヘパリン類似物質や尿素製剤が主に使用される.ヘパリン類似物質は水分保持能力が高く刺激性が低いが,血行促進作用によりほてり感や赤みを訴える患者がいる.尿素製剤は角質水分保持作用の他に角質融解作用があるため,びらん面や炎症症状の強い皮膚には刺激感を生じることがあるため,それらの点に留意して処方する.

一方,皮表の保護を目的とする場合は,白色ワセリンや亜鉛華軟膏が主に使用される.亜鉛華軟膏は,皮膚が湿潤しびらんなどを生じている部位にリント布に塗り伸ばし患部に貼付する.顔面などにお面のように貼る場合もある(図5).

保湿剤は少なくとも1日2回以上,できれば6時間おきに塗布することが望ましい[28)].また,乾燥部位に保湿剤を塗布すると製剤の伸展性が悪いため,入浴後など皮膚温が高く,角層内の水分が十分にあるときに外用するほうが効果的であるため,特に入浴後5〜10分以内に塗布することが勧められている[29)].

〈外用薬や保湿剤の塗布量〉

適切な外用量としては,finger tip unitという基準がある.成人の人差し指の末節腹側に乗せた外用薬の量(1FTU;0.5g)を両手掌分の面積に塗布する[30)31)].とはいえ,皮疹の部位や症状,季節などにより塗布量は異なることを説明し,適切な量を塗布するよう指導するとよい.

5.ジェネリック医薬品について

ジェネリック医薬品はステロイド外用薬,タクロリムス軟膏,保湿剤,いずれも販売されている.主剤の効果は先発医薬品の主剤と同等であることは確認されているが添加物の成分など基剤が異なっているため使用感や効果などが多少異なることがある.

以上,外用治療について述べた.

皮疹がうまく改善しない場合は,①外用量が足りない,②皮疹が十分に改善する前にステロイド薬の外用を自己判断で中止している,③適切なスキンケアを継続していない,④悪化因子への配慮が欠けている,などが考えられる.

湿疹が改善しない患者の場合はこれらの要因がないか確認し治療にあたりたい.

内服薬

1.抗ヒスタミン薬・アレルギー薬

抗ヒスタミン薬や抗アレルギー薬は外用療法を補助する治療として位置づけられ[1)],これらの薬剤は,アトピー性皮膚炎の痒みを抑制することが期待されている[32)].抗ヒスタミン薬は主に第2世代の非鎮静性抗ヒスタミン薬が用いられ,1日1回もしくは2回服用する.眠気,倦怠感,けいれん疾患患者への注意,抗コリン作用,消化器症状,催奇形性,肝障害,腎障害患者への注意が必要である.

2．ステロイド内服薬

　ステロイド内服薬は，強い炎症および免疫抑制作用を持つためアトピー性皮膚炎には非常に有効である．しかしながら，アトピー性皮膚炎は長期にわたり増悪軽快を繰り返すため，一度投与を開始するとなかなか中断できなくなることが多い．また，ステロイド内服薬は様々な副作用があるため，なるべく早期に漸減，中止したい．

3．シクロスポリン（ネオーラル®）

　シクロスポリンは，カルシニューリンの活性化阻害を作用機序とする免疫抑制を目的とする内服薬であり，強い炎症を伴う皮疹や広範囲な皮疹，痒みが速やかに抑制されることが特徴である[33]．2008年より投与可能となっている．本剤の使用指針をまとめたワーキンググループから，① 適応患者は，既存治療で十分な効果が得られない患者もしくは最重症の患者に対して使用する，② 適応年齢は16歳以上とし，学童期の小児には投与しない，③ 16歳以上でも未成年の場合は保護者の同意を得ておくべきであり，妊婦や妊娠の可能性のある女性には禁忌，が提唱されている．

　用法は，原則1日2回経口投与する．初期用量は3 mg/kg/dayとし，効果と副作用を確認しつつ用量を調整する．治療効果が十分ではない場合は増量するが5 mg/kg/dayを超えないようにする．腎機能や血圧を定期的に測定し，さらにシクロスポリンの血中濃度（トラフ値）を確認することが大切である．投与期間はできる限り短期間とし，8週間の投与でも皮疹が改善しない場合は本剤の投与を中止する．また，効果のある場合でも，1回の治療期間を12週間以内とし，再投与する場合は2週間以上の休薬期間をとる．

4．生物学的製剤：ヒト型抗ヒト IL-4/13 受容体モノクローナル抗体（デュピルマブ）

　IL-4/13によるシグナル伝達を阻害し，アトピー性皮膚炎の病態に深く関与するTh2型炎症反応を抑える，ヒト型抗ヒトIL-4/13受容体モノクローナル抗体が2018年6月より使用できるようになった．本剤は，既存治療で効果不十分なアト

ピー性皮膚炎患者に対し使用し，投与開始日に600 mg（2筒）を皮下注射し，その後，2週間に1回300 mg（1筒）を投与する．ステロイド外用薬など既存の治療で効果不十分な中等症以上のアトピー性皮膚炎患者が対象となる．本製剤はアトピー性皮膚炎の治療に精通した医師により投与されることが推奨されている．

おわりに

　以上，本稿では，アトピー性皮膚炎の治療法について，具体的な使用方法や副作用，注意すべき点について述べた．

　アトピー性皮膚炎は小児に限らず，成人でも発症し，耳鼻咽喉科でも受診する患者は少なくないと思われる．今後の日常診療に役立てていただければ幸いである．

参考文献

1）日本皮膚科学会アトピー性皮膚炎診療ガイドライン作成委員会：アトピー性皮膚炎診療ガイドライン2016年版．日皮会誌，**126**（2）：121-155，2016．

2）Schmitt J, von Kobyletzki L, Svensson Å, et al：Efficacy and tolerability of proactive treatment with topical corticosteroids and calcineurin inhibitors for atopic eczema：systematic review and meta-analysis of randomized controlled trials. Br J Dermatol, **164**：415-428, 2011.

3）Eichenfield LF, Tom WL, Berger TG, et al：Guideline of care for the management of atopic dermatitis. Section2. Management and treatment of atopic dermatitis with topical therapies. J Am Acad Dermatol, **71**：116-132, 2014.

4）http://www.nice.org.uk/guidance/ta81/resources/guidancefrequency-of-application-of-topical-corticosteroids-foratopic-eczema-pdf.（P. 33-37）

5）Green C, Colquitt JL, Kirby J, et al：Topical corticosteroids for atopic eczema：clinical and cost effectiveness of once-daily vs. more frequent use. Br J Dermatol, **152**：130-141, 2005.

6) Green C, Colquitt JL, Kirby J, et al：Clinical and cost-effectiveness of once-daily versus more frequent use of same potency topical corticosteroids for atopic eczema：a systematic review and economic evaluation. Health Technol Assess, **8**：1-120, 2004.

7) Sudilovsky A, Muir JG, Bocobo FC：A comparison of single and multiple application of halcinonide cream. Int J Dermatol, **20**：609-613, 1981.

8) Bleehen SS, Chu AC, Hamann I, et al：Fluticasone propionate 0.05% cream in the treatment of atopic eczema：a multicentre study comparing once-daily treatment and once-daily vehicle cream application versus twice-daily treatment. Br J Dermatol, **133**：592-597, 1995.

9) Koopmans B：Multicentre randomized double-blind study of locoid lipocream fatty cream twice daily versus locoid lipocream once daily and loco-base once daily. J Dermatol Treat, **6**：103, 1995.

10) Thomas KS：Randomised controlled trial of short bursts of a potent topical corticosteroid versus prolonged use of a mild preparation for children with mild or moderate atopic eczema. BMJ, **324**：768, 2002.

11) Faergemann J, Christensen O, Sjövall P, et al：An open study of efficacy and safety of long-term treatment with mometasone furoate fatty cream in the treatment of adult patients with atopic dermatitis. J Eur Acad Dermatol Venereol, **14**：393-396, 2000.

12) Korting HC, Vieluf D, Kersher M：0.25% Prednicarbate cream and the corresponding vehicle induce less skin atrophy than 0.1% betamethasone 17-valerate cream and 0.05% clobetasol 17-propionate cream. Eur J Clin Pharmacol, **42**：159-161, 1992.

13) Doss N, Kamoun MR, Dubertret L, et al：Efficacy of tacrolimus 0.03% ointment as second-line treatment for children with moderate-to-severe atopic dermatitis：evidence from a randomized, double-blind non-inferiority trial vs. fluticasone 0.005% ointment. Pediatr Allergy Immunol, **21**：321-329, 2010.

14) Ashcroft DM, Dimmock P, Garside R, et al：Efficacy and tolerability of topical pimecrolimus and tacrolimus in the treatment of atopic dermatitis：metaanalysis of randomized controlled trials. BMJ, **350**：516-522, 2005.

15) El-Batawy MM, Bosseila MA, Mashaly HM, et al：Topical calcineurin inhibitors in atopic dermatitis：A systematic review and meta-analysis. J Dermatol Sci, **54**：76-87, 2009.

16) Svesson A, Chambers C, Gånemo A, et al：A systematic review of tacrolimus ointment compared with corticosteroids in the treatment of atopic dermatitis. Curr Med Res Opin, **27**：1395-1406, 2011.

17) 大槻マミ太郎，白ヶ沢智生，宗正　博ほか：小児のアトピー性皮膚炎に対するタクロリムス軟膏0.03%小児用の長期の安全性と有効性について―長期特定使用成績調査の中間報告―．日小皮会誌, **32**：127-137, 2013.

18) Arellano FM, Wentworth CE, Arana A, et al：Risk of lymphoma following exposure to calcineurin inhibitors and topical steroids in patients with atopic dermatitis. J Invest Dermatol, **127**：808-816, 2007.

19) Margolis DJ, Hoffstad O, Bilker W：Lack of association between exposure to topical calcineurin inhibitors and skin cancer in adults. Dermatology, **214**：289-295, 2007.

20) Reitamo S, Rustin M, Harper J, et al：A 4-year follow-up study of atopic dermatitis therapy with 0.1% tacrolimus ointment in children and adult patients. Br J Dermatol, **159**：942-951, 2008.

21) Arellano FM, Arana A, Wentworth CE, et al：Lymphoma among patients with atopic dermatitis and/or treated with topical immuno-suppressants in the United Kingdom. J Allergy Clin Immunol, **123**：1111-1116, 2009.

22) Schneeweiss S, Doherty M, Zhu S, et al：Topical treatments with pimecrolimus, tacrolimus and medium-to high-potency corticosteroids, and risk of lymphoma. Dermatology, **219**：7-21, 2009.

23) Hui RL, Lide W, Chan J, et al：Association between exposure to topical tacrolimus or pimecrolimus and cancers. Ann Pharmacotherapy, **43**：1956-1963, 2009.

24) Wilhelm KP, Scholermann A：Efficacy and

tolerability of a topical preparation containing 10% urea in patients with atopic dermatitis. Aktuel Dermatol, **24**：37-38, 1998.

25) Loden M, Andersson AC, Andersson C, et al：Instrumental and dermatologist evaluation of the effect of glycerine and urea on dry skin in atopic dermatitis. Skin Res Technol, **7**：209-213, 2001.

26) Loden M, Andersson AC, Andersson C, et al：A doubleblind study comparing the effect of glycerin and urea on dry, eczematous skin in atopic patients, Acta Derm Venereol, **82**：45-47, 2002.

27) 川島　眞, 沼野香世子, 石崎千明：アトピー性皮膚炎患者の皮膚生理学的機能異常に対する保湿剤の有用性. 日皮会誌, **117**：969-977, 2007.

28) 笹井　収：皮膚科診療プラクティス 14：田上八朗ほか(編)：16-17, 文光堂, 2002.

29) 中村光裕, 上村康二, 根本　治ほか：保湿剤の

至適外用方法の検討. 皮膚の化, **5**：311-316, 2006.

30) Long CC, Finlay AY：The finger-tip unit-a new practical measure. Clin Exp Dermatol, **16**：444-447, 1991.

31) Long CC, Finlay AY, Averill RW：The rule of hand：4hand area＝2 FTU＝1 g. Arch Dermatol, **128**：1129-1130, 1992.

32) Kawashima M, Tango T, Noguchi T, et al：Addition of fexofenadine to a topical corticosteroid reduces the pruritus associated with atopic dermatitis in a 1-week randomized, multicentre, doubleblind, placebo-controlled, parallel-group study. Br J Dermatol, **148**：1212-1221, 2003.

33) ネオーラルによるアトピー性皮膚炎治療研究会：成人の重症アトピー性皮膚炎患者に対するシクロスポリン MEPC 間歇投与法の安全性および有効性評価：多施設共同, オープン, 長期間観察試験. 臨皮, **63**：163-171, 2009.

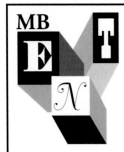

◆特集・耳鼻咽喉科医が頻用する内服・外用薬—選び方・上手な使い方—

V．他科専門医から耳鼻咽喉科医へ
4．耳鼻咽喉科医が知っておくべきアレルギー性結膜炎に対する内服・点眼薬の使い方

高村悦子*

Key words：アレルギー性結膜炎（allergic conjunctivitis），抗アレルギー点眼薬（antiallergic eye drops），ステロイド点眼薬（steroids eye drops），初期療法（pre-seasonal treatment），洗眼（eye wash）

Abstract アレルギー性結膜炎の治療の第一選択は，抗アレルギー点眼薬で，症状が治まらない時にステロイド点眼薬を併用する．ステロイド点眼薬には，眼圧上昇という副作用があり，特に小児で伴いやすいため，使用中には眼科での眼圧チェックが必要である．花粉症には，スギ花粉飛散初期の症状がないか，あってもごく軽度の時期から抗アレルギー点眼薬を開始する初期療法によって，花粉飛散時期の症状の軽減，症状発現期間の短縮が期待できる．抗アレルギー点眼薬は副作用がほとんどないため，初期療法にも用いやすい．花粉症のセルフケアとして，人工涙液による洗眼や外出時の眼鏡装用を勧める．

はじめに

アレルギー性結膜炎では，目のかゆみ（眼瘙痒感），なみだ目（流涙），ごろごろする（異物感），白目が腫れる（球結膜浮腫）などの症状を訴える．スギ花粉による結膜炎は季節性アレルギー性結膜炎として，結膜炎の中でも患者数の多い疾患である．花粉飛散時期には，アレルギー性鼻炎とともに結膜炎を発症し，耳鼻咽喉科でも点眼薬を処方する機会は多いと思われる．ここでは，スギ花粉による季節性アレルギー性結膜炎を中心に適切な点眼薬の選択，患者から質問される機会の多い日常生活の注意点，お勧め頂きたいセルフケアなど，日常診療で知っておくと役に立つことを述べる．

アレルギー性結膜炎の薬物治療

1．抗アレルギー点眼薬

アレルギー性結膜炎では，I型アレルギー反応の即時相による炎症によって結膜局所に遊出したヒスタミンなどのメディエーターが血管や神経に作用し，かゆみや充血の症状を引き起こす．視診では，結膜炎の所見として充血，眼脂がみられる．充血の程度は様々だが，内眼角，外眼角付近に強く，色調はピンク色で血管の走行が明瞭に観察できる．眼脂は，白っぽい糸をひくような漿液性，粘液性の眼脂を特徴とする．

スギ花粉症を代表とするアレルギー性結膜炎の治療は，花粉飛散期には抗アレルギー点眼薬を第一選択とし，花粉飛散ピーク時で症状が治まらなければ，ステロイド点眼薬を併用する[1]．現在，処方可能な抗アレルギー点眼薬は，最近，エピナスチン塩酸塩が点眼製剤化され[2]，10種類となった（表1）．抗アレルギー薬は主たる作用機序からメディエーター遊離抑制薬とヒスタミンH_1受容体拮抗薬（抗ヒスタミン薬）に分類される．メディエーター遊離抑制薬は肥満細胞の脱顆粒を抑制することにより，ヒスタミンなどのメディエーター

---

* Takamura Etsuko，〒162-8666　東京都新宿区河田町 8-1　東京女子医科大学眼科，教授

表 1. 現在，処方可能な抗アレルギー点眼薬
メディエーター遊離抑制薬が 6 種類，抗ヒスタミン薬が 4 種類である

	薬剤名	製品名
メディエーター遊離抑制薬	クロモグリク酸ナトリウム	インタール点眼液 2%
	アンレキサノクス	エリックス点眼液 0.25%
	ペミロラストカリウム	アレギサール点眼液 0.1%
		ペミラストン点眼液 0.1%
	トラニラスト	リザベン点眼液 0.5%
		トラメラス点眼液 0.5%
	イブジラスト	ケタス点眼液 0.01%
	アシタザノラスト水和物	ゼペリン点眼液 0.1%
ヒスタミン H_1 受容体拮抗薬	ケトチフェンフマル酸塩	ザジテン点眼液 0.05%
	レボカバスチン塩酸塩	リボスチン点眼液 0.025%
	オロパタジン塩酸塩	パタノール点眼液 0.1%
	エピナスチン塩酸塩	アレジオン点眼液 0.05%

が結膜局所へ遊離することを抑制し症状を抑える．一方，ヒスタミン H_1 受容体拮抗薬は，脱顆粒により結膜局所へ遊離したヒスタミンが三叉神経や毛細血管の H_1 受容体に結合するのを妨げる．その結果，眼瘙痒感や充血などの出現を抑えるため，自覚症状の改善に対し，即効性が期待できる．本邦で処方可能な抗アレルギー点眼薬のうち，メディエーター遊離抑制作用を有するものが 6 種類，主に抗ヒスタミン作用を有するものが 4 種類となっている．4 種類の抗ヒスタミン薬のうち，レボカバスチン以外はメディエーター遊離抑制作用も併せもつ．いずれの点眼薬もすでに内服薬や点鼻薬として認可されているが，点眼薬は高濃度で眼表面に作用するため，結膜炎に対しては内服薬より効率がよい．また，点眼薬は全身への移行が少ないため，内服薬に比べ抗ヒスタミン薬による眠気などの副作用を気にせず使えるメリットがある．一方，内服薬と異なり，小児用に特化した点眼薬や使用時の用法・用量の違いはないが，市販後調査において，小児でも安全，かつ有効であることが示されている[3]．

2．抗アレルギー点眼薬の選択

現在，処方されている 10 種類の抗アレルギー点眼薬は，アレルギー性結膜炎の治療薬としての効果，安全性は自覚症状の改善を指標にして行った多施設二重盲検試験においては，ほぼ同等の結果

だが，花粉によるアレルギー性結膜炎に対しては，抗ヒスタミン薬には即効性が期待できる．眼科外来を受診した両眼同程度の自覚症状を有する季節性アレルギー性結膜炎患者の片眼に抗ヒスタミン点眼薬を，他眼に人工涙液を点眼し，経時的に眼瘙痒感のスコアを比較すると，抗ヒスタミン点眼薬は 15 分後にはより有意な低値を示している[4]．また，イネ科の花粉によるアレルギー性結膜炎に対し，抗ヒスタミン点眼薬の自覚症状のスコアの推移をメディエーター遊離抑制点眼薬と比較すると，投与開始後 5 日目で抗ヒスタミン点眼薬が有意な低値を示している[5]．

主薬以外の特徴として，点眼薬に含有される防腐剤に工夫をこらした点眼薬もある．眼表面に到達したアレルゲンに対し涙液や眼表面の粘膜上皮はバリアとなって，アレルギー性結膜炎の発症を防ぐ役割を担っている．しかし，点眼薬に含まれる防腐剤，中でもベンザルコニウム塩化物は，頻回，高濃度で眼表面の粘膜に接触することで上皮障害を起こす場合がある．ドライアイ合併例や他の眼疾患の治療としてすでに防腐剤としてベンザルコニウム塩化物含有の多種類の点眼薬を併用している場合には，アレルゲンに対するバリアが障害されている可能性を考え，治療薬を選択することも必要となる．現在，クロモグリク酸ナトリウム点眼薬は，ベンザルコニウム塩化物非含有の点

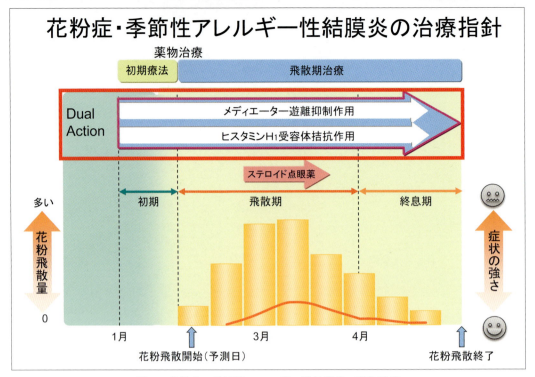

図 1. 花粉症・季節性アレルギー性結膜炎の薬物治療
抗アレルギー点眼薬を継続し，花粉飛散ピーク時に症状が治まらなければ，ステロイド点眼薬を併用する
(高村悦子:アレルギー性結膜炎の治療. NEW MOOK 眼科 6. アレルギー性眼疾患. p. 81-89, 金原出版, 2003. より改変)

眼薬(インタール® UD)が製剤化されている．開栓後の残薬の汚染を防ぐために，容器は 0.35 ml の使い捨てになっている．また，容器の工夫で点眼時には防腐剤非含有の状態で点眼可能なものもある(クロモグリク酸 PF 点眼)．抗ヒスタミン点眼薬としては，エピナスチン点眼薬(アレジオン® 点眼液)がベンザルコニウム塩化物非含有である．

3. アレルギー性結膜炎に対する初期療法の効果

初期療法とは，スギ花粉飛散初期の症状がないか，あってもごく軽度の時期から治療を開始する方法で，花粉飛散時期の症状の軽減，症状発現期間の短縮が期待できる．抗アレルギー点眼薬は副作用がほとんどないため，初期療法にも用いやすい．ケトチフェン点眼薬を花粉飛散開始 2 週間前から開始し，飛散開始時期に点眼治療を開始した群(季節前非投与群)と花粉飛散時期の自覚症状の程度をビジュアルアナログスケールにより比較した結果，初期療法群ではすべての自覚症状のスコアは有意に低値を示した[6]．また，一眼にオロパタジン点眼薬を，もう一眼に人工涙液を花粉飛散開始前から点眼した場合も，花粉飛散期の症状発現が抑制されている[7]．一方，花粉飛散開始前にあたる 2 月初旬から 4 月までの累積発症率を初期療法群と発症後投与群で比較した報告では，初期療法群で症状の発現が遅く，また，約 30% では症状が発現しない結果となっており，症状発現期間の短縮が認められている[8]．最近では，エピナスチン塩酸塩点眼薬による初期療法によって，スギ花粉飛散期の自覚症状，他覚所見，QOL を軽症に抑えることが報告されている[9]．初期療法によって，花粉飛散ピーク時の症状が例年に比較し軽症であった患者は，その後もこの方法を希望することから考えても，点眼薬による初期療法の効果は日常臨床の場でも有用と思われる．

4. 花粉飛散ピーク時の治療

花粉飛散ピーク時で症状が治まらなければ，0.1% フルオロメトロン点眼薬などの低濃度ステ

表 2. ステロイド点眼薬の作用による分類

作用	薬剤名	製品名	濃度
強	ベタメタゾン	リンデロン	0.1%
	デキサメタゾン	サンテゾーン	0.1%
中	デキサメタゾン	サンテゾーン	0.02%
	ベタメタゾン	リンデロン	0.01%
	フルオロメトロン	フルメトロン	0.1%
弱	フルオロメトロン	フルメトロン	0.02%

ロイド点眼薬を抗アレルギー点眼薬と併用する（図1）．花粉症の鼻症状に対し，鼻噴霧用ステロイド薬の使用が推奨されているが，結膜炎に対しては，ステロイド点眼薬による眼圧上昇という副作用を考慮し，必要最小限に用いることを勧めている．

5．ステロイド点眼薬の副作用─眼圧上昇─

ステロイド点眼薬（表2）は，漫然と点眼を続けると眼圧上昇を起こし，緑内障に至る危険な副作用を起こすことがある．眼圧上昇は量依存的であり，全身投与よりも点眼薬や眼軟膏などの局所投与で起こりやすい．眼圧が上昇しても，自覚症状を伴わないため，眼圧を測定しなければこの副作用は見過ごされてしまう危険性がある．また，ステロイド点眼薬による眼圧上昇は特に小児で頻度が高い[10]．低濃度であってもステロイド点眼中は眼圧測定が行える眼科への定期的な通院を行い，眼圧上昇，緑内障の早期発見につとめる必要がある．

6．点眼指導

アレルギー性結膜炎の治療ではまず上手に安全に点眼治療を継続することが大切である．そのためには，患児や家族から点眼について質問を受けた場合を想定し，適切な点眼の方法を知っておく必要がある．点眼薬は，顎を少し上げ，下まぶたを軽く引っ張り，下方の球結膜（しろめ）と下眼瞼の結膜の間のくぼみに点眼する．角膜の直上に点眼する必要はない．残液の汚染を防ぐためには，点眼ビンの先が眼瞼や結膜に触れないようにする．点眼薬の効果は，確実に1滴入れば十分であり，数滴点眼しても，あふれるだけである．あふれた点眼薬で眼周囲を濡れたままにしておくと，眼瞼がただれやすくなるので拭き取りが必要である．

アレルギー性結膜炎のセルフケア

1．洗　眼

眼表面のアレルゲンを洗い流し，眼脂中の好酸球やアレルギー炎症に関与する要因を除去するために，人工涙液による洗眼をセルフケアとして推奨している．目的は洗眼であり，頻回に行うほうがよい．頻回点眼では，通常点眼薬に含有されるベンザルコニウム塩化物などの防腐剤による角膜上皮障害が問題となるため，市販されている防腐剤無添加の人工涙液を用いることを勧めている．使いきりタイプの防腐剤無添加の人工涙液は，残液の汚染の心配がなく，より安全に使用できる．1本で5〜6滴は点眼できるので，両眼が十分洗眼できる．また，人工涙液を冷蔵庫で冷やして点眼するとクーリング効果により症状が緩和されることがある．ただし，抗アレルギー点眼薬使用中は，治療薬を洗い流さないために，人工涙液は治療薬点眼後5分以上たってから使用するように指導している．

市販されているカップ式の洗浄器具は，眼周囲の皮膚の汚れや皮膚に付着したアレルゲンをかえって眼表面に接触させることになり，洗浄器具としては勧めていない．また，洗浄液中には点眼薬より高濃度の添加物や防腐剤が含まれている場合が多く，眼表面に対する安全性の点からも好ましくないと考えている．

2．眼鏡（花粉防止用眼鏡）

アレルゲンの飛散時期には，ゴーグル型の眼鏡の使用が有用である．花粉防止用としてプラスチックの覆いがサイドパネルとして一体化した眼鏡が販売されている．ゴーグル型に抵抗がある場合，普段使用している眼鏡のみでも，眼表面に飛び込む花粉量は減少させることが可能である．

3．コンタクトレンズ装用の注意点

花粉症の時期でもコンタクトレンズ（以下，CL）装用を継続したいという要望は多いが，眼瘙痒感が強く，充血，眼脂などの結膜炎の症状が明らかな時期にはCLの装用を中止し，アレルギー

性結膜炎の治療を優先することが原則である．この時期にはレンズに付着した眼脂などの汚れも結膜炎を悪化させる．症状が改善すれば1日使い捨てタイプのCLを装用する．原則として，CL装用前後で抗アレルギー点眼薬を点眼し，CL装用時には，防腐剤無添加人工涙液で洗眼しながら使用することを勧めている．CL上からの抗アレルギー点眼を推奨しない理由として，点眼薬に含有される防腐剤のCLへの付着，CL素材と点眼薬の相性によっては稀にCLの変形等が起こるなどが挙げられる．この時期のCL装用の可否，治療薬の選択は，自己判断させずに，かかりつけの眼科医とよく相談して決めることが大切である．

4．学校行事：プール・屋外活動の注意点

小児のアレルギー性結膜炎の重症例では，プールや遠足など学童期でなければ体験できない学校行事を病気のために参加できない．また，参加させていない現状がある．重症な場合でも症状が寛解し，普通に目が開いていられる状態であれば，プールに入るのは可能と思われる．ただし，その場合，プールに消毒薬として入っている塩素から粘膜を保護するためには，ゴーグルをつけることを勧めている．プールからあがったら水道水で洗顔し，その後，防腐剤無添加人工涙液での洗眼を行う．水道水にも低濃度塩素が含有されており，目の表面の粘膜の保護の観点からは，プールサイドに設置されている噴水式の洗眼用器具による洗眼は好ましくない．

また，屋外活動やグラウンドでの試合後に症状が悪化することがある．土埃が眼表面の粘膜に影響しアレルギー炎症を悪化させている可能性も考え，屋外活動後には洗顔とともに人工涙液による洗眼を勧めている．

眼科への紹介のタイミング

眼のかゆみを主訴とする結膜炎の場合，プライマリーケアとして安全性の高い抗アレルギー点眼薬は耳鼻咽喉科医が処方して差し支えないと考えている．ただし，治療開始1～2週間たっても症状

が改善しない場合には，眼科への受診を勧めてほしい．アレルギー性結膜炎と同様の症状であっても，結膜炎の原因が細菌やウイルス感染などI型アレルギー以外のこともあり，この場合は，眼科での診察，治療薬の変更が必要となる．抗アレルギー点眼薬のみで治療効果が不十分であれば，ステロイド点眼薬を併用するが，ステロイド点眼薬には，眼圧上昇や眼感染症の悪化といった副作用があるため，点眼薬使用中は眼科専門医で，眼圧測定を含めた検査を定期的に継続する必要がある．

おわりに

アレルギー性結膜炎のプライマリーケアとして，点眼治療の基本，セルフケアについて述べた．結膜炎を伴うアレルギー性鼻炎患者を診察する機会の多い耳鼻咽喉科の先生方から，患者とのコミュニケーションを通し，点眼薬の使い方やセルフケアについて，患者に役立つ情報を発信していただければ幸いである．

文　献

1) アレルギー性結膜疾患診療ガイドライン編集委員会：アレルギー性結膜疾患診療ガイドライン（改訂第2版）．日眼会誌，**114**：830-870, 2010.
2) Fujishima H, Ohashi Y, Takamura E：Efficacy of epinastine hydrochloride ophthalmic solution in allergic conjunctivitis by conjunctival allergen challenge. Ann Allergy Asthma Immunol, **113**：476-481, 2014.
   Summary　スギ抗原による結膜抗原誘発試験で，エピナスチン塩酸塩点眼薬の有効性が証明された．
3) 高村悦子，大嵜浩孝，野村明生ほか：エピナスチン塩酸塩（アレジオン®）点眼液0.05％の医療実体下における安全性・有効性及び患者満足度—使用成績調査結果報告—．アレルギー・免疫，**25**：1-11, 2018.
   Summary　14歳以下の小児においても成人と同様，2週間で症状が改善し，副作用発現率も1％であった．
4) Fujishima H, Fukagawa K, Takano Y, et al：The early efficacy of topical levocabastine in

patients with allergic conjunctivitis. Allergol Int, **55**：301-303, 2006.

5) 福島敦樹，中川やよい，内尾英一ほか：スギ花粉以外の抗原によるアレルギー性結膜炎の薬物療法─ヒスタミン H1 受容体拮抗点眼薬とメディエーター遊離抑制点眼薬の効果について─．あたらしい眼科，**22**：225-229, 2005.

6) 高村悦子：アレルギー性結膜炎の治療　初期療法，季節前投与．アレルギーの臨床，**14**：650-654, 1994.

7) 海老原伸行：塩酸オロパタジン点眼液による季節性アレルギー性結膜炎の初期療法．あたらしい眼科，**24**：1523-1525, 2007.

8) 齋藤圭子：アレルギー性結膜炎に対する予防的治療法．あたらしい眼科，**17**：1199-1204, 2000.

9) 深川和己，藤島　浩，高村悦子ほか：季節性アレルギー性結膜炎に対するエピナスチン塩酸塩点眼薬による初期療法の効果．アレルギー・免疫，**22**：110-120, 2015.
Summary　エピナスチン塩酸塩点眼薬による初期療法は，スギ花粉飛散期の自覚症状，他覚所見，QOL の悪化を抑える．

10) Ohji M, Kinoshita S, Ohmi E, et al：Marked intraocular pressure response to instillation of corticosteroids in children. Am J Ophthalmol, **112**：450-454, 1991.

※※※※※※※※※※※※※ 会 告 ※※※※※※※※※※※※※

一般社団法人日本頭頸部癌学会　第 10 回教育セミナーのご案内

一般社団法人　日本頭頸部癌学会
教育委員会委員長　　佐々木　徹

　一般社団法人日本頭頸部癌学会主催第 10 回教育セミナーを下記の要領で開催いたしますのでご案内申し上げます．会場は「石川県立音楽堂　邦楽ホール」です．第 43 回日本頭頸部癌学会会場からは徒歩で 3 分ほどの別会場となります．第 10 回教育セミナーの内容は 1) 頭頸部癌総論，2) 口腔癌(舌癌)，3) 中咽頭癌と致しました．本セミナー受講者には日本がん治療認定医機構の学術単位(3 単位)，日本口腔外科学会専門医制度の資格更新のための研修単位(5 単位)，日本耳鼻咽喉科学会専門医資格更新の学術業績・診療以外の活動実績(0.5 単位)が与えられます．また，日本頭頸部外科学会主催頭頸部がん専門医申請資格の学術活動として認められますので，多数のご参加をお待ちしております．なお，日本耳鼻咽喉科学会専門医の方は必ず IC カードをお持ちください．今回より専門医 IC カードのみでの受付となります．

　セミナー当日には翌 13 日からの第 43 回日本頭頸部癌学会の受付等は行っておりません．

記

1．日　時：2019 年 6 月 12 日(水)　12：30〜17：30(予定)

2．会　場：石川県立音楽堂　邦楽ホール
　　　　　　〒 920-0856　石川県金沢市昭和町 20-1(金沢駅兼六園口)
　　　　　　TEL：076-232-8111(代)／FAX：076-232-8101
　　　　　　URL：https://ongakudo.jp/c_hall/c_hougaku/70

3．内　容：テーマ 1. 頭頸部癌総論　　テーマ 2. 口腔癌(舌癌)　　テーマ 3. 中咽頭癌

4．受講料：5,000 円　「第 10 回教育セミナー」と明記の上，下記口座にお振り込みください．
　　　　　　郵便振替口座　00190-2-420734　　一般社団法人　日本頭頸部癌学会

5．定　員：400 名　なお HP からの事前登録はいたしません．

6．応募方法：原則当日受付は行いません．席に余裕がある場合には受講のみは可能としますが，いかなる理由であっても当日受付での受講修了証の発行は致しませんのでご注意ください．
　　・必要事項(氏名・フリガナ，本学会員の有無，所属住所・電話番号，所属先，e-mail アドレス)をご記入のうえ，
　　〒 135-0033 東京都江東区深川 2-4-11　一ツ橋印刷(株)学会事務センター内，
　　日本頭頸部癌学会セミナー担当宛にお送りください．
　　TEL：03-5620-1953／FAX：03-5620-1960
　　・参加費の振り込みが確認され次第，参加受付証を郵送いたします．
　　・申し込み締め切りは 2019 年 5 月 31 日(金)(必着)です．先着順に受付いたします．
　　・参加資格：特に規定はありません(ただし，一般の方は対象としておりません)．
　　医師以外のメディカルスタッフの方も歓迎いたします．医学生，初期研修医，医師以外のメディカルスタッフの方は，参加費は無料ですがその場合，指導教授(医)または本学会員の証明が必要です．本学会 HP 内の案内に書式を掲載する予定です．

好評

イラストからすぐに選ぶ
漢方エキス製剤処方ガイド

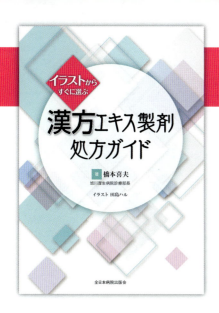

著：**橋本喜夫** 旭川厚生病院診療部長　イラスト：**田島ハル**
2018年4月発行　B5判　280頁　定価(本体価格 5,500円+税)

構成生薬は？ その効能は？
方剤選択のポイントは？ 重要な所見は？

これから漢方エキス製剤の処方を学びたい方でも、
イラスト、重要な生薬効能、そして全256症例の紹介で、
簡単に理解を深めることができます。
用語解説付きですぐに役立つ、すべての医師必携の一冊です！

目次（一部）

[1] **葛根湯**
　汗の出ない感冒，上半身の疼痛，上半身の炎症に使用せよ
[2] **葛根湯加川芎辛夷**
　蓄膿症や鼻閉感に使用すべき
[3] **乙字湯**
　痔疾患なら第一選択
[5] **安中散**
　胃の痛みや生理痛に使用すべし
[6] **十味敗毒湯**
　これといった特徴のない湿疹・蕁麻疹には第一選択
[7] **八味地黄丸**
　腎虚(老化)と思ったらまず第一選択に
　……（全128製剤）
本書を読むために（理解を深めるために）
テクニカルターム（用語）解説
漢方エキス製剤索引・生薬名一覧

全日本病院出版会　〒113-0033　東京都文京区本郷 3-16-4　Tel:03-5689-5989
http://www.zenniti.com　Fax:03-5689-8030

FAX による注文・住所変更届け

改定：2015年1月

毎度ご購読いただきましてありがとうございます．

読者の皆様方に小社の本をより確実にお届けさせていただくために，FAX でのご注文・住所変更届けを受けつけております．この機会に是非ご利用ください．

◎ご利用方法

FAX 専用注文書・住所変更届は，そのまま切り離して FAX 用紙としてご利用ください．また，注文の場合手続き終了後，ご購入商品と郵便振替用紙を同封してお送りいたします．**代金が 5,000 円をこえる場合，代金引換便とさせて頂きます．**その他，申し込み・変更届けの方法は電話，郵便はがきも同様です．

◎代金引換について

本の代金が 5,000 円をこえる場合，代金引換とさせて頂きます．配達員が商品をお届けした際に，現金またはクレジットカード・デビットカードにて代金を配達員にお支払い下さい(本の代金＋消費税＋送料)．(※年間定期購読と同時に 5,000 円をこえるご注文を頂いた場合は代金引換とはなりません．郵便振替用紙を同封して発送いたします．代金後払いという形になります．送料は定期購読を含むご注文の場合は頂きません)

◎年間定期購読のお申し込みについて

年間定期購読は，1 年分を前金で頂いておりますため，代金引換とはなりません．郵便振替用紙を本と同封または別送いたします．送料無料，また何月号からでもお申込み頂けます．

毎年末，次年度定期購読のご案内をお送りいたしますので，定期購読更新のお手間が非常に少なく済みます．

◎住所変更届けについて

年間購読をお申し込みされております方は，その期間中お届け先が変更します際，必ずご連絡下さいますようよろしくお願い致します．

◎取消，変更について

取消，変更につきましては，お早めに FAX，お電話でお知らせ下さい．

返品は，原則として受けつけておりませんが，返品の場合の郵送料はお客様負担とさせていただきます．その際は必ず小社へご連絡ください．

◎ご送本について

ご送本につきましては，ご注文がありましてから約 1 週間前後とみていただきたいと思います．お急ぎの方は，ご注文の際にその旨をご記入ください．至急送らせていただきます．2〜3 日でお手元に届くように手配いたします．

◎個人情報の利用目的

お客様から収集させていただいた個人情報，ご注文情報は本サービスを提供する目的(本の発送，ご注文内容の確認，問い合わせに対しての回答等)以外には利用することはございません．

その他，ご不明な点は小社までご連絡ください．

株式会社 全日本病院出版会

〒113-0033 東京都文京区本郷 3-16-4-7 F
電話 03(5689)5989　FAX03(5689)8030　郵便振替口座 00160-9-58753

年　月　日

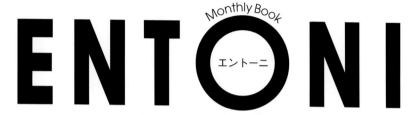

FAX 専用注文書

「Monthly Book ENTONI」誌のご注文の際は，このFAX専用注文書もご利用頂けます．また電話でのお申し込みも受け付けております．
毎月確実に入手したい方には年間購読申し込みをお勧めいたします．また各号1冊からの注文もできますので，お気軽にお問い合わせください．

バックナンバー合計
5,000円以上のご注文
は代金引換発送

―お問い合わせ先―
㈱全日本病院出版会　営業部
電話　03(5689)5989　　　FAX　03(5689)8030

□年間定期購読申し込み　No.　　　から
□バックナンバー申し込み
No.　－　　冊　　No.　－　　冊　　No.　－　　冊　　No.　－　　冊
No.　－　　冊　　No.　－　　冊　　No.　－　　冊　　No.　－　　冊
No.　－　　冊　　No.　－　　冊　　No.　－　　冊　　No.　－　　冊
No.　－　　冊　　No.　－　　冊　　No.　－　　冊　　No.　－　　冊

□他誌ご注文
冊　　　　　　　　　　　冊

お名前	フリガナ 　　　　　　　　　　　㊞	診療科
ご送付先	〒　－ □自宅　□お勤め先	

電話番号	□自宅 □お勤め先

FAX 03-5689-8030 全日本病院出版会行

全日本病院出版会行

FAX 03-5689-8030

年　月　日

住 所 変 更 届 け

お名前	フリガナ	
お客様番号		毎回お送りしています封筒のお名前の右上に印字されております8ケタの番号をご記入下さい。
新お届け先	〒　　　　都道府県	
新電話番号	（　　　　　）	
変更日付	年　月　日より	月号より
旧お届け先	〒	

※ 年間購読を注文されております雑誌・書籍名に✓を付けて下さい。
- ☐ Monthly Book Orthopaedics（月刊誌）
- ☐ Monthly Book Derma.（月刊誌）
- ☐ 整形外科最小侵襲手術ジャーナル（季刊誌）
- ☐ Monthly Book Medical Rehabilitation（月刊誌）
- ☐ Monthly Book ENTONI（月刊誌）
- ☐ PEPARS（月刊誌）
- ☐ Monthly Book OCULISTA（月刊誌）

FAX 03-5689-8030

全日本病院出版会行

Monthly Book ENTONI バックナンバー

2019. 4. 現在

No.166 編集企画／宇佐美真一
耳鼻咽喉科医が見落としてはいけない中枢疾患
増刊号 5,400 円＋税

No.172 編集企画／吉崎智一
知っておきたい甲状腺診療―検査から専門治療まで―
増大号 4,800 円＋税

No.179 編集企画／村上信五
診断・治療に必要な耳鼻咽喉科臨床検査
―活用の point と pitfall―
増刊号 5,400 円＋税

No.185 編集企画／渡辺行雄
耳鼻咽喉科漢方処方ベストマッチ
増大号 4,800 円＋税

No.188 編集企画／植田広海
聴覚異常感をどう診る・どう治す

No.189 編集企画／北原 糺
めまい・ふらつきの診かた・治しかた

No.190 編集企画／大島猛史
耳鼻咽喉科における高齢者への投薬

No.191 編集企画／宮崎総一郎
睡眠時無呼吸症候群における CPAP の正しい使い方

No.192 編集企画／髙橋晴雄
耳鼻咽喉科スキルアップ 32―私のポイント―
増刊号 5,400 円＋税

No.193 編集企画／岡本美孝
アレルギー性鼻炎と舌下免疫療法

No.194 編集企画／原渕保明
女性医師が語る！治療法を変えるべきタイミング
―私の経験・方針―

No.195 編集企画／岸本誠司
下咽頭癌・咽頭癌治療はここまできた

No.196 編集企画／久 育男
知っておきたい！高齢者の摂食嚥下障害
―基本・管理・診療―
増大号 4,800 円＋税

No.197 編集企画／清水猛史
喘息と耳鼻咽喉科疾患

No.198 編集企画／中川尚志
顔面神経麻痺の治療アプローチ

No.199 編集企画／三輪高喜
難治性口内炎―早期治療のコツ―

No.200 編集企画／武田憲昭
めまい頻用薬の選び方・上手な使い方

No.201 編集企画／小林俊光
耳管の検査と処置―治療効果を上げるコツ―

No.202 編集企画／倉富勇一郎
頭頸部癌の早期発見のポイント―コツと pitfall―

No.203 編集企画／栢森良二
顔面神経麻痺のリハビリテーションによる機能回復

No.204 編集企画／大久保公裕
小児のアレルギー性疾患 update

No.205 編集企画／氷見徹夫
診断に苦慮した耳鼻咽喉科疾患
―私が経験した症例を中心に―
増刊号 5,400 円＋税

No.206 編集企画／伊藤真人
親がナットク！こどものみみ・はな・のど外来

No.207 編集企画／鈴鹿有子
女性の診かた―年齢・病態に応じた治療戦略―

No.208 編集企画／欠畑誠治
中耳・内耳疾患を見逃さない！

No.209 編集企画／竹内裕美
好酸球性副鼻腔炎の効果的な治療法―私の治療戦略―

No.210 編集企画／黒野祐一
もう迷わない耳鼻咽喉科疾患に対する向精神薬の使い方
増大号 4,800 円＋税

No.211 編集企画／佐藤宏昭
老人性難聴への効果的アプローチ

No.212 編集企画／小島博己
かぜ症状の診療戦略

No.213 編集企画／小川 郁
心因性疾患診療の最新スキル

No.214 編集企画／堀井 新
“めまい”診断の落とし穴―落ちないための心得―

No.215 編集企画／太田伸男
口腔・舌病変をみる―初期病変も見逃さないポイント―

No.216 編集企画／鴻 信義
実践！内視鏡下鼻内副鼻腔手術―コツと注意点―

No.217 編集企画／吉田尚弘
わかりやすい ANCA 関連血管炎性中耳炎(OMAAV)
―早期診断と治療―

No.218 編集企画／守本倫子
耳鼻咽喉科における新生児・乳幼児・小児への投薬
―update―
増刊号 5,400 円＋税

No.219 編集企画／松根彰志
ネブライザー療法―治療効果を高めるコツ―

No.220 編集企画／川内秀之
あなどれない扁桃・扁桃周囲病変の診断と治療

No.221 編集企画／曾根三千彦
ここが知りたい耳鼻咽喉科に必要な他科の知識

No.222 編集企画／西野 宏
子どもから大人までの唾液腺疾患―鑑別の要点―

No.223 編集企画／坂田俊文
みみ・はな・のど診断 これだけは行ってほしい
決め手の検査
増刊号 4,800 円＋税

No.224 編集企画／保富宗城
子どもの中耳炎 Q & A

No.225 編集企画／喜多村 健
高齢者のみみ・はな・のど診療マニュアル

No.226 編集企画／大森孝一
災害時における耳鼻咽喉科の対応

No.227 編集企画／林 達哉
小児の反復性症例にどう対応するか

No.228 編集企画／鈴木元彦
鼻出血の対応

No.229 編集企画／齋藤 晶
耳鼻咽喉科と漢方薬―最新の知見―

No.230 編集企画／鈴木雅明
子どもの睡眠・呼吸障害―病態・合併症・治療―

通常号⇒2,500 円＋税
※No.186 以前発行のバックナンバー，各目次等
　の詳しい内容は HP（www.zenniti.com）をご
　覧下さい.

163

次号予告

せき・たん
―鑑別診断のポイントと治療戦略―

No.232（2019 年 5 月号）

編集企画／京都府立医科大学教授　平野　滋

咳反射・喉頭防御反射	杉山庸一郎
慢性咳嗽	松本　久子
副鼻腔気管支症候群	鴻　　信義
咽喉頭逆流症	熊井　良彦
喉頭アレルギー	阪本　浩一
小児のせき・たん	金子　忠弘
高齢者のせき・たん	佐藤　公宣ほか
免疫疾患・免疫低下と関連するせき・たん	
	室野　重之
薬剤性間質性肺炎	宮本　俊輔ほか
肺炎とせき・たん	中西　雅樹
誤嚥とせき・たん	二藤　隆春

編集主幹：	本庄　巖	京都大学名誉教授
	市川 銀一郎	順天堂大学名誉教授
	小林　俊光	仙塩利府病院 耳科手術センター長

No. 231　編集企画：
松原　篤　弘前大学教授

Monthly Book ENTONI　No.231

2019 年 4 月 20 日発行
　　定価は表紙に表示してあります.
　　　　Printed in Japan

発行者　　末 定 広 光
発行所　　株式会社　全日本病院出版会
〒 113-0033 東京都文京区本郷 3 丁目 16 番 4 号 7 階
　　電話（03）5689-5989　Fax（03）5689-8030
　　郵便振替口座 00160-9-58753

ⓒ ZEN・NIHONBYOIN・SHUPPANKAI, 2019

印刷・製本　三報社印刷株式会社　　電話（03）3637-0005
広告取扱店　㈱日本医学広告社　　電話（03）5226-2791

・本誌に掲載する著作物の複製権・翻訳権・上映権・譲渡権・公衆送信権（送信可能化権を含む）は株式会社
全日本病院出版会が保有します.

・ JCOPY ＜（社）出版者著作権管理機構　委託出版物＞
本誌の無断複写は著作権法上での例外を除き禁じられています. 複写される場合は, そのつど事前に, (社)出版
者著作権管理機構（電話 03-5244-5088, FAX 03-5244-5089, e-mail: info@jcopy.or.jp）の許諾を得てください.
本誌をスキャン, デジタルデータ化することは複製に当たり, 著作権法上の例外を除き違法です. 代行業者等
の第三者に依頼して同行為をすることも認められておりません.